Il faut réparer notre médecine

Questions contemporaines

Collection dirigée par Jean-Paul Chagnollaud, Bruno Péquignot et Xavier Richet

Chômage, exclusion, globalisation… Jamais les « questions contemporaines » n'ont été aussi nombreuses et aussi complexes à appréhender. Le pari de la collection « Questions contemporaines » est d'offrir un espace de réflexion et de débat à tous ceux, chercheurs, militants ou praticiens, qui osent penser autrement, exprimer des idées neuves et ouvrir de nouvelles pistes à la réflexion collective.

Dernières parutions

Hervé DE TRUCHIS, *La pratique de la démocratie : nouveaux défis. Oser la confiance*, 2022.
Sabine NDZENGUE AMOA, *Santé pour tous et problématique des brevets sur les médicaments*, 2022.
Jocelyne KISS, Geoffreyjen EDWARDS, Thierry BELLEGUIC, *Penser la vulnérabilité, penser la situation de handicap*, 2022.
Rafik HIAHEMZIZOU, *L'islamophobie intellectuelle : une critique,* 2022.
Yvon QUINIOU et Nikos FOUFAS, *La possibilité du communisme,* 2022.
Jean-Paul SAUZET, *Le voile qui dévoile. La radicalité du capitalisme*, 2022.
Jure Georges VUJIC, *Les convergences liberticides. Essai sur les totalitarismes bienveillants*, 2022.
Frédéric SAINT CLAIR, *Comment sortir de l'impasse libérale ? Essai de philosophie politique civilisationnelle,* 2022.
Jean-Marc ESNAULT, *Bienvenue dans la nouvelle ruralité. Partons à la reconquête de nos campagnes !*, 2022.
Yvan BORDELEAU, *La démocratie en crise. L'urgence de réagir,* 2022.
Lionel MOUTOT, *Généalogie d'une modernité bestiale*, 2022.
Pierre-Marie CHAPON, *Les vieux méritent mieux,* 2022.
Pierre MATILE, *La dictature des (systèmes) experts, Du prédire au dire : la fin du futur indéterminé, le nouveau messianisme*, 2022.
Nicole PERUISSET-FACHE, *Transmettre, de génération en génération*, 2022.
Kamel MEZITI, *Marianne et ses musulmans. La fracture*, 2022.
LUONG Cân-Liêm, *Identité idéologique et éthique,* 2022.
CÉMAFI International, *Versailles 1919 et géopolitique,* 2022.
Thierry LEGRAND-BROWAËYS, *Réformer les retraites, une crispation française*, 2022.
Isabelle GARZINO (dir.), *Contribution de Jean-Bernard PATURET, Le sujet dans un monde utile*, 2022.
Louise FINES, *Mécanique du désespoir*, 2022.
Elysée SARIN, *L'organisation en procès*, 2022.

Michel Caudry
Avec la collaboration de Dolores Lina Torres

Il faut réparer notre médecine

L'Harmattan

5-7, rue de l'Ecole-Polytechnique, 75005 Paris

http://www.editions-harmattan.fr

ISBN : 978-2-14-028441-0
EAN : 9782140284410

SOMMAIRE

INTRODUCTION

En écrivant cet essai, nous n'avons pas voulu nous joindre au concert des porteurs de recettes qui prennent la parole dans presque tous les médias : « notre système de santé se porte de plus en plus mal, il est urgent de recruter une multitude de soignants et d'injecter massivement des fonds dans nos hôpitaux ». Comme s'il pouvait suffire de redonner un coup de peinture, d'augmenter l'équipage et de surcharger un peu plus un navire devenu ingouvernable et qui prend l'eau de partout.

Quelles sont les bonnes et les mauvaises mesures pour réparer notre médecine ? Au-delà d'une amélioration bien venue des salaires du personnel infirmier, il nous semble qu'une injection massive de crédits, qui ne s'accompagnerait pas de profondes réformes serait d'une efficacité limitée, qu'elle aboutirait même à un immense gâchis. Les données de l'OCDE[1] montrent que notre pays, en 2019, à la veille de l'épidémie de COVID, était déjà parmi ceux qui dépensaient le plus pour leur santé. Nous occupions la quatrième place quant au montant de ces dépenses rapportées au PIB. Ajoutons que ces dernières années, ces dépenses n'ont cessé de croître. Alors pourquoi cela va-t-il si mal ? Cela montre bien que le fond du problème ne se trouve pas seulement dans l'enveloppe consacrée à la santé, mais qu'il faut le chercher dans son utilisation, dans le fonctionnement intime de notre système de soins.

Les maux dont souffre notre médecine nécessitent un diagnostic minutieux, allant au fond des choses, à l'origine des dérives. Une démarche différente des « Grenelle » et autres conventions qui se limitent à dresser l'inventaire des souffrances, des revendications et au final à saupoudrer un peu d'argent par-ci par-là. Différente aussi de la plupart des promesses électorales, des programmes qui n'envisagent que des mesures quantitatives : augmenter les crédits, les salaires, le nombre de lits, les places dans les facultés... méconnaissant l'aspect qualitatif pourtant essentiel de ce qui ne fonctionne plus dans notre système de santé. Aller plus au fond des choses permettrait enfin d'engager les réformes indispensables. Par exemple de remettre en cause le mode de sélection des futurs médecins et leur formation. De dessiner un hôpital plus agile où ceux qui soignent vraiment - médecins « de base » et personnel infirmier - seraient mieux considérés, où ils auraient davantage leur mot à dire sur la marche de leur établissement. Des hôpitaux plus

---

[1] Organisation de Coopération et de Développement Économique - https://www.oecd.org

humains, donc de taille humaine, les lourdeurs du gigantisme étant remplacées par la souplesse d'un travail en réseau. Cela permettrait de détricoter les superpositions administratives, les accumulations coûteuses et paralysantes de couches décisionnelles, la foison de procédures et de contrôles dont beaucoup ne servent à rien sinon à détourner un temps et des moyens qui devraient davantage profiter aux malades. Cela mettrait nos chercheurs en condition de plus souvent trouver, en allégeant les freins, les complications qui par exemple ont empêché le pays de Pasteur de développer en temps voulu un vaccin et de tester en urgence certains médicaments contre le COVID.

Nous n'avons pas voulu, non plus, nous livrer à une énième analyse de l'épidémie de COVID, de la pertinence des mesures prises dans l'urgence par nos responsables politiques, pour faire face à un fléau dont au départ les plus grands scientifiques ne connaissaient pas grand-chose. Il reste cependant que cette épidémie a été un révélateur de la dégradation de notre système de santé. Révélateur pour ceux qui étaient aux commandes, qui croyaient encore que par l'injection de quelques millions d'euros, et en replâtrant par-ci par-là, il serait possible d'arranger les choses, d'apaiser la rue. Pourtant, depuis plusieurs années, les Français avaient peine à se trouver un médecin traitant, à obtenir un rendez-vous chez un spécialiste avant d'être morts ou spontanément guéris. Nombre d'entre eux avaient connu l'épreuve parfois atroce d'une attente interminable dans le sas des urgences d'un hôpital débordé. Les actualités télévisées montraient déjà des blouses blanches protestant dans la rue, des chefs de service hospitaliers démissionnant à la chaîne.

L'épidémie a déferlé sur la France, causant des dizaines de milliers de morts, mais notre pays ne s'en est pas sorti plus mal que beaucoup d'autres. Cependant, comment pourrions-nous être satisfaits de cette médiocre moyenne, alors que voici à peine trente ans la France bénéficiait d'une des deux ou trois meilleures médecines au monde ? Malgré la mobilisation, souvent l'héroïsme de nos soignants, la crise des hôpitaux, la pénurie de médecins, de personnel infirmier, de lits de réanimation, ces multiples faiblesses ont aggravé la situation. Elles ont obligé à prendre, souvent avec un temps de retard, des mesures préjudiciables aux autres malades, aux jeunes et aux enfants des milieux défavorisés. Lors des différentes vagues de l'épidémie, c'est surtout la faiblesse de nos hôpitaux, risquant de ne plus pouvoir faire face à l'afflux de formes graves, qui est devenue le principal guide pour des mesures restreignant les libertés et l'activité de chacun. L'ampleur des vies brisées, des souffrances « collatérales » ne peut encore être évaluée. Il faudra du recul - sans doute plusieurs années - pour en avoir une idée, mais il sera probablement impossible d'en donner jamais le décompte.

Par le biais des médias, les Français ont assisté - et ce n'est pas fini - à un défilé de grands spécialistes d'un drame qu'ils n'ont pas vu venir, à un concours Lépine de solutions bricolées sur un coin de bureau. Comme s'il était possible de régler d'un coup de baguette magique une crise programmée, organisée depuis trente ans, un effritement qui a gagné jusqu'à la moelle de notre système de soins. On peut craindre les conséquences de tels bricolages, de palliatifs aux retombées désastreuses à plus long terme. Redouter surtout le peu d'efficacité d'une injection massive de fonds sans d'abord, ou au moins en même temps réformer, réparer ce qui est à l'origine de cet effondrement.

Nous avions achevé une première écriture de cet essai en décembre 2019, quelques semaines avant que ce maudit virus n'arrive en Europe. Nous y présentions une analyse de la crise de notre système de soins, de ses causes profondes et de ce qui nous rendait vulnérables au moindre imprévu. Cette analyse était basée sur notre longue expérience de médecin et d'enseignant de médecine, sur notre réseau d'amis impliqués dans toutes les professions de santé, sur le témoignage d'innombrables patients victimes des dérives et impérities de notre médecine, et au passage sur une revue assez complète des statistiques nationales et internationales... Un projet soumis à plusieurs éditeurs, mais notre démarche ne semblait alors pas intéresser grand monde. La mode était aux panégyriques des robots qui dans quelques mois, c'était sûr, allaient remplacer les soignants. Avait aussi bonne presse le projet de déshabiller un peu plus les hôpitaux au profit du tout ambulatoire. Mais le plus séduisant, le plus médiatique était la télémédecine, ce concept merveilleux et déjà remboursé, qui promettait d'éloigner un peu plus les médecins de leurs malades, d'éviter qu'ils perdent encore du temps à les toucher, à les examiner. Le drame du COVID a montré les limites de telles chimères. Il n'y a pas eu de réanimations ambulatoires ni de télé intubations. Dans les services de réanimation, avec des lits qu'il a parfois fallu improviser, ce sont des femmes et des hommes qui ont soigné, pour certains jusqu'à l'épuisement...

Dans l'ébauche de ce livre, nous avions donné une bonne place à l'intelligence artificielle, à l'expertise en temps réel qu'elle pourrait apporter aux soignants. À la révolution qu'elle devrait entraîner dans l'enseignement de la médecine, au moins dans les facultés qui auront enfin décidé de changer de siècle. Mais pas plus que le brillant rapport de Cédric Villani, réalisé à la demande d'Édouard Philippe (93), ce que nous avons écrit à propos de l'intelligence artificielle au service de la médecine n'a ému grand monde. Une déception qui nous a rappelé le temps du Minitel. Cette merveille du génie français, saluée par un concert de cocorico, alors que déjà se développait l'Internet[2]. Et que sous des cieux plus fertiles, quelques jeunes gens songeaient à créer les GAFA.

Notons qu'il n'est pas dans notre idée de nier l'importance de certains progrès techniques. Les robots chirurgicaux qui rendent plus efficace la main du chirurgien, le suivi à distance de certains paramètres vitaux qui permet à un malade de rester chez lui, représentent des apports considérables. Ils contribuent à l'efficacité des soins et au confort des patients. Mais il nous semble folie que de vouloir inverser les rôles. De considérer que ces outils devraient « prendre la main » et à terme éliminer toute part d'humanité dans la réalisation des soins. Il ne s'agit pas d'une crainte irrationnelle : cette inversion, ce malentendu ontologique, nous les vivons déjà. Par exemple dans nos hôpitaux où infirmiers et aides-soignants sont gérés comme des machines à délivrer des soins, que l'on déplace sans vergogne d'un poste à l'autre, sans souci de la stabilité des équipes, de cette alchimie collective nécessaire à la qualité des soins – comme si tout pouvait se régler par des protocoles. Nous avons aussi vu s'installer un malentendu informatique au moment de la formation et de la sélection des futurs médecins. Le cerveau de nos étudiants étant considéré comme un disque dur d'ordinateur, auquel on demande d'enregistrer une fois pour toutes une masse de connaissances ponctuelles, n'appelant qu'une réponse binaire. En même temps que le rôle de l'examinateur est dévolu à une machine capable de corriger des questionnaires à choix multiple (et d'épargner ainsi beaucoup de fatigue aux professeurs). Inversion des rôles où l'on veut formater l'homme à l'image de machines rudimentaires, alors que les prouesses de l'intelligence artificielle relèvent d'une tout autre vision.

Il ne s'agit pas non plus de nier le rôle de la médecine préventive que certains verraient bien peu à peu se substituer à la médecine de soins. Elle a remporté de grands succès avec les vaccinations, la baisse spectaculaire des accidents de la route, le changement radical de l'image de la cigarette. Mais la prévention ne pourra jamais garantir à chacun une santé éternelle et rendre obsolète l'autre médecine. Celle qui s'intéresse aux gens lorsqu'ils sont malades et les laisse vivre en paix le reste du temps. À moins d'affirmer que chaque être humain serait un malade qui s'ignore, à l'image des régimes totalitaires surveillant leur peuple pour étouffer le moindre germe de dissidence. L'épidémie de COVID nous a

---

2 Minitel : 1980-2012. Internet : 1971 année de l'envoi avec ARPANET du premier courriel ; 1989 : déjà 100.000 ordinateurs connectés à l'Internet...

donné une terrible illustration des possibilités et des limites respectives de la prévention et des soins. Deux démarches qui devraient être mieux comprises, mieux enseignées et plus raisonnablement articulées. Les vaccins ont un temps été présentés comme l'arme absolue capable d'éviter la maladie et d'enrayer sa transmission. Les faits ont montré que pour les variants de ce coronavirus, ils n'empêchaient ni l'une ni l'autre, mais qu'en revanche ils étaient un formidable moyen de prévenir les formes graves souvent mortelles. La vaccination massive a permis d'éviter la submersion de nos hôpitaux lors des dernières grandes vagues de l'épidémie. Des hôpitaux, des soignants qui cependant ont été fort sollicités, et se sont plus que jamais révélés indispensables.

Souvenirs d'un professeur de cancérologie qui, lorsqu'il fut nommé au CHU de Bordeaux, au début des années quatre-vingt, était d'une génération heureuse de médecins. En vingt ans, nous avons vu nos hôpitaux se transformer, avec la disparition de la plupart des locaux vétustes et des salles communes. Nous avons pu constituer des équipes soudées, efficaces, autour d'un chef de service, de ses collaborateurs, de deux ou trois « surveillantes » encore proches des infirmières et des aides-soignantes, car mettant volontiers « la main à la pâte ». Des infirmières qui à cette époque restaient souvent fidèles à une équipe pendant plusieurs décennies. Nos patients ont bénéficié de considérables progrès techniques. Nous étions amenés à visiter les établissements de santé d'autres pays, à accueillir des stagiaires étrangers. Cela nous donnait des éléments de comparaison, le sentiment que notre système de soins était un des meilleurs au monde[3]. Nous en étions fiers. Fiers aussi de pouvoir donner les mêmes soins à nos patients, quels que soient leur position sociale et leurs revenus.

Dans les années quatre-vingt-dix sont apparus les premiers signes de ce qui allait être une dégradation lente et inexorable de notre système de soins. Conduisant à l'état de pénurie, de sclérose, de souffrance des soignants, d'embolie des urgences que nous connaissons actuellement. Les avertissements, les cris d'alarme, les protestations se sont multipliés un peu partout en France, mais sans aucun effet. Quelques mois avant le début de l'épidémie de COVID, les soignants manifestaient dans la rue - pas seulement les infirmières, on y voyait aussi de grands professeurs...

---

[3] En 2006 l'Euro Health Consumer Index plaçait la France encore à la première place parmi les 35 pays européens étudiés. En 2018 nous étions devancés par la Suisse, les Pays-Bas, la Norvège, le Danemark, la Belgique, la Finlande, le Luxembourg, la Suède, L'Autriche et l'Islande...

Nos hôpitaux, notre médecine de ville et de campagne se trouvaient dans un état de profonde crise à la fin de l'année 2019, alors que débutait la redoutable épidémie. Le sens des responsabilités, l'initiative, le dévouement des soignants ont permis d'éviter un naufrage complet. De ne pas voir comme dans d'autres pays des foules de malades mourir sans soins, jusqu'à la porte des hôpitaux. Cette mobilisation, du simple agent hospitalier, de l'aide-soignante jusqu'au chirurgien à l'activité déprogrammée, donnant un coup de main en réanimation, ce miracle venant de professionnels déjà en souffrance, a permis d'éviter une faillite complète. Il n'en reste pas moins que parmi les pays riches, la France est de ceux qui ont compté le plus de morts.

Durant le premier semestre de l'année 2020, les Français ont pu constater l'impréparation, les pénuries touchant les équipements, les produits les plus élémentaires, et certaines incohérences dans les décisions prises par le pouvoir politique. La porte-parole du gouvernement répétait à tue-tête que le masque ne servait à rien « en population générale ». Quelques mois plus tard, ne pas le porter dans bien des lieux publics était puni d'une amende de 135 euros. On a vu des préfets interdire l'accès aux plages à la saison froide, comme si un méchant virus y attendait le promeneur, embusqué derrière chaque grain de sable... La ministre de la Santé, sorte de générale en chef dont le devoir était de mener la bataille, abandonna son poste pour aller courir des chimères électorales. Notons à sa décharge que ce fut sous une injonction supérieure. Des armées de fonctionnaires ont rédigé des pages et des pages de procédures, souvent périmées au bout de quelques jours, alors que dans les hôpitaux il a fallu improviser, utiliser des sacs poubelles comme tenues de protection, inventer des lits de réanimation, remettre à plus tard le traitement de patients « non-COVID », quitte à compromettre leurs chances de guérison...

Après cette période de grande confusion, nous avons eu l'impression d'une reprise en main plus cohérente par le pouvoir politique. En 2021, la vaccination des Français, plus massive que dans la plupart des autres pays, fut présentée comme un succès. Mais après deux années de lutte contre l'épidémie, le bilan est-il si favorable ? Pour en juger, il nous faut regarder vers d'autres pays. Au moins vers ceux qui disposent de ressources économiques comparables aux nôtres, qui peuvent produire des données épidémiologiques sincères et d'un minimum de fiabilité. Le nombre de cas déclarés dépend autant de la fréquence des tests de dépistage que du nombre réel de malades. De ce fait, la donnée la moins discutable, celle qui a aussi les plus lourdes conséquences, est le nombre de morts lié au COVID. Par ce critère, nous avons voulu nous comparer avec une vingtaine d'autres pays, d'Asie, d'Amérique du Nord, d'Europe du Nord et de l'Ouest. Bien sûr, cette mortalité doit être rapportée à la population puisqu'un pays comme la Belgique (11,5 millions d'habitants) ne pourra jamais déplorer autant de morts que les États-Unis (332 millions d'habitants) - ce que bien des commentateurs ont semblé méconnaître... Certains pourront s'étonner de ne pas voir figurer dans cette comparaison de grands pays comme la Chine, l'Inde, la Russie ou le Brésil. Mais il est évident qu'ils ne peuvent fournir des statistiques assez fiables, soit parce qu'ils ne disposent pas d'un réseau sanitaire et épidémiologique suffisant dans leurs régions reculées, soit parce que ces données ont de fortes chances d'être insincères, pour diverses raisons.

La figure 1 montre que nous n'avons pas lieu d'être fiers. En juin 2000, après six mois d'épidémie, la France faisait partie des six pays étudiés déplorant le plus de morts. En décembre 2021, elle figurait encore parmi les sept où la mortalité s'était montrée la plus forte. Pour les quatre pays d'Asie, qui ont d'emblée imposé le port du masque ainsi qu'un confinement strict des cas diagnostiqués et des cas contact, la différence reste monumentale, en dépit de la difficulté de maintenir durablement des politiques aussi rigoureuses. En moyenne, Taïwan, Singapour, la Corée du Sud et le Japon déploraient, en décembre 2021, quinze fois moins de décès (par million d'habitants) que la France. Les pays scandinaves ont aussi fait beaucoup mieux : en moyenne 2,3 fois moins de morts que chez nous. Comment expliquer de telles différences ? De multiples facteurs ont certainement joué, comme le climat, le caractère insulaire d'un territoire plus facile à protéger ; le profil génétique de certaines populations, plus aptes à se défendre contre le virus ; la pertinence et le sérieux des mesures prises pour contenir l'épidémie. Mais il ne faudrait pas oublier l'état de la médecine et des établissements de soins. Notons que parmi les plus « mauvais élèves », les États-Unis, la Grande-Bretagne, l'Italie et la France ont subi le handicap de systèmes de santé très inégalitaires ou en grande souffrance - nous verrons cela plus en détail dans le cours de ce livre.

Avec des résultats quinze fois plus mauvais que ceux des quatre pays asiatiques retenus, avec plus du double de morts par rapport aux pays scandinaves, la France n'a aucune raison de se féliciter. Il est permis de penser que si nos responsables n'avaient pas laissé, depuis trente ans, notre système de santé partir à la dérive, nous aurions déploré moins de drames. Que les politiques de confinement, de restriction des libertés n'auraient pas été dictées par le risque d'un débordement de nos hôpitaux et de leurs services de réanimation.

Figure 1

Nombre de décès par million d'habitants,
Liés à l'infection par la COVID 19

constatés en juin 2020 ■ en décembre 2021 ■

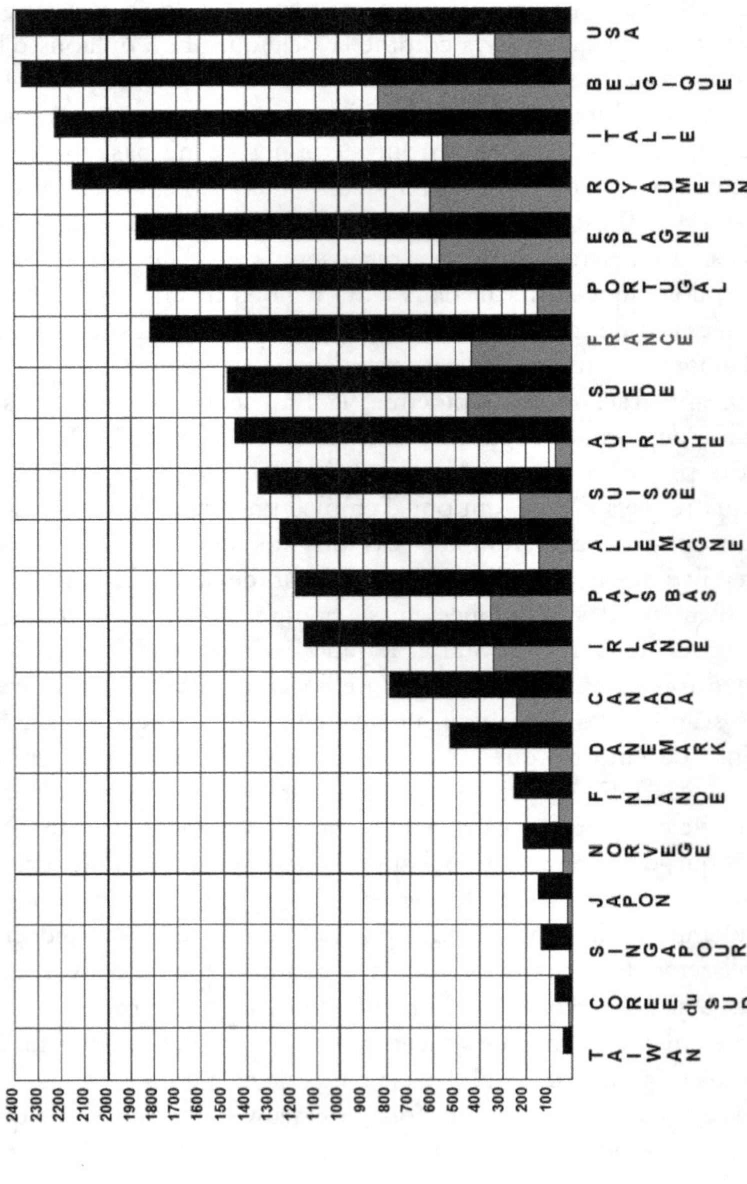

Source principale : ledevoir.com

Comment réparer notre médecine ? Quels sont ses maux, ses faiblesses, ses aberrations ? Une réparation nécessite d'abord un diagnostic lucide, précis, s'appuyant sur des témoignages de terrain, sur des faits indiscutables. L'objet de ce travail a été de réaliser un examen en profondeur de tous les aspects, de presque tous les recoins d'un système fort complexe, puis de proposer des pistes pour les réformes nécessaires.

Soulignons d'emblée que l'état de délabrement de notre système de soins, s'il n'a pas été suffisamment pris en compte durant le premier quinquennat d'Emmanuel Macron, est le produit d'au moins trente années de politiques aberrantes, de décisions à courte vue, de la prolifération d'une bureaucratie paralysante, de la déshumanisation de notre médecine, qu'il s'agisse de la prise en charge des malades, de la formation des futurs médecins ou de la gestion du personnel des hôpitaux. C'est dire que les politiciens de tous bords qui se sont succédé aux commandes ont leur part de responsabilité dans un désastre dont nous ne vivons que les premières conséquences.

Pour réparer notre médecine, il faudrait beaucoup de lucidité, de détermination et de temps - dans l'hypothèse où, une fois de plus, on ne se contenterait pas de palliatifs, de l'injection de crédits vite perdus dans le gouffre des dysfonctionnements.

DES PÉNURIES PLANIFIÉES DE LONGUE DATE

La pénurie de médecins est trop souvent regardée sous son seul aspect quantitatif. L'on ne s'aperçoit pas que les temps ont changé, que les médecins aussi bien que les malades ne sont plus tout à fait les mêmes qu'au siècle passé. L'enseignement de la médecine s'est mal adapté. Il continue à sélectionner ses étudiants par des épreuves qui ne correspondent pas à ce que l'on attend d'un médecin. Les études sont devenues trop longues parce que de mauvaise qualité. Elles négligent trop l'aspect humain, clinique et relationnel de la profession. Cette inadaptation contribue au déclin de la médecine de famille, à une répartition différente du temps consacré à l'exercice médical et à la vie personnelle, au moindre empressement à assurer gardes et astreintes. Les délais irréalistes de certains rendez-vous de consultation, les dépassements d'honoraires parfois indécents, ne sont pas seulement liés au manque de médecins, réel dans nombre de spécialités, mais beaucoup moins net dans d'autres.

La folle gestion du numerus clausus

Pourquoi consacrer un chapitre au numerus clausus[4], alors qu'il vient d'être supprimé ? D'abord parce que cette suppression n'est qu'apparente, puisque l'accès aux études médicales demeure limité ; ensuite et surtout parce que ce poison a des effets retard. C'est aujourd'hui que nous en subissons les plus lourdes conséquences. Cela devrait encore durer une quinzaine d'années, puisqu'il faut neuf à dix ans pour former un médecin généraliste et jusqu'à quinze pour un spécialiste. La dégradation de notre médecine, les déserts médicaux, la crise des urgences, sont avant tout les conséquences de cette politique aberrante qui n'a même pas permis d'atteindre l'équilibre des comptes de l'assurance maladie. Mais il faudrait aussi pouvoir compter les souffrances, les morts liées à une absence de suivi, au retard des diagnostics et des traitements, puisque nombre de médecins généralistes, « débordés », ne reçoivent plus de nouveaux patients, puisque l'obtention d'un rendez-vous chez un spécialiste dans un délai raisonnable relève de l'exploit.

---

[4] Nombre d'étudiants admis chaque année en deuxième année d'études médicales, à l'issue d'un concours national.

C'est sous le gouvernement de Jacques Chaban-Delmas que la loi du 12 juillet 1971 a mis en place un numerus clausus national, avec un concours en fin de première année, prenant effet à partir de la promotion 1972. L'objectif était d'éviter la saturation des facultés, puis l'installation de trop nombreux médecins issus du baby-boom de l'après-guerre - le législateur craignait alors de voir trop de médecins au chômage ! (42). Mais déjà des arrière-pensées économiques étaient présentes, avec le pari que limiter le nombre de prescripteurs ferait baisser les dépenses de santé, que cela contribuerait au redressement des comptes de l'assurance maladie.

Au début, le nombre de places offertes, de l'ordre de 8500 chaque année, était suffisant pour assurer le renouvellement de la profession. Limiter l'accès aux études médicales, éviter l'encombrement des facultés comme cela s'est produit en sociologie ou en psychologie pouvait sembler raisonnable. Mais il aurait fallu en assurer un pilotage sérieux, d'année en année, en fonction des besoins, des départs à la retraite, mais aussi de l'évolution de la médecine et de la démographie de notre pays. En tenant bien sûr compte de l'inertie liée à la durée des études médicales qui en même temps a été rallongée. Ce pilotage s'est révélé trop aveugle, trop irresponsable. À partir de 1980, le numerus clausus a été resserré de façon exagérée, sans étude prévisionnelle sérieuse, en dépit de nombreux cris d'alarme de la part de professeurs qui avaient quelques notions d'arithmétique. Le nombre de places a été plus que divisé par deux : 4750 en 1986, 3500 en 1993, puis 3850 en 2000. Dès les années quatre-vingt-dix, il était évident que nous ne formions plus assez de médecins, que cela allait générer une profonde crise durant les décennies à venir. Cette politique désastreuse a été maintenue pendant vingt-cinq ans, durant lesquels une soixantaine de ministres de la Santé, de l'Éducation ou des Universités se sont succédé, qui n'ont pris aucune mesure capable d'éviter la crise annoncée. Il faut reconnaître que leur passage dans ces ministères a été des plus bref : moins d'un an en moyenne. Il a fallu attendre 2006 et le ministère de Xavier Bertrand pour que le nœud coulant du numerus clausus commence à être significativement desserré (6850 places), politique poursuivie par Marisol Touraine. En 2017, Agnès Buzyn l'a encore élargi (9314 places pour 2019), programmant sa suppression pour 2020. Son remplacement par un « numerus apertus » un peu plus souple, offrant environ 10.300 places par an pour les études médicales.

Le médecin de famille : une espèce menacée

La baisse du nombre de médecins généralistes en activité régulière a été impressionnante à partir de l'année 2010 où ils étaient encore 94.261, salariés ou exerçant en libéral (18). En 2021 ils ne sont plus que 85.364, soit une baisse de 9,5%. Comme entre-temps la France a gagné 2,8 millions d'habitants, la densité de ces médecins a baissé de 13%. Elle devrait atteindre un plancher vers 2025.

La figure 2 ne considère que les médecins généralistes exerçant en dehors des établissements hospitaliers, une activité que l'on qualifiait jadis de « médecine de famille ». Ces vingt dernières années, leur nombre par tranche de 1000 habitants a diminué d'un peu plus de 20%. En 2021, leur densité est revenue au niveau de ce qu'elle était en 1981, soit 0,82 pour 1000 habitants. Certaines présentations statistiques peuvent donner une image trompeuse. Par exemple, sur les 85.364 médecins généralistes répertoriés par le Conseil National de l'Ordre des Médecins pour l'année 2021, plus d'un tiers ne sont pas des médecins de famille, principalement parce qu'ils exercent comme salariés dans des établissements hospitaliers. Pour cette même année, notre estimation de 55.000 se situe probablement dans une fourchette haute. Le syndicat MG France estime que cet effectif est plus proche de 50.000 (J. Battistoni, communication personnelle). Autre exemple, le numéro de mai 2018 du magazine *Études et Résultats* de la DREES (33), affichait un titre quelque peu triomphal : 10.000 médecins de plus depuis 2012 ! Mais la DREES rangeait dans la catégorie des médecins en activité, des retraités qui avaient beaucoup « levé le pied » dans un exercice qu'ils étaient autorisés à poursuivre à petite vitesse tout en recevant leur pension. La DREES incluait aussi les remplaçants. Une enquête[5] a montré que ces derniers n'exercent en moyenne que 26 semaines par an. Au total, il ne me semble pas raisonnable d'inclure dans la même statistique, des médecins qui travaillent 50 à 60 heures par semaine, prennent peu de vacances, et des retraités encore semi-actifs ou des remplaçants occasionnels. D'autant que la proportion de ces deux catégories a beaucoup augmenté depuis 2012 (57).

[5] Etude du syndicat ReAGJIR - publiée par pourquoidocteur.fr le 11/10/2016.

Figure 2 Effets décalés du numerus clausus sur la démographie des médecins généralistes

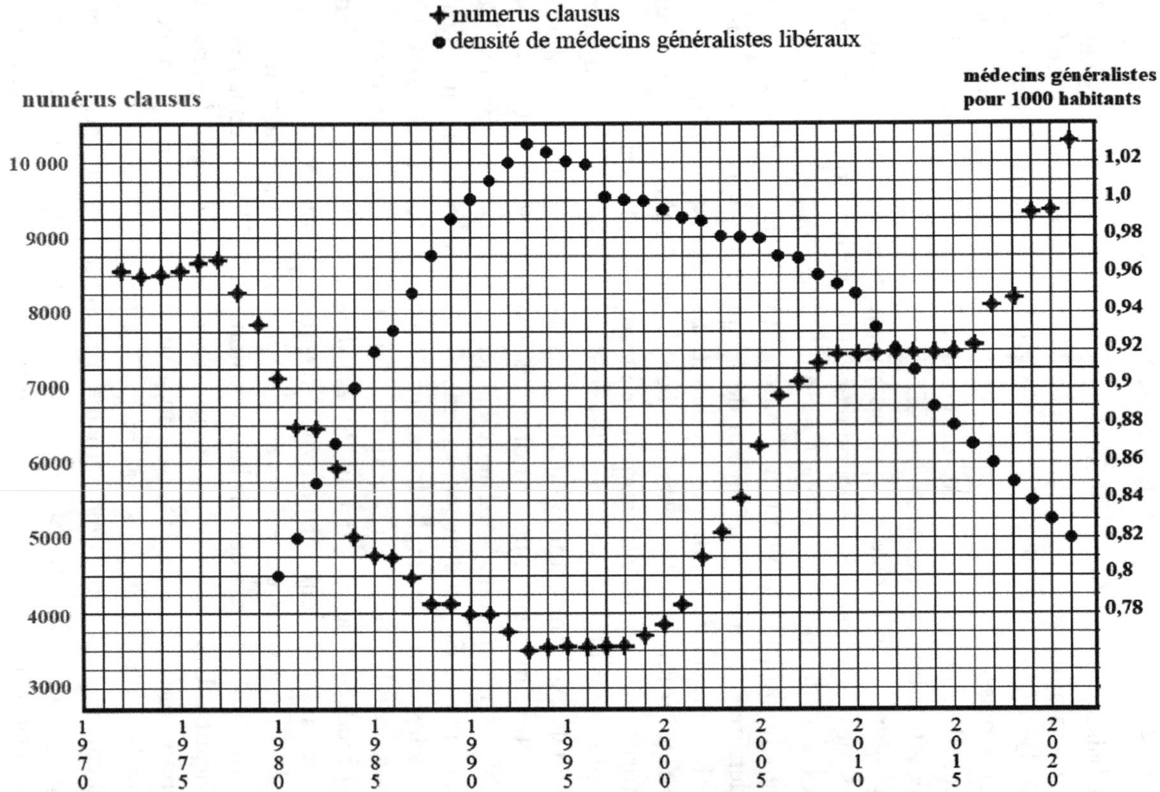

Calculs réalisés d'après les données de l'INSEE, de l'Ordre des Médecins, de l'IRDES et de la DREES

Dans le sens de l'augmentation comme dans celui de la diminution, l'effectif des médecins en activité présente une grande inertie. La figure 2 objective un important décalage entre le resserrement du numerus clausus et la pénurie de médecins généralistes : près de trente ans. Des amortisseurs ont joué. Ces généralistes, qui sont la clé de voûte de notre système de soins, se sont adaptés en prenant leur retraite plus tard, en moyenne à 67 ans. Certains cumulent pendant encore deux ou trois ans la retraite et une activité à temps partiel (18, 31). Surtout, de nombreux titulaires d'un diplôme étranger se sont installés en France pour combler les vides ; ils représentaient près du quart des nouveaux inscrits au Conseil de l'Ordre en 2010 (18). Ces médecins rendent de grands services et l'on ne peut rien leur reprocher lorsqu'ils ont été convenablement formés et qu'ils maîtrisent notre langue. Il en faudra davantage dans les dix années à venir. Mais il y a une certaine injustice à les voir occuper la place d'étudiants français qui avaient une vraie vocation de médecin et qui ont été rejetés par un concours fait de QCM[6]. Un type d'épreuve qui n'explore en rien les qualités nécessaires à l'exercice de la médecine générale et de bien d'autres spécialités... Nos gestionnaires du numerus clausus ont ainsi réalisé l'exploit d'inventer une forme de préférence extranationale, puisque depuis dix ans près d'un nouveau médecin sur quatre a obtenu son diplôme à l'étranger, à l'issue d'une sélection moins sévère que celle imposée à nos étudiants. Notons enfin que parmi les médecins possesseurs d'un diplôme étranger figurent nombre de français qui ont pris l'option de contourner le barrage du concours de première année, en se formant dans des pays comme la Belgique ou la Roumanie.

Voici quarante ans, avec la même densité de médecins généralistes, les Français n'avaient pas le sentiment de vivre dans des déserts médicaux. En 1981, la présence de deux ou trois médecins dans un village de 3000 habitants semblait suffisante. Ceci montre bien qu'une approche purement arithmétique ne peut expliquer à elle seule les difficultés d'accès aux soins que nous constatons maintenant. Si la densité des médecins généralistes n'est pas inférieure à ce qu'elle était voici quarante ans, la population française n'est plus la même, la médecine aussi a changé et particulièrement la manière de l'exercer. Des disparités territoriales sont venues accentuer cette ambiance de pénurie. Toutes choses qui n'ont pas été anticipées.

---

[6] Questionnaires à Choix Multiples, explorant surtout l'aptitude à mémoriser des connaissances ponctuelles.

La population française n'est plus la même

Ces quarante dernières années, l'effectif des personnes âgées de 65 ans ou davantage s'est accru de 10 millions. Ces personnes représentaient un Français sur sept en 1981, elles sont maintenant un peu plus d'un sur cinq. Une population qui requiert davantage de soins. Plus de la moitié des dépenses de santé leur est consacrée. Dans toutes les tranches d'âge, certaines affections au long cours ont vu leur fréquence augmenter. Du fait des progrès thérapeutiques, les personnes qui en sont atteintes vivent plus longtemps et réclament donc davantage de suivi. Certains cancers qui tuaient en quelques mois ont, grâce aux nouveaux traitements, tendance à se comporter comme des maladies chroniques. Le nombre de malades bénéficiant d'une prise en charge de longue durée par l'Assurance Maladie (ALD) a augmenté de 40% ces dix dernières années. Par exemple, le nombre des insuffisances respiratoires chroniques s'est accru de 23%, celui des diabétiques de 80%. Avec une densité revenue au niveau d'il y a 40 ans, les médecins généralistes actuels doivent participer aux soins de davantage de personnes âgées et de malades atteints d'affections chroniques. Leur charge de travail s'en trouve notablement accrue et il leur est de plus en plus difficile d'y faire face. Plus de 4 millions de Français n'ont pas de médecin traitant. Dans les déserts médicaux, ce déficit apparaît critique, motivant la création par la CPAM d'un « médecin traitant générique »[7].

L'attitude de certains patients a changé, ils sont devenus plus exigeants. Avec leur médecin, ils se conduisent plutôt comme des clients, des consommateurs. Dans un reportage réalisé par BFMTV en 2013, une infirmière des urgences rapportait ces propos : « je viens me faire soigner ici parce que ma femme fait les courses au supermarché d'à côté ». Une consœur, auscultant sa patiente, découvre une lésion cutanée suspecte. Elle propose de demander l'avis d'un ami dermatologue. La patiente acquiesce : « oui, c'est d'ailleurs là que je me fournis ».

Parfois la relation avec les patients ou leurs proches prend une tournure plus violente. Par exemple devant le refus de signer un arrêt de travail ou de produire un certificat de complaisance (21, 22). Depuis 2003, le Conseil National de l'Ordre des Médecins tient une statistique de ces agressions. Leurs déclarations sont passées de 638 en 2003 à 1084 en 2019 (+ 70%). Dans 70% des cas, la victime était un médecin généraliste. L'auteur de l'agression était le patient dans 55% des cas. Dans les deux tiers des incidents, cela se limitait à une agression verbale

---

[7] « médecin traitant virtuel » - Fédération des médecins de France : fmfpro.org

(violence physique 8%, vandalisme 8%). Dans certains quartiers, le médecin peut aussi être agressé parce qu'il est considéré comme un intrus ou par ce qu'il est censé détenir des substances stupéfiantes (les vols représentaient 17% des incidents signalés en 2019).

À l'opposé, certains malades ne manifestent plus la moindre exigence puisque, confrontés à la pénurie et aux dépassements d'honoraires, ils renoncent à se soigner - c'est là le risque de toute mesure visant à limiter le nombre de médecins. Ces cinq dernières années, plusieurs enquêtes et sondages[8] ont mis en évidence la proportion importante, de l'ordre de 20 à 30% de français qui ont renoncé partiellement ou complètement à recourir aux soins. Ce phénomène touche particulièrement les jeunes de moins de 30 ans. Les raisons principales sont la pauvreté, la difficulté d'obtenir une consultation dans un délai raisonnable et les interminables attentes dans les services d'urgence (2).

Les médecins ont changé

La pénurie touchant la médecine générale a été aggravée de plusieurs façons. D'abord par l'allongement de la durée des études, qui est passée de sept à au moins neuf ans. Mécaniquement, cela a décalé la disponibilité d'environ 3000 diplômés. Lorsqu'un enseignement n'atteint plus ses objectifs, faut-il l'allonger ou d'abord en améliorer la qualité ? Autre constat, beaucoup de jeunes diplômés ne sont plus pressés de s'installer - ce qui ne témoigne pas d'une forte vocation, donc d'un « casting » adapté... En 2018, un quart des nouveaux inscrits à l'Ordre des Médecins n'exerçaient pas d'activité régulière (aucune activité : 2% ; remplacements : 23%). Par rapport à 2010, l'activité intermittente a augmenté de près de 23%. Surtout, l'exercice libéral, caractéristique du médecin de famille traditionnel, attire de moins en moins nos jeunes confrères qui se tournent massivement vers des formes d'exercice salarié, parfois à temps partiel. Parmi les nouveaux inscrits au Conseil de l'Ordre en 2018, seuls 12% ont opté d'emblée pour un exercice libéral. Dans la population totale des diplômés, cette forme d'exercice est en constant recul : 60,5% en 2007, seulement 56% en 2018, une tendance qui vient de beaucoup plus loin (18). La médecine générale est aussi délaissée au profit de spécialités moins contraignantes. En 1990, elle représentait 53% du corps médical, en 2019 ce n'était plus que 44%.

---

8 Enquêtes du Secours Populaire, de la CFDT, sondages réalisés par IPSOS ou par BVA.

Parmi les causes de cette désaffection pour la médecine générale de famille, il faut mettre en lumière les effets néfastes de plusieurs réformes des études médicales. Effets déterminants qui sont peu évoqués dans les publications et les débats consacrés à la crise de notre système de soins. Nous les présenterons de façon plus détaillée dans la partie consacrée aux études médicales. Contentons-nous pour l'instant de signaler :
- que la sélection des candidats à la profession de médecin n'a pas pris en compte leurs motivations, leur vocation à prendre soin des autres. Au minimum elle aurait pu interroger les qualités relationnelles nécessaires à ce futur exercice ;
- que le concours qui a remplacé en 2004 celui de l'internat, cette *épreuve classante nationale*, censée assurer une meilleure répartition entre les spécialités et les régions, aboutit souvent à ce que la médecine générale soit un choix par défaut pour les plus mal classés, en somme le résultat d'un échec. Il est rarement de bon augure de laisser à un échec le soin de décider d'une carrière ;
- que l'enseignement de la médecine néglige de plus en plus la pratique clinique « au lit du malade » et la formation au raisonnement médical à partir de cas concrets.

La forte proportion de femmes parmi les nouveaux diplômés est souvent présentée comme un facteur explicatif de ces mutations. Au 1er janvier 2021, 51,4% des médecins généralistes inscrits au Conseil de l'Ordre sont des femmes. Cette prédominance féminine devait fortement s'accentuer puisque parmi les médecins de moins de 40 ans, 61% sont des femmes (qu'en disent les zélateurs de la parité ?). Mais d'autres causes doivent être recherchées - nous connaissons tous des femmes médecins qui travaillent encore plus de cinquante heures par semaine. Quel que soit leur sexe ou leur genre, de moins en moins de jeunes confrères envisagent de consacrer à leur profession l'essentiel d'une vie. Ils souhaitent ménager davantage de temps pour la famille, les loisirs... Peut-on le leur reprocher ? Les temps ont la fâcheuse habitude de changer et personne n'y peut rien. La responsabilité des drames liés aux pénuries actuelles revient plutôt à ceux qui ont eu la prétention de réguler l'accès à la profession de médecin sans considérer ces paramètres.

Cette évolution des modes de vie et d'exercice a eu des conséquences sur la permanence des soins. Dans la sélection des étudiants, l'absence de prise en compte de la vocation à être un médecin de famille avec tout ce que cela comporte n'a pas manqué d'avoir une influence. Les médecins généralistes sont de moins en moins joignables la nuit ou le week-end. En principe, la permanence des soins est organisée, secteur par secteur, pas les Agences Régionales de Santé. Avec un médecin régulateur qui reçoit les appels et juge de la réponse à donner, avec des médecins effecteurs qui peuvent voir les malades. Mais dans un nombre important de secteurs, rien n'est prévu pour les visites à domicile (par exemple pour les certificats de décès). La participation à ce type de garde n'est pas obligatoire et les médecins sont de plus en plus nombreux à s'y soustraire, souvent parce qu'ils se trouvent trop rares ou trop âgés. Parce qu'avec la réforme des régions et la fusion des secteurs de garde, les distances sont devenues déraisonnables (20). En 2018, seuls 23% des secteurs assuraient encore des astreintes de « nuit profonde » (de minuit à 8 heures) et seuls 5,1% des généralistes en activité libérale participaient à la régulation des soins d'urgence.

L'évolution du profil des médecins n'est pas la seule cause de leur désaffection pour les gardes et astreintes. Les autorités nationales et régionales semblent avoir pris un malin plaisir à compliquer les choses, à bousculer certaines approches de terrain qui avaient fait leurs preuves, même si elles n'avaient pas cette couleur d'uniformité qui plaît tant aux administrations. Ces dernières ont voulu tout planifier, réguler, contrôler. Par exemple, à côté du 15, les numéros d'appel se sont multipliés, variables selon les régions. La population ne s'y retrouve plus. Une enquête de l'Ordre des Médecins montre bien le décalage entre les réalités locales et les cahiers des charges imposés par les planificateurs (20).

Du fait du changement progressif du mode d'exercice des médecins généralistes, avec un glissement du secteur libéral vers une activité salariée, parfois à temps partiel, leur « productivité » a sensiblement diminué. Voici encore une vingtaine d'années, la journée d'un médecin de campagne débutait au plus tard à huit heures et les dernières visites à domicile se prolongeaient parfois au-delà de vingt heures. L'activité hebdomadaire pouvait largement dépasser les 60 heures. Avec l'exercice salarié, cette activité se situe plutôt autour d'une moyenne de 45 heures, mais il faut aussi tenir compte du développement du temps partiel et de l'activité intermittente.

Une autre donnée d'importance est la part croissante des tâches administratives dans l'exercice d'un médecin. Selon un rapport publié par l'Assemblée nationale en juillet 2018 (2), ces tâches occuperaient entre 7 et 10% de leur temps d'activité. Pour les médecins généralistes, il nous semble que c'est encore plus important. Pour sa thèse soutenue en 2015, Solomampionina Rakotoarivonina (75) a très précisément mesuré le temps consacré au travail administratif par 51 médecins généralistes, lors de 674 consultations. En moyenne, ce temps a représenté 4 h 30 par médecin et par semaine, soit 15% du temps dévolu aux consultations.

Notons que cette étude n'a pas pris en compte le travail administratif réalisé en dehors des actes médicaux. Il est donc probable que les médecins généralistes consacrent au moins 20% de leur temps à des tâches administratives.

D'autres obligations viennent amputer le temps consacré aux patients, par exemple l'entretien du cabinet, sa gestion, sa comptabilité. Selon une étude réalisée en 2017 par Doctolib, auprès de 2480 médecins généralistes, 40% de leur temps de travail était dévolu à autre chose que des consultations ou des visites à domicile. Que ces médecins consacrent du temps à la mise à jour de leurs connaissances[9], à des échanges avec leurs confrères, qui s'en plaindra ? Mais parmi les autres contraintes, quelles sont celles qui ont une véritable utilité ? Comment les alléger ?

Bien que cela soit difficile à chiffrer, il me semble raisonnable d'estimer que la productivité moyenne (en termes de soins) des médecins généralistes a été réduite d'au moins 20% ces vingt dernières années - ce qui équivaudrait à la mise hors-jeu de quelque 12.000 confrères. Les comparaisons historiques avec des chiffres bruts n'ont donc plus beaucoup de sens. Au lieu de considérer l'évolution des effectifs, il serait préférable de comptabiliser le temps que ces médecins consacrent réellement à leurs malades. Il est intéressant de noter que cette pénurie de médecins, organisée de toutes pièces, est un phénomène essentiellement français ; l'OCDE nous le confirme pour nos principaux voisins européens. Le tableau I montre que dans les pays qui ont pu fournir ces statistiques, la densité médicale a récemment augmenté, d'autant plus qu'elle partait de très bas comme en Grande-Bretagne.

Tableau I : Effectifs médicaux, toutes spécialités, pour 1000 habitants (Données OCDE)

	2000	2010	2017
Belgique	2,83	2,92	3,08
Allemagne	3,25	3,71	4,25
Italie	3,44	3,82	3,99
Norvège	3,38	4,11	4,66
Espagne	3,14	3,76	3,88
Suisse	3,08	3,88	4,12
Grande Bretagne	1,98	2,65	2,81
médecins actifs en France	3,29	3,21	3,08

9 Selon une étude de l'INSEE, le temps consacré à la formation permanente, à l'extérieur du cabinet, serait en moyenne de 6 jours par an.

Les déséquilibres de la médecine spécialisée

Dans certaines statistiques, la pénurie semble moins concerner les spécialistes. Entre 2010 et 2021, l'effectif des spécialistes médicaux inscrits au Conseil de l'Ordre a progressé de 5,4% et celui des chirurgiens, de 11%. Notons cependant que dans cet intervalle la population s'est accrue de 4,3% et que la part des personnes de 60 ans et plus a progressé de 18%. Le déséquilibre tient en partie à la distribution de ces médecins, à la fois entre les spécialités et sur les différents territoires. Par le jeu variable des postes formateurs, l'épreuve classante nationale (ECN), introduite en 2004, était censée combattre ces déséquilibres. Force est de constater que ce ne fut pas le cas. Les tableaux II et III objectivent un glissement général de l'exercice libéral vers l'exercice salarié, particulièrement notable pour la dermatologie, l'ophtalmologie, la gynécologie, l'oto-rhino-laryngologie et la rhumatologie, avec des pénuries sévères, surtout dans les petites villes.

Le déclin de spécialités médicales essentielles

Certaines spécialités apparaissent assez bien dotées et d'autres en difficulté. Les atlas publiés par le Conseil National de L'Ordre des Médecins permettent d'objectiver ces évolutions entre 2013 et 2020. Dans nombre de spécialités s'est produit un déplacement de l'exercice libéral vers l'exercice salarié, essentiellement vers les établissements des grandes agglomérations dotées d'un CHU. Ce désamour pour l'exercice libéral aggrave la désertification au niveau des territoires de province qui ne possèdent pas d'hôpitaux ou de cliniques offrant ces spécialités. Un des secteurs les plus affectés est la gynécologie médicale, surtout dans son exercice libéral, de gynécologue « de ville ». L'enseignement de cette spécialité a été supprimé pendant 16 ans. Il était censé être compensé par la formation de gynécologues-obstétriciens. Cela a entraîné une certaine confusion, pas seulement sur les registres, entre plusieurs activités : réaliser des actes de chirurgie, pratiquer des accouchements, réaliser des examens gynécologiques chez des femmes de tous âges. Confusion au détriment de la gynécologie de ville. De ce fait, dans le Tableau II, nous avons regroupé l'ensemble gynécologie + obstétrique. Ses effectifs ont diminué de 7%, avec un déplacement de plus de 10% vers l'exercice salarié. Lorsque nous ne considérons que les médecins répertoriés comme gynécologues médicaux, les données sont éloquentes : baisse de 60% ; plus de la moitié de ces médecins ont dépassé la soixantaine.

Tableau II Effectifs de quelques spécialités. Évolution du mode d'exercice

	effectif total			part de l'exercice salarié	
	2013	2020	évolution	2013	2020
anesthésistes-réanimateurs	10.247	10.305	+ 0,6 %	65,3 %	65,6 %
cardiologues	6043	6388	+ 5,4 %	31 %	33 %
dermatologues	3664	3144	- 14 %	16 %	27 %
gastro-entérologues	3388	3558	+ 5 %	40 %	47 %
gynécologues et obstétriciens	7076	6574	- 7 %	30 %	41 %
internistes	2262	2277	+ 0,66 %	86 %	91 %
ophtalmologues	5276	4884	- 7,4 %	13 %	20 %
pédiatres	6937	7590	+ 9,4 %	63 %	69 %
rhumatologues	2400	2234	- 7 %	29 %	41 %

(d'après les de données du Conseil National de l'Ordre des Médecins)

Pour beaucoup de femmes, trouver un gynécologue relève du parcours de la combattante - les témoignages sont innombrables.

Dans l'exercice libéral, d'autres spécialités apparaissent sinistrées. C'est surtout le cas de la rhumatologie (-28%), de la dermatologie (-28%), de l'ophtalmologie (-17%), de la pédiatrie "de ville" (-12%). Les effectifs des cardiologues et des gastro-entérologues ont augmenté de 5%, mais cela ne peut compenser la croissance démographique et surtout le vieillissement de la population. Le nombre d'internistes (+ 0,66%) n'a pas non plus suivi l'évolution de la démographie. Nous y reviendrons dans le chapitre consacré à l'enseignement, car nous y voyons un symptôme de la désaffection générale pour l'abord clinique des patients, auquel les futurs médecins sont de moins en moins bien préparés. Des départements comme la Lozère, la Corrèze, l'Indre ou la Meuse ne disposent plus de la palette des médecins exerçant les spécialités d'accès direct : dermatologues, gynécologues, ophtalmologistes, pédiatres...

L'effectif des anesthésistes-réanimateurs semble stable, mais cette spécialité a souffert d'une pénurie bien avant 2013, déficit qui n'a pas été compensé, avec des conséquences pour certains hôpitaux - fermeture de blocs opératoires, de maternités, de services d'urgences. La gériatrie, l'endocrinologie et la pneumologie ont connu une certaine progression, aussi bien dans le secteur libéral que dans les postes hospitaliers.

Les reconversions de la chirurgie

Les plus grandes mutations concernent la chirurgie générale, une spécialité qui a disparu au profit de la chirurgie viscérale et digestive, avant d'être réintroduite en 2004, comme socle commun de plusieurs spécialités chirurgicales. Pour certains chirurgiens, ce ne fut qu'un changement d'étiquette, leur activité étant déjà presque exclusivement tournée vers l'appareil digestif. Ce changement de rubrique a aussi concerné les urologues, la traumatologie, les chirurgiens vasculaires ou thoraciques.

Tableau III Effectifs de quelques spécialités chirurgicales. Évolution des modes d'exercice entre 2013 et 2020

	Total : 2013	2020		exercice libéral	exercice salarié
chirurgie générale	3313	2990	(- 10 %)	- 37 %	+ 9 %
chirurgie orthopédique et traumatologique	2872	3417	(+ 19 %)	+ 21 %	+ 10 %
chirurgie pédiatrique	272	337	(+ 24 %)	+ 15 %	+ 27 %
chirurgie plastique reconstructive et esthétique	777	944	(+ 21 %)	+ 11 %	+ 34 %
chirurgie thoracique et cardiologique	392	511	(+ 30 %)	+ 14 %	+ 19 %
chirurgie vasculaire	484	534	(+ 10 %)	- 4 %	+ 38 %
chirurgie viscérale et digestive	880	1129	(+ 28 %)	+ 25 %	+ 25 %
neurochirurgie	463	619	(+ 34 %)	+ 29 %	+ 28 %
ORL	2781	2577	(- 7 %)	- 20 %	+ 20 %
urologie	1017	1372	(+ 35 %)	+ 21 %	+ 51 %

(d'après les de données du Conseil National de l'Ordre des Médecins)

La chirurgie générale garde tout son intérêt pour une prise en charge de première ligne, dans les petits hôpitaux de territoires isolés où, devant certaines urgences, les établissements de référence se trouvent trop éloignés. C'est particulièrement vrai pour notre Outre-Mer. Par exemple aux Marquises qui sont à quatre heures d'avion de Papeete. C'est aussi vrai pour la Province Nord de Nouvelle-Calédonie, pour les Iles Loyauté et même pour Marie-Galante dont la chirurgie et la maternité ont été fermées en 2013. Au départ de cette île, une quinzaine de minutes d'hélicoptère suffisent pour rejoindre le CHU de la Guadeloupe, mais en cas de cyclone ou de tremblement de terre, toute liaison peut devenir impossible pendant plus de vingt-quatre heures. À d'autres moments, c'est la disponibilité des hélicoptères qui fait problème, quand ce ne sont pas les grèves endémiques paralysant ce CHU...

Les services de chirurgie des petits hôpitaux ont subi le même sort que les maternités : des suppressions et des regroupements. Faut-il le regretter pour la métropole ? Il est certain qu'avoir une activité suffisante peut être un gage de qualité, nous y reviendrons dans le chapitre consacré à l'hôpital. L'éventail des interventions pratiquées dans les petits hôpitaux s'est rétréci d'année en année. Il n'est en particulier plus souhaitable d'y opérer certains cancers. En définitive, l'éloignement représente la seule raison de maintenir une activité chirurgicale dans certains hôpitaux de proximité.

La plupart des autres spécialités chirurgicales sont mieux dotées qu'elles ne l'étaient voici vingt ans (Tableau III). L'on y constate aussi un glissement vers l'exercice salarié. Dans le secteur libéral, deux spécialités à composante chirurgicale comme l'ophtalmologie et l'ORL apparaissent sinistrées. Dans certaines régions les délais de rendez-vous dépassent largement les six mois.

La multiplication des déserts médicaux

La pénurie de médecins peut sembler d'autant plus pénalisante qu'elle se montre inégalement répartie, avec des zones où l'offre s'est fortement concentrée : Paris et les grandes villes de province bénéficiant d'un CHU, la côte méditerranéenne et dans une moindre mesure certains secteurs de la côte atlantique. Quatre départements figurent parmi les mieux lotis, à la fois en médecins généralistes et en spécialistes médicaux : Paris, les Alpes-Maritimes, les Bouches-du-Rhône et le Rhône. Une vaste zone blanche, aussi bien pour les généralistes que pour les spécialistes s'étend en diagonale, de la Champagne jusqu'à la Vendée et à l'intérieur des Landes. Notons que cette zone déshéritée est aussi celle où les médecins sont les plus âgés. C'est elle qui a vu le nombre de médecins le plus diminuer entre 2020 et 2021 (18). D'année en année cette zone blanche s'élargit. Le dépeuplement médical touche maintenant certains secteurs de la Normandie et des Hauts-de-France, il touche les Ardennes et les Vosges. Il atteint le Sud-Ouest (Dordogne, Gers, Lot), le sud du Massif Central (Aveyron, Lozère). Au total, ce sont une vingtaine de départements où l'accès à la médecine générale et à des spécialistes consultables directement est devenu très problématique.

Cette présentation à l'échelle des départements reflète encore mal la profondeur du problème (32). Au sein d'agglomérations ou de territoires supposés bien nantis, existent aussi des zones de grand vide. Ce phénomène ne se limite pas aux quartiers étiquetés comme « défavorisés ». Par exemple, à Rueil-Malmaison qui n'a pas la réputation d'être une banlieue à problèmes, il devient très difficile de trouver un généraliste qui accepte de vous prendre en consultation et surtout de s'inscrire dans le rôle de votre médecin traitant.

Cette pénurie n'est que partiellement représentée par l'effectif des médecins exerçant dans un territoire donné. D'autres paramètres voient leur importance augmenter. Nous avons évoqué plus haut la baisse de productivité des médecins généralistes. À effectif égal, la quantité de consultations et de soins diminue. La durée des consultations est aussi un paramètre d'ajustement. Ce phénomène se retrouve chez les spécialistes. Un autre obstacle, essentiellement pour l'accès aux spécialités médicales et chirurgicales, est représenté par les dépassements d'honoraires. D'année en année plus fréquents et plus conséquents, ils ajoutent un obstacle économique. Une étude de la DREES publiée en 2020 (36), montre que la pratique des dépassements d'honoraires a presque doublée chez les jeunes médecins, par rapport à leurs aînés, pour atteindre une proposition de 85% chez les gynécologues et les ophtalmologues. Ces dépassements sont plus ou moins conséquents selon la richesse des territoires et le niveau de concurrence entre médecins de même spécialité. À l'inverse, la pénurie croissante en spécialistes favorise la pratique de dépassements d'honoraires plus élevés. L'assurance maladie ne les rembourse pas ; leur prise en charge par les mutuelles varie en fonction des contrats. Ces dépassements nous semblent parfois peu compatibles avec l'éthique médicale, surtout lorsqu'ils sont dissociés des revenus des malades. Dans un paragraphe précédent, nous évoquions certains patients qui se comportent comme des clients. Mais de nombreux spécialistes ne sont-ils pas devenus des commerçants ? Nous ne pouvons nous empêcher d'y voir l'effet d'un mauvais « casting » à l'entrée des études médicales. Bien sûr, les justifications avancées sont la faiblesse des tarifs conventionnés, le coût de plus en plus élevé des équipements médicaux. Quoi qu'il en soit, s'ajoutant à la pénurie et aux délais d'attente, ces tarifs élevés représentent un obstacle à l'accès aux soins. Phénomène qui ne touche pas seulement les milieux défavorisés, mais une frange croissante des classes moyennes.

Lorsqu'il est possible de décrocher un rendez-vous de consultation, souvent à plus de trente kilomètres, les délais apparaissent de plus en plus déraisonnables : six, huit mois, parfois un an... Cette pratique est surtout celle de spécialistes comme les dermatologues ou les ophtalmologues. Chez les médecins généralistes, la tendance est plutôt à refuser de voir de nouveaux patients, lorsque le carnet de rendez-vous apparaît déjà plein et que l'on ne désire pas l'étendre. Notons encore que ces difficultés pénalisent en premier lieu les personnes âgées et les revenus modestes. Au-delà d'un certain délai d'attente se pose la question de l'utilité de ces consultations[10]. En faisant votre toilette, vous découvrez une lésion cutanée suspecte qui vous semble nécessiter l'avis d'un dermatologue. Lorsque ce spécialiste vous examine enfin, huit mois plus tard, soit le mal était bénin et il a d'ailleurs parfois disparu, soit il s'agissait d'une tumeur maligne comme un mélanome et un retard de huit mois dans le diagnostic peut sérieusement obérer les chances de guérison. Phénomène qui touche bien d'autres spécialités, comme l'ophtalmologie avec les baisses rapides de l'acuité visuelle. Ces délais déraisonnables ont un côté kafkaïen et l'on peut se demander s'il s'agit encore de médecine, d'une pratique où l'objectif serait de prendre soin des gens...

Quelles pistes pour réparer les choses ?

La grande inertie du système nécessite l'emploi de palliatifs

Pour éviter le développement des déserts médicaux, il aurait fallu depuis longtemps former davantage de médecins. C'est ce qui a motivé l'ouverture bien trop tardive du numerus clausus, puis son remplacement par un numerus "apertus". Bien qu'à terme elle soit la seule réponse valable, cette option se heurte dans l'immédiat à deux obstacles majeurs. D'abord l'inertie du système, puisqu'il faut au moins neuf ans pour qu'un nouveau bachelier devienne un médecin généraliste opérationnel, et deux

10 Une amie présentant des signes d'insuffisance cardiaque s'est vu proposer par le secrétariat d'un cardiologue un rendez-vous à plus de 8 mois. Le temps de présenter au moins 2 infarctus et 3 décompensations cardiaques...

à quatre ans de plus pour les spécialistes. Le second obstacle apparaît évident à la vue de la pyramide des âges fournie par le Conseil National de l'Ordre des Médecins. L'âge moyen des médecins en activité régulière est de 50,3 ans. Dans les quinze années à venir, près de 50 % de ces médecins n'exerceront plus, parce qu'ils auront pris leur retraite, parce qu'ils auront changé d'activité ou qu'ils seront décédés. Ces quelque 99.000 départs ne pourront au mieux être compensés qu'en 2033, par les étudiants sortant de nos facultés... C'est dire que compte tenu de la pénurie que nous vivons déjà, de l'augmentation prévue de la population et surtout de son vieillissement, il faudra trouver d'ici là d'autres solutions. Parmi les options envisagées ou déjà mises en place, beaucoup ne sont que des palliatifs, dont certains peuvent avoir des effets toxiques à long terme. Notons toutefois un fait plus réconfortant : dans la pyramide des âges, 58 médecins généralistes en pleine activité ont plus de 80 ans, dont deux sont des nonagénaires.

Mieux répartir la pénurie

La première idée est de mieux répartir la pénurie (13). Les grandes villes et les zones côtières bénéficiant d'un climat agréable attirent davantage les jeunes médecins. Il semble donc nécessaire de les inciter plus fortement à s'installer, au moins pour quelques années, dans des secteurs plus déshérités. Les inciter ou les obliger ? Parmi les communes dépourvues de médecin, certains maires ont pris des initiatives. Ils ont aménagé des maisons médicales pouvant recevoir dans de bonnes conditions et pour un loyer modique un médecin généraliste, parfois entouré de kinésithérapeutes, d'infirmières... Certains leur ont aussi proposé des logements. D'autres ont pris l'initiative d'assister financièrement un étudiant, sous réserve qu'il s'engage à venir exercer un certain temps dans leur commune. Des initiatives du même ordre ont été prises par l'Assurance Maladie et par certaines Agences Régionales de Santé. Le succès n'a pas été considérable, par exemple le forfait de 50.000 euros proposé par l'Assurance maladie en 2016, n'a été l'objet que de 859 contrats jusqu'en 2019. Certaines maisons médicales toutes neuves restent désespérément vides et des incitations financières jugées trop modestes ont eu peu d'effet. De toute façon, le nombre insuffisant de médecins généralistes promus chaque année rend impossible de répondre à toutes ces sollicitations. Un jeu où il s'agit souvent de déshabiller Paul pour habiller Jacques... Pour certains nouveaux médecins, nous l'avons vu, accéder à une vaste patientèle et rendre service à une population en grande difficulté ne sont plus des priorités.

On peut encore y voir l'effet pervers d'une sélection qui ne tient aucun compte de la vocation à exercer la médecine de famille. Il est curieux que si peu de monde ait jusqu'à présent envisagé cet aspect du problème...

À droite comme à gauche, des responsables politiques proposent d'instaurer pour les généralistes nouvellement promus, une obligation de s'installer dans un désert médical (pour une durée qui varie selon la radicalité du proposant). Cette option rencontre une forte opposition chez les médecins libéraux, elle violerait l'article L162-2 du code de la Sécurité Sociale. Mais elle répondrait à un impératif supérieur, inscrit dans notre constitution : le droit à la Santé. Le Conseil Économique, Social et Environnemental et la Cour des comptes seraient favorables au moins à une forte incitation, par le jeu du conventionnement avec l'Assurance Maladie[11]. Obliger un jeune médecin à exercer quelques années dans un endroit reculé peut sembler une bonne option, surtout si cette contrainte est assortie d'une aide financière. Mais hélas, les choses ne sont jamais aussi simples ; souvenons-nous que près des deux tiers de ces nouveaux médecins sont des jeunes femmes et qu'à trente ans elles sont souvent déjà mariées et mères de famille (la rançon d'études inconsidérément allongées). Au final, une telle obligation, irréfléchie, pourrait dissuader encore davantage d'étudiants de choisir l'exercice d'une médecine générale de famille et... aggraver les pénuries.

Faciliter le travail des médecins actuels

Parce qu'ils promettent de meilleures conditions d'exercice, la promotion des centres médicaux semble une bonne piste. Depuis cinq ans, ce type d'offre connaît une croissance rapide, mais il règne une certaine confusion entre les formules qui ont vu le jour.

- Les *centres de santé*[12] obéissent à des règles précises. Ils sont à but non lucratif, pratiquent exclusivement le tiers payant. Les professionnels de santé y sont salariés, qu'ils soient médecins (généralistes ou spécialistes), chirurgiens-dentistes, kinésithérapeutes, infirmiers ou autres paramédicaux. Ces centres, héritiers des anciens dispensaires, sont surtout implantés auprès de populations économiquement défavorisées. Leur création et leur fonctionnement sont sous le contrôle des Agences

---

[11] Proposition bien documentée dans un article de l'hebdomadaire *Marianne* du 30 novembre 2021.

[12] https://solidarites-sante.gouv.fr/systeme-de-sante-et-medico-social/structures-de-soins/article/guide-relatif-aux-centres-de-sante

Régionales de Santé. En 2021, le ministère des Solidarités et de la Santé en dénombrait 2200.

- *Les maisons de santé pluriprofessionnelles* (MSP). Les professionnels de santé y exercent en règle sur un mode libéral, mais uniquement dans le secteur 1 (sans dépassement d'honoraires). Depuis peu une minorité de professionnels peuvent y exercer comme salariés. Ces MSP reçoivent des aides financières des ARS, en particulier pour leurs missions de santé publique. Dans les zones rurales, elles peuvent aussi être aidées par la Mutualité Sociale Agricole. Leur création et leur fonctionnement sont sous le contrôle des ARS, avec en particulier la production d'un contrat d'objectifs et de moyens. Certaines participent à l'enseignement de la médecine (MSPU). La multiplication de ces MSP a été rapide. En 2018, la Caisse Nationale d'Assurance Maladie n'en dénombrait que 20, début 2021 elle en comptait 1617.

- Les municipalités ont parallèlement construit des *maisons médicales* pour faciliter l'installation de médecins libéraux en leur offrant des locaux pour un loyer très attractif. Ces maisons médicales hébergent souvent d'autres professionnels de santé, mais nous avons vu qu'un certain nombre connaissent des difficultés pour attirer durablement des médecins.

Un mode d'exercice collectif, pluridisciplinaire correspond mieux aux attentes d'un grand nombre de jeunes médecins. Il est aussi bien accueilli par la population. Une étude réalisée par la DRESS en 2021 (37) montrait que les médecins généralistes des MSP bénéficiaient de revenus un peu plus élevés que ceux de leurs confrères exerçant dans un cabinet classique. Leur patientèle est plus importante, mais le nombre d'actes réalisés par patient apparaît plus modéré. Notons enfin que les MSP et les Centres de Santé où collaborent médecins et paramédicaux, avec souvent un secrétariat commun ou un assistant médical, permettent à la fois de mieux assurer la continuité des soins et de garantir un bon partage entre l'activité médicale et la vie personnelle.

Les tâches administratives, nous l'avons vu, accaparent de plus en plus les médecins. Sans qu'il soit question de les alléger puisqu'en France cela semble exclu, nos responsables ont ouvert la possibilité de les déléguer à des assistants médicaux : 2000 embauches ont été réalisées en 2021, il en est prévu autant pour 2022. Peuvent accéder à ce nouveau profil de poste des infirmiers, des aides-soignants ou des secrétaires médicales. Une formation permanente est prévue pour les premiers recrutés. Ces postes sont en grande partie financés par l'assurance maladie (CPAM), à tiers ou à mi-temps. Un plein temps est possible dans les zones considérées comme des déserts médicaux. Les tâches à effectuer sont définies avec les médecins : accueil, gestion des rendez-vous et coordination avec les autres professionnels de santé, informatisation du dossier, préparation des consultations et assistance pour certains actes médicaux... Ce type d'aide concerne les médecins généralistes et la plupart des spécialistes médicaux exerçant en groupe, avec une activité suffisante. Dans les départements les moins bien lotis, cela peut être l'attribution d'un assistant à temps complet, éventuellement pour un médecin exerçant seul. Dans ces départements, les bénéficiaires peuvent aussi être des chirurgiens, des obstétriciens, des anesthésistes et des radiologues.

Trouver de nouvelles ressources

Une première option est de permettre des études un peu moins longues en court-circuitant le barrage de la première année. Des mesures, aménagées d'année en année jusqu'à l'arrêté du 24 mars 2017 (modifié le 13 décembre 2019), ouvrent à des professionnels paramédicaux la possibilité d'entrer directement en deuxième ou en troisième année d'études médicales, sous réserve du succès à un oral devant des professeurs de médecine. Cela introduit un peu plus de diversité dans le recrutement des futurs médecins, avec l'arrivée de professionnels qui ont déjà une expérience des soins et du contact avec les malades. Cela permet aussi de raccourcir d'un ou deux ans leur formation... Mais cette filière reste assez confidentielle et ne peut donc avoir un grand effet sur la pénurie. Dans la partie de ce livre consacrée aux études médicales, nous verrons que cette façon de jeter aux oubliettes les deux tiers des matières enseignées en première année de médecine[13], pourtant considérées comme essentielles par les professeurs qui les enseignent, devrait amener à revoir le contenu, les modalités et la durée des études médicales. Reconnaissons enfin une certaine cohérence à ceux qui décident de notre politique de santé. Non contents d'avoir rejeté par un numerus clausus et un concours imbécile[14] des milliers de jeunes qui

[13] Sur les 12 unités d'enseignement de la première année de médecine, seules 4 ont été abordées dans les études d'infirmier (biologie cellulaire ; initiation à la connaissance du médicament ; santé société humanité ; méthodologie, connaissance des métiers, anglais). N'ont pas été abordés : chimie, biochimie, biophysique, statistique, histologie, et plusieurs modules d'anatomie).

[14] Aux lecteurs qui trouveraient ce terme outrancier, nous montrerons sa pertinence dans la partie de ce livre consacrée aux études médicales.

auraient pu faire de bons médecins. Ils interdisent l'accès à cette passerelle, aux recalés[15] de la première année de médecine, qui se seraient reconvertis dans une carrière d'infirmier pour rester fidèles à leur vocation de prendre soin des autres...

Une autre façon d'appeler des infirmières à la rescousse est, par une formation complémentaire, d'en faire des « presque médecins », avec l'étiquette d'infirmières *de pratique avancée*. Pour cela, il faut que l'infirmier dont le diplôme d'état a été obtenu en trois années d'études (équivalant à une licence) s'inscrive à un master de soins avancés, avec différentes options possibles. Au total, cette profession d'infirmier de pratique avancée est accessible au prix de cinq années d'études. Une qualification qui permet de réaliser certains actes jusque-là réservés aux médecins, comme le renouvellement de prescriptions, le suivi de patients atteints de maladies chroniques ou la prescription d'examens complémentaires. Les professionnels possédant ce profil intermédiaire entre infirmier et médecin peuvent rendre de grands services dans les hôpitaux et les structures de proximité. Mais il ne faudrait pas que sous la pression de la pénurie générale, ces infirmiers soient amenés à assumer des responsabilités qui dépassent leurs compétences.

Une option permettant de disposer un peu plus tôt des médecins en formation est d'en faire des *docteurs juniors*, pendant leurs dernières années d'études (phase 3 du diplôme d'études spécialisées). Cela ne concerne pour l'instant que des futurs spécialistes et ces postes sont réservés aux hôpitaux. Mais la pression est forte pour étendre cette option à la médecine générale (puisque ces médecins sont aussi devenus des spécialistes, des spécialistes de la généralité). Notons que s'ils n'ont pas encore obtenu leur diplôme d'études spécialisées, ces *docteurs juniors* ont soutenu leur thèse et qu'ils sont inscrits au Conseil de l'Ordre sous une rubrique spéciale.

Le recours massif à des médecins ayant obtenu leur diplôme à l'étranger.

Nous avons évoqué, dans un précédent chapitre, le recours à des médecins étrangers ou diplômés à l'étranger. Jusqu'à la fin de la décennie 2020-2030, ce sera la seule option capable d'éviter l'effondrement de nos hôpitaux et plus généralement de notre médecine. Les médecins français que nous avons enfin décidé de former en nombre suffisant ne commenceront au mieux à être opérationnels que dans une décennie.

---

[15] Comme si n'avoir obtenu que 13 ou 14/20 à deux concours successifs basés sur des QCM était une marque d'infamie.

Ces vingt dernières années, nos petits hôpitaux, surtout ceux de l'Outre-Mer, n'auraient pu fonctionner sans l'apport de médecins étrangers. Ils représentaient près du quart des nouveaux inscrits au Conseil de l'Ordre en 2010. En 2021, parmi les 198.090 médecins en activité régulière, un peu plus de 11% (22.568) ont obtenu leur diplôme hors de France. D'autres médecins étrangers, impossibles à dénombrer, exercent une activité sans être inscrits à l'Ordre des Médecins. Cela concerne surtout nos hôpitaux où ils occupent des postes plus ou moins informels, par exemple d'internes ou même d'infirmiers. Bricolages imposés par la pénurie.

Longtemps les médecins étrangers qui nous rendent de grands services n'ont pas été convenablement traités et rémunérés. Des mesures ont été récemment prises pour mieux les intégrer à notre système de santé. Un recours massif à cette option va rester nécessaire pendant encore plusieurs années. Pour notre médecine cela peut représenter une richesse, un autre regard, à la condition que ces confrères possèdent les compétences nécessaires et qu'une maîtrise de notre langue leur permette de communiquer utilement avec l'équipe de soins et surtout avec les patients. Trop de flou pouvant amener à des erreurs lourdes de conséquences.

Une autre limite est que ces médecins vont le plus souvent exercer chez nous durant plusieurs décennies et qu'il faudrait songer à laisser de la place pour les jeunes Français qui seront diplômés dans les années à venir. Après la grande injustice du rejet d'aptitudes et de vocations sincères par plusieurs décennies de numerus clausus et de concours imbécile, il ne faudrait pas programmer une nouvelle injustice en réduisant trop les débouchés professionnels du grand nombre d'étudiants que notre pays a enfin décidé de former.

LE DRAME DES URGENCES

Été 2022, au moment où ce livre est édité, notre pays connaît une situation inédite : la rupture d'un service public essentiel, celui des urgences assurées par de nombreux hôpitaux. Dès le mois de juin, ce sont 60 hôpitaux qui, faute de personnel soignant, ne peuvent plus assurer pleinement leur mission de service public, avec des fermetures partielles ou complètes de leurs urgences et des délestages vers d'autres structures, sans garantie qu'avec cette surcharge ces dernières pourront assurer décemment le traitement des personnes qui leur seront adressées. Comment un pays comme la France a-t-il pu en arriver là ?

La crise des urgences pourrait être résumée en un problème de fluides : trop de remplissage pour un écoulement rétréci. Les urgences reçoivent un flot de personnes qui seraient mieux prises en charge par un médecin généraliste libéral ou un centre médical de proximité. Mais les uns sont devenus rares et les autres tardent à venir. Trop de remplissage, mais presque plus d'écoulement, car depuis trente ans nous assistons à la destruction massive du lit d'hôpital, tenu responsable de tous les déficits. Entre un afflux excessif et une vidange insuffisante, le personnel des urgences se trouve débordé. De plus il est mal considéré, trop souvent agressé. Cette crise était déjà l'aspect le plus emblématique du mauvais état de notre système de soins à la veille de l'épidémie de COVID. Elle est le résultat de plusieurs décennies d'erreurs qui touchent tous les aspects de notre médecine : numerus clausus irréaliste et mode de sélection aberrant des médecins, contenu inapproprié des études, pléthore et toute puissance de l'administration, gestion déshumanisée du personnel soignant, suppression d'un trop grand nombre de lits dans des hôpitaux qui perdent leur âme. Des phénomènes qui, dans la plupart des articles consacrés aux urgences, n'ont été analysés qu'en surface, pour donner la priorité aux aspects les plus spectaculaires.

L'afflux de personnes qui pourraient être mieux traitées ailleurs

Le premier aspect est la marée des personnes qui font appel aux urgences hospitalières, parfois pour de bonnes raisons, mais souvent faute de mieux, parce que notre système de soins ne leur offre plus de solutions convenables, pourtant moins coûteuses pour la société. La fréquentation des urgences hospitalières a plus que doublé en vingt ans : de 10,1 millions de passages en 1996, à 22 millions en 2019 (35, 38). Les enquêtes réalisées auprès des urgentistes donnent, pour la proportion des arrivants qui auraient pu être pris en charge dans des structures plus légères, des estimations qui vont de 20% à plus de 50%. Des proportions qui dépendent du type d'hôpital et du secteur desservi.

Même s'il y a, comme nous l'avons évoqué, une évolution des mentalités, moins de scrupules chez des patients devenus un peu plus des clients, la saturation des urgences hospitalières témoigne avant tout d'un déficit en structures mieux adaptées aux cas les plus bénins. Selon un sondage réalisé par Kantar TNS pour la Fédération Hospitalière de France, 43% des interrogés se sont rendus aux urgences parce qu'ils n'ont pas trouvé de médecin de garde en ville la nuit ou le week-end, et 59% y sont venus pour passer des examens parce que c'était plus rapide. Les délais d'attente pour obtenir une consultation auprès d'un spécialiste de ville ont doublé en dix ans. L'urgence relative des demandes n'est pas toujours bien appréciée ou même prise en compte par les secrétariats ou les standards externalisés qui gèrent ces rendez-vous. Dans ces situations le réflexe est de se présenter aux urgences d'un hôpital public.

Les médecins généralistes jouent de moins en moins le rôle de premier recours pour les urgences peu graves, parce qu'ils sont moins nombreux, moins organisés, et sans doute moins motivés. Bien qu'inférieure à la moyenne européenne dans les statistiques de l'OCDE, la densité de ces médecins reste proche de celle observée en Belgique et supérieure à celle du Royaume-Uni. La pénurie vient aussi d'une moindre appétence pour l'exercice d'une médecine de famille qui ne compte pas son temps. Un effet qui ne touche pas seulement les zones rurales, mais aussi les périphéries des grandes villes (2).

Nous avons évoqué dans un précédent chapitre les difficultés et le déclin des permanences de soins assurées par les médecins généralistes. Selon une enquête du magazine l'*Express* du 13 février 2020, ils n'étaient plus qu'un tiers à avoir participé à au moins une garde en 2019. Nous avons aussi évoqué les raisons de cette désaffection pour le rôle de « médecin de famille », pour celui de médecin de campagne disponible à toute heure. Une réalité affligeante : ces trente dernières années, la vocation à devenir un médecin de famille avec tout ce que cela comporte n'a joué aucun rôle dans la sélection des étudiants. Il est même probable que cette vision humaniste de la profession représentait un handicap, puisque la règle du jeu était et reste encore de s'abrutir à préparer des QCM plus de dix heures par jour. Cette évolution du profil des médecins nous semble avant tout la conséquence d'une monumentale erreur de casting, aggravée par un défaut de formation à ce qui est essentiel dans le métier d'un médecin appelé à prendre soin de malades. Nous verrons dans la partie de ce livre qui leur est consacrée que les études médicales ne développent pas assez les qualités cliniques et relationnelles indispensables au bon exercice de cette profession. Bien sûr, nombre des jeunes gens admis au concours sont quand même devenus de bons médecins... non plus grâce au système, mais en dépit.

Il n'en reste pas moins une tendance générale à mettre le patient davantage à distance. Le nouveau médecin reste trop souvent assis derrière son bureau, son ordinateur jouant le rôle d'un écran protecteur entre soignant et soigné. Avec les téléconsultations, c'est encore mieux : le médecin ne sort plus de l'écran. Ce constat, ce regret ne relèvent pas d'une forme de nostalgie, d'une vision idéalisée du rôle d'un médecin. Cette déshumanisation a des conséquences redoutables, elle a un fort impact sur la crise des urgences où finissent par arriver ceux qui n'ont pas été correctement pris en charge.

Agir en amont des urgences hospitalières apparaît donc indispensable, cela permettrait en grande partie de désamorcer la crise. Mais comme nous l'avons vu, intervenir sur la sélection et la formation des médecins relève du long terme. Dans l'immédiat, il faudrait au moins mieux organiser les ressources disponibles. La promotion des maisons de santé et des centres de soins de proximité semble une bonne piste pour partager le fardeau des urgences. Nous avons vu que ce type d'offre connaît une croissance rapide, mais tous ces centres n'assurent pas une permanence des soins 24 heures sur 24 et 7 jours sur 7. Par exemple, pour l'année 2020, le site *Médecins Info Garde* ne dénombrait que 339 maisons assurant ce service[16]. Une autre possibilité serait d'assouplir la gestion des gardes et de laisser plus de latitude aux hommes de terrain.

Des urgences mal dotées, mal organisées, mal considérées

Au titre qui précède, je serais tenté d'ajouter *comme la plupart des secteurs de nos hôpitaux*. La porte d'entrée des urgences ne constitue que l'élément le plus visible. Comme nous le verrons par la suite, la gestion de nos grands hôpitaux est devenue trop compliquée, chaque réforme ajoutant une couche décisionnelle, bousculant les personnes et les usages sans jamais rien simplifier. Le personnel le plus proche des patients est soumis aux injonctions contradictoires du rendement et d'une qualité dont la

---

[16] https://www.info-garde.com/maison-medicale-garde.html

définition est davantage administrative qu'humaine. Les véritables soignants se trouvent de plus en plus éloignés des décisions. Une hiérarchie infirmière quelque peu déshumanisée, coupée des tâches du quotidien, joue davantage un rôle de gestionnaire que de soutien.

En première ligne face à la souffrance et à la violence

C'est la montée des violences contre le personnel des urgences qui a déclenché le grand mouvement de grève de l'été 2019. Ce phénomène n'était pas nouveau, déjà dans son rapport sur l'année 2010, l'Observatoire National des Violences en milieu de Santé (71) signalait une augmentation considérable des violences dont était victime le personnel des urgences. Des mesures ont été prises : formation des personnels, caméras de vidéosurveillance, dans certains endroits des vigiles ou des boutons d'appel pour les services de sécurité de l'établissement. En dépit de cela, les violences ont encore explosé. Pour les seuls services d'urgence, 686 signalements avaient été comptabilisés en 2010. En 2019, l'ONVS a reçu 6412 signalements de violences verbales et 1333 de violences physiques. Moins de 10% des agressions étaient liées à des troubles du comportement d'ordre psychiatrique. La tendance accrue à signaler ces violences et à déposer plainte peut en partie expliquer cette explosion des statistiques. Les directeurs des hôpitaux et les médecins urgentistes incriminent avant tout l'exaspération des personnes, devant des attentes jugées insupportables. C'est à coup sûr le principal facteur explicatif, mais cela ne peut représenter une excuse. Les agressions subies par les pompiers en intervention, les menaces de mort qui ont visé les centres de vaccination contre le COVID, témoignent d'un climat de violence et surtout de sa désinhibition, du sentiment d'impunité qui gangrène des pans entiers de notre société. Les syndicats infirmiers se plaignent de la faiblesse des sanctions et du peu d'empressement de certaines directions d'hôpitaux à accompagner leurs dépôts de plainte. Seule une petite minorité des plaintes déposées pour des violences physiques ont été suivies de condamnations à une peine de prison (71).

Aux urgences, souvent il n'y a pas assez de locaux adaptés à l'accueil des cas les plus graves, parfois même il manque des lits, des brancards. Dans son dernier rapport, l'Observatoire National des Violences en milieu de Santé insiste sur l'inadaptation des locaux qui doivent recevoir des personnes alcoolisées ou agitées. D'une façon générale, l'architecture des services d'urgence, les modalités d'accueil et les espaces d'attente, s'ils peuvent parfois sembler fonctionnels, sont trop souvent dépourvus de la plus élémentaire humanité, de ce qui pourrait contribuer à détendre le climat entre des patients impatients et des soignants débordés.

Les violences subies ne sont pas la seule cause de la souffrance des infirmiers, des aides-soignantes et des agents hospitaliers. Face à des personnes qui doivent attendre des heures sur un brancard ou une chaise avant de pouvoir être vus par un médecin, ce personnel se trouve placé en première ligne. Selon un rapport de la Cour des comptes (26), le temps médian de passage aux urgences aurait été de 2 heures en 2016, attente et soins compris, mais cette donnée doit être fortement nuancée. D'abord ce chiffre médian, d'apparence rassurante, signifie que la moitié des malades restent plus de deux heures aux urgences : 25% restent entre 4 et 8 heures, 10% plus de 8 heures ! De plus, il s'agit d'une statistique nationale. L'attente est généralement moindre dans les petits établissements. Dans les grands CHU, la durée de passage se situe entre 4 et 5 heures. Et il ne s'agit encore que d'une médiane... Dans ces conditions il faut être bien stoïque ou déjà inconscient pour ne pas manifester quelque mauvaise humeur.

Une gestion déshumanisée

La vision dominante chez les stratèges de la santé est que l'on peut améliorer les choses avec davantage de mobilité, de transversalité. De ce fait les infirmières et les aides-soignantes sont considérées comme les pièces interchangeables d'une vaste machinerie. Pièces que l'on peut déplacer en fonction des besoins, au même titre qu'un chariot à pansements. Les équipes s'en trouvent déstabilisées. Elles n'ont plus la disponibilité ni la durée pour construire ensemble une action cohérente, un esprit de groupe, la base indispensable pour une démarche qualité qui ne soit pas seulement un affichage. Instabilité, fragilité des effectifs, manque de considération, multiplication de procédures qui n'ont rien à voir avec la vocation des soignants, tout cela n'aide pas les urgences lorsqu'elles subissent la marée montante des accidents, des misères qui affectent notre société et depuis peu, d'une redoutable épidémie. Cette gestion délétère du personnel infirmier est une cause d'absentéisme, elle est à l'origine de nombreuses démissions.

Dans un prochain chapitre, nous reviendrons plus en détail sur le mode de gestion déshumanisé des hôpitaux - ce qui démentira bien des affichages. Comme celui des médecins urgentistes réellement en activité, le nombre des infirmiers et des aides-soignants se montre de plus en plus déficitaire. Les syndicats se plaignent de l'accumulation des heures supplémentaires. Même s'il existe de fortes disparités entre les établissements, les effectifs infirmiers n'ont pas été augmentés en proportion de l'accroissement de l'activité, surtout à Paris et dans les grandes villes. Cela entraîne un climat de fébrilité, en particulier lors des pics d'activité de la matinée et de la fin de soirée. Nous évoquerons plus loin la question des salaires, ce personnel infirmier est parmi les plus mal rémunérés des grands pays économiquement développés.

Le taux de vacance des postes de praticien hospitalier urgentiste à temps plein est de 25%. Il est de 45% pour le temps partiel (5). Un facteur aggravant a été la réforme du temps de travail des médecins hospitaliers[17], qui aurait impliqué d'en recruter 20% de plus pour assurer la même présence. Une ressource pour les hôpitaux est encore de faire appel à des urgentistes intérimaires, option extrêmement coûteuse - la Cour des comptes évoque une hausse exponentielle de ces dépenses (26). Les difficultés de recrutement entraînent un cercle vicieux, car moins il y a d'urgentistes, plus leur activité devient difficile, avec un effet dissuasif sur les éventuels candidats. Plus grave encore, la détérioration de leurs conditions de travail en incite de plus en plus à donner leur démission - le burn-out est devenu fréquent dans cette activité (5).

En juillet 2020, le *Ségur de la Santé* a été à l'origine d'une augmentation de 218 euros du salaire net des infirmières et des aides-soignants. Par exemple, le salaire mensuel net d'un infirmier des urgences est passé de 2145 € à 2362 €. Les comparaisons à l'échelle européenne, réalisées par *European Datalab*[18], montrent que même en tenant compte de cette augmentation de 10%, le salaire d'une infirmière française reste inférieur à ce qui est pratiqué chez nos voisins immédiats : Espagne (+10%), Allemagne (+11%), Suisse (+26%), Belgique (+68%), Luxembourg (+114%). Mais comme nous l'avons évoqué, la désaffection de plus en plus préoccupante des soignants pour l'hôpital public n'est pas seulement une question de salaire. Injecter de l'argent dans les urgences, sans réformer le fonctionnement des hôpitaux, sans revenir à un plus grand respect des soignants qui soignent, ne réglera pas tous les problèmes. De ce point de vue, les promesses du *Ségur de la Santé* restent floues.

Les complications du financement

Globalement, les dépenses liées aux urgences représentaient 17% du budget des hôpitaux en 2018 (26). Le financement était alors

---

17 Une réglementation européenne limite le temps de travail hebdomadaire des médecins à 39 heures en moyenne sur quatre mois.

18 Revenu salarial calculé en parité de pouvoir d'achat. Site : https://www.european-datalab.com

majoritairement composé d'un forfait pour chaque passage non suivi d'hospitalisation, et d'un forfait annuel dépendant de l'activité, mesurée par la T2A[19]. La réforme prenant effet en 2022 distingue trois sources principales de financement :

- une dotation populationnelle distribuée aux différents ARS, en fonction des besoins de santé et des caractéristiques des populations, déterminés pour les différents territoires (60% du financement). Elle inclut les augmentations de salaire issues du *Ségur de la Santé*. Les ARS répartissent cette dotation avec l'avis de comités régionaux d'allocation des ressources ;
- un forfait lié à l'activité (38% du financement) est attribué en fonction de la T2A et de nouveaux critères (âge des patients, mode d'arrivée, sévérité de la situation, examens complémentaires demandés) ;
- un compartiment qualité (2% du financement), dépendant, semble-t-il, des *résumés de passage aux urgences.*

Nombre de commentateurs ont vu dans cette construction une nouvelle et magnifique usine à gaz. Renseigner la masse des données nécessaires à l'attribution de ces crédits représentera encore un travail administratif considérable, en partie à la charge des soignants, mais probablement aussi d'agents administratifs venus renforcer un corps déjà pléthorique. Aurait-il été possible d'imaginer quelque chose de plus simple ? Pour les patients qui auraient pu relever d'une prise en charge par la médecine de ville, le coût réel d'un passage aux urgences est de deux à quatre fois plus élevé (26). L'effet pervers parmi tant d'autres, d'une pénurie de médecins créée pour limiter les dépenses de l'assurance maladie... Pour inciter ces patients à ne plus abuser des urgences, un forfait à leur charge a été institué. Il a récemment été l'objet d'une simplification. À partir de l'année 2022, un passage aux urgences non suivi d'hospitalisation coûte 19,60 € qui peuvent être pris en charge par les mutuelles. Mais quelle est la part des « visiteurs » qui abusent des urgences, quelle est celle des malades ou des petits blessés qui ne peuvent faire autrement dans nos déserts médicaux ?

La pénurie en lits d'accueil après le passage aux urgences

Dans ce paragraphe nous serons brefs, car les faits sont éloquents : entre 1998 et 2019, 50.000 lits de court séjour ont été supprimés alors

[19] Le lecteur courageux désirant comprendre quelque chose au maquis du financement des hôpitaux est invité à lire le troisième chapitre de ce livre.

que la population française s'est accrue de 7 millions ; 5700 lits ont encore été supprimés en 2020 ; plus de la moitié des hospitalisations de courte durée concerne des séniors d'au moins 60 ans, un groupe qui s'est accru de 5 millions ; 20% des patients passant par les urgences doivent être hospitalisés, mais ce taux atteint 56% chez les plus de 75 ans, pour lesquels la durée de ce passage est encore plus longue. Pour ces personnes, il a été montré qu'un séjour prolongé aux urgences, dans l'attente d'un lit, était un facteur de mauvais pronostic.

Le personnel des urgences éprouve de grandes difficultés pour placer les malades qui doivent être hospitalisés. Des logiciels ont été installés, qui permettent de repérer les lits vacants dans des services qui prétendent être complets. Mais si certains lits sont étiquetés comme libres à 11 heures du soir, c'est qu'ils sont réservés pour des soins programmés le lendemain matin. Y forcer l'accueil d'un malade non programmé peut désorganiser le planning des soins. Dans certains cas ces patients « parachutés » ne relèvent ni de la spécialité ni des compétences du service qui doit les recevoir. Nous avons ainsi vu de nobles vieillards installés durant la nuit dans des services de gynécologie... Il nous est arrivé de découvrir le matin dans des lits d'oncologie des alcooliques entrés en état de grande ébriété. Il fallait alors déprogrammer à la dernière minute des patients qui devaient y recevoir une chimiothérapie et auxquels on avait bien expliqué l'importance de respecter le timing des traitements...

Comme nous le verrons dans le chapitre consacré à l'hôpital, tendre vers un taux d'occupation de 100% est impossible, à moins d'user de tricheries aux dépens des malades. Par exemple de les retenir dans un lit sans autre raison que d'améliorer les statistiques, ou de garder la « place au chaud » pour un patient prévu le lendemain. Enfin il faut savoir que les services, les équipes de soins ont besoin de quelques moments de respiration. Forcer l'occupation des lits, désorganiser un peu plus les services ne semblent pas de bonnes pratiques.

Le fond du problème est que nos hôpitaux n'ont plus assez de lits pour accueillir convenablement tous les malades qu'ils doivent traiter en urgence, surtout en période de surchauffe. C'est pourtant le devoir d'un service public, que de prévoir et de garder des marges de manœuvre, de laisser de la place pour les imprévus, les pics d'activité. Nos hôpitaux ne peuvent pas être gérés à flux tendu comme de banales fabriques de casseroles. C'est pourtant cette philosophie du *new public management* qui pèse depuis plus de vingt ans sur la gestion de notre parc hospitalier.

Pour pallier le manque de lits en médecine et en chirurgie, il est proposé de créer davantage de places d'hébergement dans des établissements de suite (les *maisons de repos*) et les EHPAD, surtout parce que cela coûte moins cher. Mais les 20% de malades qui ont besoin d'une hospitalisation après leur passage aux urgences nécessitent des traitements qui ne peuvent être réalisés que dans des lits de médecine, de chirurgie ou de soins intensifs. Accélérer dans l'urgence la sortie d'un patient pour faire de la place à un nouvel arrivant, les « caser » dans un EHPAD ou une maison de repos relève de l'imprudence et d'une forme de cynisme.

Des urgences qui accueillent de moins en moins bien les démunis

À côté de la transformation des hôpitaux en établissements de soins de haute technologie, leur rôle social a été régulièrement rappelé (66), il a encore été évoqué à l'occasion du Plan Pauvreté 2018. Mais selon le rapport de l'Observatoire de l'accès aux droits et aux soins (63), les hôpitaux ont de plus en plus de difficultés pour honorer ce devoir d'accueil médical en urgence des personnes démunies. Les permanences créées dans les hôpitaux par la loi du 29 juillet 1998 pour les personnes sans couverture sociale n'ont souvent pas de moyens suffisants. La rotation fréquente de leur personnel est un frein à la qualité des prises en charge. À l'accueil et aux caisses des hôpitaux, des sommes indues sont trop souvent réclamées, par méconnaissance des droits de ces personnes démunies (63).

Quelles pistes pour réparer les choses ?

Nous avons présenté, dans les pages précédentes, les principales mesures susceptibles d'éviter l'arrivée aux urgences des hôpitaux, de personnes qui pourraient être mieux prises en charge par un médecin généraliste ou un centre médical de garde. Le traitement de fond serait bien sûr de former davantage de médecins, de mieux les sélectionner, mais aussi de réformer leurs études. En attendant, nous avons évoqué quelques palliatifs plus ou moins efficaces. Une des pistes pour rediriger vers un médecin généraliste de garde, des patients tentés de composer le 15, a été la création d'un numéro d'appel dédié aux urgences considérées comme peu graves, « non vitales ». Après une phase d'expérimentation en Corse, en Normandie et dans les Pays de Loire, l'appel au 116-117 a été progressivement étendu aux autres régions. Mais il a montré ses limites. Les standards se sont trouvés saturés lors des vagues de l'épidémie de COVID. Surtout, le rapport MARCUS[20] a mis l'accent sur la fréquence d'appels non pertinents, pour des symptômes qui ne semblaient pas inquiétants aux yeux d'un non professionnel, mais qui témoignaient en réalité d'une situation grave nécessitant l'intervention urgente d'un véhicule du SMUR. C'est par exemple le cas de certaines douleurs thoraciques lorsque se constitue un infarctus du myocarde. Dans ces situations, l'appel au 116-117 a entraîné un retard dans la prise en charge et des pertes de chances de survie. Les conclusions du rapport MARCUS sont plutôt en faveur d'un numéro unique, le 15, avec à l'autre bout de la ligne des standards suffisamment dimensionnés et des opérateurs capables d'apprécier la gravité des situations. Enfin, il est évident que la création ou le renforcement d'un numéro d'appel ne règle en rien le problème de fond : la pénurie de médecins généralistes susceptibles d'assurer des gardes.

En aval des urgences, la solution qui devrait s'imposer est, comme nous l'avons vu, la création d'un nombre suffisant de lits de médecine, de chirurgie et de réanimation, mais aussi de lits de court et de moyen séjour en gériatrie. Des lits pour faire face à la routine et aux situations exceptionnelles (épidémies, catastrophes naturelles et autres accidents), comme il se doit dans un service public de santé. Au total, ces besoins correspondent à la création de plusieurs milliers de lits de court séjour.

Au niveau des services d'urgences, quelques fonds ont été injectés depuis 2019 avec le *pacte de refondation des urgences*, doté de crédits de 750 millions d'euros, puis avec le *Ségur de la Santé*. Mais aux urgences comme dans les autres services de nos hôpitaux, seule une refondation complète serait capable de mettre un terme aux pénuries, aux blocages, aux gâchis et à la déshumanisation. Un dossier qui sera abordé dans un prochain chapitre.

---

[20] http://www.urgences-113.fr/marcus/Rapport_MARCUS3.pdf

DES HÔPITAUX EN SOUFFRANCE

Les lignes qui vont suivre sembleront peut-être austères, mais au-delà des sanglots et des cris d'alarme, si l'on veut comprendre quelque chose à la crise de notre hôpital, il est nécessaire de se pencher sur ses comptes et ses modes de fonctionnement. Les premiers sont devenus chroniquement déficitaires et les seconds étouffent sous une complexité qui est bien la seule à faire preuve d'imagination. Demander davantage de postes et de meilleurs services peut sembler légitime, mais il faut savoir que l'on s'adresse à des monuments très endettés et surtout de moins en moins gérables. Les quelques fonds promis et les améliorations envisagées risquent fort de s'enliser dans ce vaste marécage. L'hôpital, dans son financement, son fonctionnement et son architecture doit être refondé sur des bases plus simples, plus efficientes, plus respectueuses des hommes, conditions indispensables à une vraie sortie de crise. Cela risque d'être un peu long, difficile et douloureux.

Un hôpital qui se noie de réforme en réforme

L'instabilité managériale des hôpitaux publics

Les difficultés que connaissent nos hôpitaux sont en partie liées à l'instabilité dans laquelle ils ont vécu, ces vingt-cinq dernières années. Une pluie de réformes est venue bousculer les pratiques et les hommes - nous ne retiendrons que les plus marquantes. Le rythme fut d'abord lent, mais il devint frénétique à partir de 1991 : en moyenne une réforme majeure tous les trois ans ! Avec des entités « étoiles filantes », devenues obsolètes en quelques mois, et des virages dignes d'une route de montagne. Dans la fiche n°1 sont présentées de façon chronologique les lois et les réformes qui ont le plus impacté le fonctionnement de nos hôpitaux, leurs missions, leurs modes de gestion et de financement.

Ce fut d'abord le déplacement erratique du centre de gravité des pouvoirs entre le directeur, le conseil d'administration (devenu conseil de surveillance), les médecins représentés par la commission médicale d'établissement (CME) et son président. Avec un contrôle plus ou moins vigilant du ministère de la Santé, du préfet puis du directeur de l'Agence Régionale de Santé. Tantôt le directeur d'un hôpital eut le dernier mot pour définir la politique de son établissement, tantôt ce fut la CME. Le rôle du conseil d'administration a oscillé entre celui d'une chambre d'enregistrement et celui d'un organe de contrôle. Le directeur d'un hôpital n'a d'abord pu programmer d'investissements lourds sans l'aval du ministère. Quelques années plus tard, il avait toute latitude pour emprunter au-delà du raisonnable. Mais bientôt il dut se soumettre à un contrôle sur trois niveaux : conseil de surveillance, Agence Régionale de Santé, ministère...

De nouveaux acteurs sont venus se mêler à ce jeu déjà compliqué. L'ANAES, devenue Haute Autorité de Santé (HAS), a été chargée de l'accréditation des établissements. Procédure complexe dont l'objectif est de vérifier que l'hôpital dispose des *moyens* nécessaires à ses missions. Après des échanges de documents, la fourniture d'informations sur un site dédié, ce sont des visites au moins tous les six ans. Chacune génère un stress à tous les échelons de l'établissement, car un refus de certification peut conduire à la fermeture. D'année en année, cette procédure est devenue plus complexe, mais, contrairement à ce qu'elle annonce, l'HAS ne dispose pas des moyens de juger de la qualité réelle des soins ni surtout de leurs résultats. Elle ne peut apprécier que la conformité des moyens et des procédures.

Sont encore venus s'ajouter les *groupements hospitaliers de territoire* (GHT) qui contribuent à redéfinir les missions et les moyens des établissements de santé de tout un territoire.

De réforme en réforme, les grands centres hospitaliers sont devenus plus difficiles à gouverner malgré l'appoint d'une administration plus nombreuse. Le regroupement de services aux activités semblables ou complémentaires semblait pertinent, mais la réforme (Ordonnance 2005-406) instaurant les grands *pôles médicaux* ou *médico-techniques* s'est arrêtée en chemin. Il aurait fallu les doter, comme c'était initialement envisagé, d'une réelle autonomie, les rapprochant du statut d'établissements autonomes agissant en réseau. Mais ces pôles n'ont pas reçu les moyens de se piloter ni de se gérer. Bref, dès leur création on leur a coupé les ailes. Souvent leur arrivée n'a pas été compensée par la suppression d'autres niveaux de gestion comme les services. Avec ces entités inabouties, une nouvelle couche décisionnelle s'est introduite entre les soignants de base, médecins, infirmiers, et les décideurs de l'établissement[21]. Une épaisseur de plus dans le millefeuille administratif.

21 Bilan et évaluation du fonctionnement des pôles dans les établissements de santé - rapport des conférences hospitalières - la documentation française février 2015

Fiche n° 1. Principales réformes ayant affecté nos hôpitaux publics

1958 La réforme inspirée par le professeur Robert Debré, crée les centres hospitaliers et universitaires (CHU), centres de soins, d'enseignement et de recherche. Les médecins à temps plein hospitalo-universitaire sont nommés par le ministre de la Santé et celui de l'Éducation nationale.

Dans les hôpitaux le pouvoir est alors partagé entre :

- les chefs de service nommés par le ministre de la Santé et celui de l'Éducation nationale. Ils dirigent l'équipe soignante et définissent la politique médicale de leur service ;
- le directeur qui établit le budget, procède à l'acquisition des matériels et recrute le personnel des services, sous le contrôle d'une commission administrative présidée par le maire ;
- la commission médicale qui n'a qu'une fonction consultative. Son président joue un rôle de conseiller auprès du directeur, pour les affaires médicales.

L'essentiel du financement vient d'une tarification par le prix de journée.

1970 Loi 70-1318 du 31 décembre 1970

- première tentative de planification de l'offre de soins en instaurant une *carte sanitaire*, avec un renforcement du rôle de l'État dans la régulation des équipements ;
- la commission administrative devient le conseil d'administration avec un pouvoir de contrôle et de décision sur la politique à moyen et long terme (travaux, création/suppression de services, effectifs du personnel non médical...).
- maintien du pouvoir du directeur pour ce qui concerne la gestion courante de son établissement ;
- introduction de la notion de service public hospitalier.

Maintien de la tarification par le prix de journée, mais instauration en 1971 d'un taux directeur pour contenir son augmentation

1983 - 1984 Loi 83-25 du 19 janvier 1983. Le financement par un prix de journée est remplacé par un budget global, calculé d'après l'année 1982, puis ajusté chaque année en fonction d'un taux directeur contrôlé par le préfet qui peut se substituer au conseil d'administration. Procédure « d'étranglement progressif » des hôpitaux. Favorise les établissements qui jusque-là étaient mal gérés et peuvent trouver des gisements d'économies. Fige les inégalités entre établissements sans tenir compte de l'évolution des techniques et des populations.

1991 Mise en place du schéma régional d'organisation sanitaire (SROS), révisable tous les 5 ans.

- le SROS est un outil efficace pour supprimer des lits et des établissements de santé ;
- relance de la coopération inter hospitalière avec les GIE et les GIP ;

- les services hospitaliers sont composés d'unités fonctionnelles ;
- le *projet d'établissement* est élaboré par la commission médicale d'établissement et par le directeur ;
- la représentation médicale est renforcée au conseil d'administration ;
- la loi de juillet 1991 intime aux hôpitaux de se préoccuper de la qualité des soins...

1996
- ordonnance du 24 avril qui prétend placer le patient « au cœur du système de soins » ;
- création de l'ANAES chargée de l'accréditation des établissements ;
- mise en place des Agences Régionales de l'Hospitalisation (ARH) qui ont le pouvoir d'allouer des moyens, d'autoriser la création de lits et l'installation de matériels ;
- mise en place de *l'objectif national de dépenses d'assurance maladie* (ONDAM), fixé annuellement par la loi de financement de la sécurité sociale.

2002 Réduction du temps de travail à 35 heures pour le personnel soignant non médical de l'hôpital public, correspondant à une perte de 10% des heures travaillées (observatoire national des professions de santé, rapport 2004).

2003 Début de réalisation du *plan hôpital 2007* :
- passage prévu vers une tarification à l'activité ;
- renforcement de l'autonomie de l'hôpital ;
- suppression de la carte sanitaire, mais renforcement du rôle des ARH ;
- culture du résultat : gestion du personnel inspirée du *new public management* ;
- soutien massif de l'Etat par un plan quinquennal d'investissement : 1,2 milliard € pendant 5 ans. Mais les investissements doivent en partie être assurés par des emprunts. De ce fait, la dette a triplé entre 2000 et 2010.

2005 Ordonnance 2005-406 :
- l'ANAES devient la Haute Autorité de Santé(HAS) ;
- mise en place progressive d'une tarification à l'activité : la T2A ;
- création des pôles d'activités qui regroupent des services et/ou des unités de soins ;
- financement complémentaire des missions de service public ;
- nouvelle gouvernance assurée par un conseil exécutif présidé par le directeur, composé à parité entre représentants de l'administration et médecins ;
- allègement des contrôles financiers, qui permet aux hôpitaux de s'endetter massivement.

2008 Fin de la transition vers les nouveaux modes de financement. La source principale est la tarification à l'activité (T2A). Des apports complémentaires sont mis en place pour les missions de service public (MIGAC) ; pour les urgences : dotation populationnelle et compartiment qualité ; pour les activités de prélèvement d'organes et de greffe ; pour les médicaments et dispositifs médicaux onéreux.

2009 La loi 2009-879, portant réforme de l'hôpital, introduit un nouveau partage des pouvoirs entre le médecin présidant la CME qui coordonne la politique médicale de l'établissement et le directeur qui conduit sa politique générale et nomme les chefs de pôle. Elle :

- donne un rôle central au directeur, assisté d'un directoire et contrôlé par un conseil de surveillance ;
- renforce l'autonomie des hôpitaux qui ont toute latitude pour aggraver leur endettement ;
- renforce le pouvoir du directeur de l'ARS qui organise l'offre de soins dans la région ;
- rend possible une mise en commun des moyens de plusieurs établissements par le biais de communautés hospitalières territoriales ou de groupements de coopération sanitaire de moyens.

2012 Le *Plan hôpital* a pour objectif d'aider à la modernisation et à la mise aux normes des établissements publics de santé. Mais ces aides toujours partielles favorisent encore plus l'endettement des hôpitaux.

2016 La *loi de modernisation de notre système de santé* entend refonder le service public hospitalier, mais elle défait en partie les innovations de la loi de 2009. Elle instaure les groupements hospitaliers de territoire (GHT), obligatoires pour les établissements publics de santé, facultatifs pour les établissements privés. Elle encadre plus strictement les emprunts.

2018 Le plan « *Ma Santé 2022* » prévoit :

- de décloisonner les financements, l'organisation des soins et les modes d'exercice professionnels ;
- d'introduire un financement pour améliorer la qualité des soins et pour la mesurer (gestion administrative de la qualité...) ;
- d'organiser une gradation des soins entre CHU, établissements hospitaliers de recours et hôpitaux de proximité ;
- de créer sur chaque territoire un collectif de santé, associant les professionnels de santé et les établissements de ce territoire, par des *communautés professionnelles des territoires de santé* (CPTS), avec une organisation et des moyens dédiés (une couche de plus au millefeuille).

Sources : IRDES - les réformes hospitalières en France, 2017. E Molinié : l'hôpital public en France bilan et perspectives. Conseil économique et social 2005. R Gay : Les réformes hospitalières Archives ouvertes HAL avril 2012.

Cette multiplication des niveaux de décision complique toute tentative d'amélioration du fonctionnement de l'hôpital et son adaptation aux progrès techniques, ce que j'ai personnellement constaté. Dans les

années quatre-vingt, les choses apparaissaient sans doute trop simples. J'étais le responsable d'un service de Cancérologie, avec notamment des installations de radiothérapie. Cette technique de traitement était déjà en pleine évolution, elle réclamait des appareils fort coûteux, les accélérateurs linéaires de particules. Chaque année, le directeur général de notre centre hospitalier m'accordait un rendez-vous, et cela durait moins d'une heure. Il m'accueillait par un « Bonjour Professeur, cher professeur, très cher professeur... ». Il est vrai que mes demandes n'étaient pas anodines, mais je lui apportais des arguments : l'évolution des activités du service, les progrès de la radiothérapie et les gains espérés pour nos malades. La négociation était âpre, mais nous parvenions toujours à nous mettre d'accord sur un calendrier, un échéancier parfois étalé sur plusieurs années, selon des priorités définies ensemble. Bref, nous pouvions prévoir et planifier l'avenir du service de Cancérologie. La chaîne de décision était simple :
- demande du chef de service, négociation ;
- décision du directeur général, après avis du président de la commission médicale consultative ;
- pour les équipements lourds : autorisation du ministre après avis d'une commission ministérielle.

C'est ainsi que notre service a pu se trouver à la pointe de la radiothérapie de précision durant la décennie 1990-2000. Qu'est devenu vingt ans plus tard le cheminement de la décision, pour de tels achats ?
- demande du chef de service de radiothérapie ;
- avis du responsable du pôle de cancérologie ;
- avis éventuel de la direction du groupe hospitalier concerné, surtout si des travaux d'aménagement sont à prévoir ;
- avis de la commission des équipements ;
- avis de la commission médicale d'établissement qui vérifie si cette demande s'inscrit dans les projets de pôle et d'établissement ;
- décision du directeur général du centre hospitalier après avis du directoire et de l'ingénieur biomédical en chef.
- avis du conseil de surveillance pour le financement du projet ;
- éventuel avis du Groupement Hospitalier de Territoire ;
- avis du directeur de l'Agence Régionale de Santé pour les projets coûteux ;
- éventuel avis du ministère pour les équipements très lourds (par exemple un cyclotron).

Nous sommes ainsi passés de trois à dix niveaux décisionnels.

Le financement des hôpitaux publics : après l'étranglement, une usine à gaz

Cela a commencé par un étranglement. En 1983, la *dotation globale* est venue remplacer le financement par un *prix de journée.* Ce dernier dépendait de l'activité de l'établissement et surtout du taux d'occupation de ses lits. Le nouveau système a reconduit l'enveloppe budgétaire globale d'une année sur l'autre, indépendamment de l'évolution de l'activité, avec juste une éventuelle petite augmentation accordée par le préfet. Cette réforme a eu plusieurs effets pervers :

- la dotation globale n'a pas été suffisante pour faire face aux charges imposées par les progrès de la médecine et par la mise aux nouvelles normes des installations ;
- elle a surtout pénalisé les hôpitaux dont l'activité augmentait. Leur enveloppe n'ayant pas suivi, ils se sont endettés ;
- les plans nationaux d'aide aux hôpitaux, de 2005 et de 2009 ont favorisé l'investissement, mais comme leur contribution était minoritaire, ils ont aussi fait exploser la dette. D'un montant de 18,9 milliards d'euros en 2008, elle avait atteint 30,8 milliards en 2014 ;
- elle a défavorisé les établissements bien gérés, ceux qui avant 1983 avaient déjà exploré les principales pistes d'économies. Alors que les établissements jadis laxistes ont pu disposer de véritables gisements.

Au total, s'il a imposé à tous de mieux gérer les fonds disponibles, le budget global a été un frein pour l'innovation, il a fait exploser la dette. Revenir à un financement conditionné par l'activité semblait une solution de bon sens. Mais les autorités ont choisi l'approche la plus compliquée, mi-médicale mi-comptable : une « T2A » qui ne s'est montrée satisfaisante ni pour les médecins ni pour les comptables.

À la racine de la T2A figure le programme de médicalisation des systèmes d'information (PMSI). Système davantage administratif que médical, qui attribue des codes aux pathologies et aux actes. Diagnostics, traitements, complications et morbidités associées permettent d'inclure chaque patient dans un groupe homogène de malades (GHM)[22] auquel est associé un coût moyen. Ce coût a préalablement été évalué dans une cinquantaine d'établissements pilotes, par une méthode descendante (down costing), à partir de coûts globaux, distribués par une manipulation statistique dans différentes catégories de patients. Une

[22] Rassurez-vous, il ne s'agit pas d'homogénéiser les malades, mais de constituer des groupes virtuels qui d'ailleurs ne correspondent pas à une réalité clinique souvent bien plus complexe.

méthode très critiquée, mais choisie, faute de disposer d'outils d'analyse comptable plus fins (73).

Le coût évalué pour un GHM devient un tarif, sous la forme d'un groupe homogène de séjour (GHS) hospitalier, tarif défini par le ministère de la Santé. Il n'y a pas de correspondance absolue entre tarif et coût estimé d'un GHM, car interviennent des facteurs incitatifs pour favoriser tel ou tel type de prise en charge. Surtout, cette modulation a pour but de contenir les budgets dans des limites compatibles avec les objectifs nationaux des dépenses d'assurance maladie (ONDAM). Pour mieux refléter la diversité des situations, le nombre de GHM a dû être multiplié, passant de quelque 600 au départ à 2300 en 2021.

Entre 2004 et 2008, la T2A a été progressivement mise en place dans les hôpitaux publics. Elle a aussi été imposée aux établissements privés. Pour les hôpitaux, elle représentait, en 2019, 70% du financement, le reste étant fait de dotations, en particulier pour les missions de service public. Quel a été son impact sur les comptes hospitaliers au niveau national ? Les comptes sont restés déficitaires, à l'exception de l'année 2012 (34). La dette a atteint un niveau record de 30,8 milliards d'euros en 2014, pour se rétracter à 29,9 milliards en 2016 et se stabiliser, grâce à la création d'un fonds de soutien hospitalier destiné à résorber les emprunts les plus toxiques. Mais la charge de la dette pèse encore sur les budgets (24). Une nouvelle reprise de cette dette[23], en définitive à hauteur de 13 milliards d'euros, a été prévue par le plan *Ma Santé 2022*, puis à la suite du Ségur de la Santé, et enfin par le plan *France Relance*.

Les reproches adressés à la T2A sont nombreux, ils tiennent à l'opacité, à la complexité et surtout au caractère « mercantile » d'un système focalisé sur les recettes (52). Ces reproches sont aussi pertinents pour les établissements privés qui ont eu l'obligation d'adopter la T2A :

- elle ne tient pas compte de la qualité des soins ni de leurs résultats (3) ;
- elle incite à réduire les coûts réels des soins appliqués à un patient (73). Par exemple pour un GHS de 1000 €, l'établissement qui parviendra à n'en dépenser que 900 € pour un malade particulier sera bénéficiaire, alors que s'il doit dépenser 1100 € pour mieux le soigner, il sera perdant ;
- si les coûts réels peuvent être réduits par des procédés vertueux, en éliminant les gâchis, ils peuvent aussi l'être au détriment des malades. Parfois jusqu'au rejet de certaines catégories de patients « peu rentables », de ceux qui risquent de dépasser la moyenne de leur GHS. Cette approche pousse aussi à demander toujours plus de rendement aux

[23] Dette reprise par la Caisse d'amortissement de la dette sociale.

soignants, au détriment du temps consacré à leurs malades. Dans la seule perspective de réaliser des économies, cela peut aussi être un raccourcissement risqué de la durée du séjour...

- les GHS reflètent mal la réalité des soins et la gravité des situations. Par exemple une tunnelite (infection du trajet sous-cutané d'un cathéter) chez un insuffisant rénal traité par dialyse péritonéale « rapportait » davantage qu'une péritonite autrement plus grave[24];
- basée sur un « séjour », la T2A est mal adaptée à la prise en charge des maladies chroniques pourtant de plus en plus fréquentes (92) ;
- elle représente encore un frein aux évolutions des soins en fonction des progrès de la médecine (92) ;
- certains établissements ont été accusés de surcoter des actes ou d'inventer des facteurs de risques permettant d'augmenter le tarif ;
- d'autres établissements ont été accusés de pratiquer des soins inutiles pour augmenter leurs recettes.

Dans son rapport 2017, la Délégation nationale de la lutte contre la fraude (DNLF) fait état de 58,2 millions d'euros de fraude à la T2A, détectés dans des établissements de soins publics et privés, y compris des structures d'hospitalisation à domicile. Les fédérations des hôpitaux publics et privés ont vivement réagi à cette annonce qui amalgamait la fraude et les erreurs liées aux ambiguïtés d'un système T2A exagérément compliqué. Par rapport aux dépenses hospitalières de ce secteur, cela représente moins de 0,1%, sans préjuger de la répartition entre fraude réelle et erreurs de codification. Au total, les pratiques frauduleuses semblent minoritaires, bien qu'à l'époque elles aient été fortement médiatisées.

On peut comprendre que la tarification à l'activité T2A ne soit pas populaire auprès des médecins. Elle l'est encore moins chez les directeurs qui voient chaque année baisser la tarification pour des prises en charge dont le coût réel augmente. Début 2018, le professeur Grimaldi, suivi par 1000 médecins et cadres hospitaliers, a lancé un appel pour réduire la part de la T2A dans le financement des hôpitaux et pour lui associer des tarifs plus réalistes[25].

Plusieurs groupes réunissant un éventail d'acteurs et d'experts de santé ont réfléchi à cette question. La conclusion générale était qu'il fallait diminuer la part de la T2A dans le financement des hôpitaux. Le

24 La loterie du codage ou viens jouer avec moi au GHM. 11 février 2011. perrucheautomne.eu

25 Appel du professeur André Grimaldi. *Libération* du 15 janvier 2018.

rapport Véran (92) a proposé de la conserver pour les séjours ponctuels et simples, mais de trouver d'autres moyens de financement pour les pathologies lourdes et surtout chroniques, par exemple le financement de *parcours de soins*. Cela ouvrait la porte à des financements, non plus d'une suite d'actes isolés, mais par des forfaits permettant d'organiser les prestations nécessaires au traitement et au suivi de maladies chroniques. L'autre préoccupation du rapport Véran était de promouvoir un système enfin accepté par tous les partenaires. Le rapport Aubert (3) proposait lui aussi de diminuer la part du financement à l'activité, de le compléter par une tarification à la qualité. Qualité mesurée à l'aide d'un nombre restreint d'indicateurs. Et de mettre en place un mode particulier de financement pour les pathologies chroniques. Ces projets ont eu un début d'application :

- la part liée à T2A a diminué, mais elle reste la source principale du financement des hôpitaux publics ;
- une source parallèle, le MIGAC permet de financer certaines missions de service public échappant à la T2A. Elle inclut le MERRI, dédié aux activités d'enseignement, de recherche et d'innovation ;
- des financements indépendants sont destinés aux urgences, aux prélèvements et greffes d'organes, aux médicaments et dispositifs médicaux particulièrement onéreux ;
- avec le plan *Ma Santé 2022* et le Ségur de la Santé, des aides ponctuelles sont prévues pour la rénovation et la modernisation des hôpitaux.

S'il a permis de mieux équilibrer les comptes de certains établissements (surtout des plus grands), ce mode de financement apparaît fort complexe, avec ses sources multiples obéissant à des logiques différentes. Dans les propositions du rapport Aubert, le spécialiste du management, Jérôme Turquey, a dénombré sept sources de financement avec chacune leur spécificité et leur complexité[26]. L'énorme usine à gaz de la T2A n'a pas disparu, elle contribue encore à hauteur de 60% au financement des hôpitaux publics. Ce mode de tarification est chronophage pour les soignants avec sa codification complexe, mal connectée avec la réalité clinique. Le traitement de ces codes nécessite l'intervention d'une armée de fonctionnaires ou de prestataires de services.

L'idée d'un financement forfaitaire pour un *parcours de soins* n'a pas retenu l'attention que sans doute elle méritait. La montagne a accouché

[26] Jérôme Turquey. manager santé.com 4 mars 2019.

d'une souris : au lieu de faire du *médecin traitant* le coordonnateur d'un vrai parcours de soins, on en a plutôt fait un gendarme chargé de limiter le recours excessif aux spécialistes. Surtout, il est de plus en plus difficile de se trouver un médecin généraliste qui accepte de jouer ce rôle. Près de 6 millions de Français n'ont toujours pas de médecin traitant.

L'inflation des tâches administratives

L'accumulation des couches décisionnelles et des hiérarchies, la prolifération des contrôles à tous les niveaux, la complexité croissante des processus de gestion, l'usine à gaz de la T2A et des autres sources de financement, le gigantisme de certains groupes hospitaliers, tout cela génère de plus en plus de travail administratif. Cette inflation s'est accélérée depuis les années quatre-vingt-dix. Selon la conférence des directeurs de CHU, le rythme annuel de croissance du personnel administratif était de l'ordre de 0,6% entre 1991 et 1995. Pour les deux décennies suivantes, il est proche de 0,85% (calculé d'après les données de la DREES). Entre 2003 et 2016, furent créés pas moins de 11 585 postes administratifs (+ 12%). Dans même intervalle, le nombre d'infirmiers s'était accru de 20,4% et celui des médecins de 22,5%. En 2020 il y avait dans nos hôpitaux davantage de personnel administratif (107.524) que de médecins[27] (94.499). Certains commentateurs considèrent de façon plus large l'ensemble du personnel non soignant. En 2019, il représentait 33,6% des employés de l'hôpital, un taux très supérieur à ce que l'OCDE note pour nos voisins : Allemagne 22,2% ; Espagne 23,5% ; Italie 23,5% ; Suisse 30,3 %.

Avec des effectifs qui ont augmenté moins vite que ceux des soignants, peut-on vraiment parler d'inflation administrative ? Cette question est l'objet de vives discussions, elle s'est introduite dans le débat politique. Mais c'est une vision en trompe-l'œil puisqu'une part du travail administratif est assurée par des personnels qui ne sont pas répertoriés dans cette catégorie. En premier lieu les médecins et les infirmières, au détriment du temps qu'ils devraient consacrer aux malades. Selon un dossier publié le 6 mai 2020 par le magazine en ligne *The Conversation*, 20% des personnes qui effectuent un travail administratif sont en fait des soignants détachés pour ces tâches. En France, les quelque 17.500 cadres infirmiers participent très peu ou pas du tout aux soins (à la différence de leurs collègues allemands). Les médecins chefs de service et surtout les

---

[27] Données de la DREES, calculées en équivalent temps plein pour les médecins titulaires.

responsables des pôles médicaux, les membres les plus actifs des Commissions d'Établissement consacrent entre un tiers et plus de la moitié de leur temps hospitalier à des tâches d'administration et de gestion. Les quelque 2000 médecins des départements d'information médicale ne participent pas ou très peu aux soins. La codification de la T2A est très chronophage, sans oublier le temps passé dans de multiples réunions pas toujours productives. Mais souvent cette contribution des soignants au travail administratif ne suffit pas, certains grands groupes hospitaliers font appel à des intervenants extérieurs, par exemple pour extraire de l'océan de la T2A la somme des tarifs (les GHS) qui assurent le financement par l'Assurance Maladie[28]. Circonstance aggravante, ces dernières années les logiciels de gestion et de comptabilité ont réalisé de grands progrès. Dans un monde cultivant moins les procédures, les contrôles obsessionnels et les complications, cela aurait dû entraîner un allégement considérable du travail administratif...

La destruction programmée des valeurs de l'hôpital

Des malades peu respectés

Depuis près de quarante années, j'ai assisté à la destruction progressive, sournoise, d'une culture qui faisait la grandeur de l'institution hospitalière. Certes, avant les années quatre-vingt, tout n'était pas rose à l'hôpital. La réforme de 1958 avait donné aux grands CHU un élan formidable, ils devenaient le théâtre principal des progrès de la médecine. Leur « clientèle » changeait. Peu à peu les milieux aisés délaissaient les cliniques, au moins pour les affections les plus graves, afin de bénéficier à l'hôpital de techniques plus avancées. Dans le même temps, le logement des particuliers avait gagné en confort, en hygiène, même chez les plus modestes. Le modèle des salles communes avec leur promiscuité dans la souffrance et la mort ne pouvait plus être accepté. L'hébergement à l'hôpital s'est peu à peu transformé, avec la multiplication des chambres particulières, d'abord réservées de fait aux classes privilégiées. Mais dans les années soixante-dix et encore plus dans les années quatre-vingt, avec une sensibilité de gauche répandue dans l'ensemble du pays, cette discrimination est apparue de moins en moins acceptable. En 1971, j'ai effectué mon premier stage d'interne dans une salle commune de trente-six lits. Dix ans plus tard, jeune agrégé, j'ai

---

28 Audition de Martin Hirsch par une commission d'enquête du Sénat le 26 janvier 2022

assisté avec bonheur à la rénovation de mon hôpital et à la quasi-disparition de l'hébergement commun au profit des chambres particulières. Je pensais naïvement que cette prise en compte de la dignité des malades était générale, irréversible.

S'il y avait chez le personnel infirmier et jusqu'aux aides-soignantes, aux brancardiers, une culture de service, de dévouement, on pouvait encore regretter une certaine forme d'infantilisation des patients. Pénétrant à l'hôpital, les malades perdaient un peu de leur statut d'adultes. Ils n'avaient pas le droit de sortir sans une autorisation administrative. À ceux qui avaient passé la soixantaine, on servait trop souvent du « mamie » ou du « papy », qu'il fallait prendre comme une marque d'affection. Les visites de grands patrons suivis de toute leur cour ne respectaient pas beaucoup la pudeur des malades. Mais, jeune interne dans les années soixante-dix, j'ai pu constater une vraie culture au service des gens que la maladie nous amenait. Des gens et aussi des indigents qu'il nous arrivait, internes de garde, d'hospitaliser pour leur procurer repas et toilette, une nuit au chaud. Les prétextes ne manquaient guère, les plaies étaient fréquentes, souvent infectées, il y avait aussi beaucoup d'infections urinaires, anales, de tuberculoses ignorées. Peut-être en agissant ainsi avons-nous sauvé des vies par les nuits d'hiver les plus glaciales ?

À la lecture de mémoires récents ou de travaux réalisés par des élèves, des infirmières chevronnées, des cadres de santé et même certains médecins, j'ai le sentiment que la tendance à infantiliser les malades n'a pas disparu. Trop souvent ces derniers se trouvent en position d'infériorité, ne possédant pas les savoirs et les pouvoirs des soignants. S'il n'est plus question de leur manifester une familiarité déplacée, ce monde s'accorde pour considérer que certains malades doivent encore recevoir une « éducation ». Éducation de diabétiques chenus par des blancs-becs en blouse blanche qui n'ont pas atteint la moitié de leur âge. Sont-ils conscients de ce que signifie le verbe éduquer ? Ne serait-il pas plus respectueux et plus pertinent de parler d'information et de formation ? Pour le pilote qui doit apprendre à faire atterrir un nouveau modèle d'avion, parle-t-on d'éducation ? En est-il question pour un médecin qui s'initie à l'usage d'un robot chirurgical ? Pourquoi en serait-il autrement avec un patient adulte, lorsqu'il s'agit de l'inviter à adopter un certain régime, de lui montrer comment surveiller tel paramètre, comment s'appliquer quelques soins ? Les soignants qui prétendent éduquer leurs concitoyens malades, ne font-ils pas preuve d'un grand manque d'éducation ?

Le *New Public Management*, importé d'Amérique, a été accusé de bien des maux. Certes ses méthodes furent brutales pour obtenir du rendement et de la standardisation, avec l'idée de traiter l'hôpital comme une usine. De gérer ses employés au mieux comme des travailleurs à la chaîne, mais plus souvent comme des machines à soigner. En réalité, le *New Public Management* n'a représenté qu'une facette de l'entreprise de destruction des valeurs de l'hôpital. Il y eut aussi l'introduction d'une culture de la procédure, de la précaution, de la traçabilité et du contrôle à tout moment. Une philosophie souterraine qui a eu pour effet d'étouffer les personnalités et les initiatives, par des processus formels, avec une hiérarchie toujours plus compliquée, toujours plus distante, avec des réunions à n'en plus finir, de la paperasse, des « tableaux de bord » et autres codifications qui ne signifient rien pour les soignants. À l'imitation des régimes totalitaires, cet étouffement était présenté comme une démarche de progrès. Il y eut par exemple l'élaboration des projets d'établissement où au début l'on a donné à chacun l'illusion qu'il avait son mot à dire, pour mieux le mépriser lorsque ses contributions finissaient à la poubelle. Ce mélange d'ultralibéralisme lorsqu'il s'agissait de gérer les malades et les soignants, et d'une enflure bureaucratique lorsqu'il s'agissait de financer, de diriger et de contrôler les hôpitaux, ces gènes incompatibles ont donné naissance à des monstres de moins en moins viables.

S'est récemment ajoutée une troisième couche où le discours bien pensant, les bonnes intentions affichées sur des chartes, tiennent lieu d'éthique. Où l'on parle de qualité, de respect et où l'on viole quotidiennement l'intimité et le secret médical, par exemple en fourrant dans la même chambre des gens qui ne se connaissaient pas la veille, mais qui vont tout entendre de leurs secrets, presque tout voir de leurs intimités souillées, parfois être spectateurs de la mort d'un voisin.

Quelles ne furent pas ma surprise et mon indignation en préparant ce livre, d'apprendre qu'à notre époque, en France, on construit encore des hôpitaux « offrant » des chambres à plusieurs lits (79). Que pour obtenir une chambre particulière il faut payer un supplément ! Et que des sociétés privées, introduites dans certains hôpitaux en tirent des revenus (19 septembre 2019, journal de 20 h France 2). Quelle horreur, quelle indignité ! Dans mon service, au milieu des années quatre-vingt, voici quarante ans, nous n'avions plus que des chambres particulières et sans supplément, aménagées dans un hôpital construit sous Napoléon 1er. C'était la volonté de la très grande majorité de mes collègues médecins, c'était aussi celle d'une direction qui a fait revoir les plans pour éliminer les chambres collectives, quitte à perdre des lits.

Donc il se trouve encore des architectes, des directeurs, des médecins et toute sorte de décideurs pour penser que c'est très bien de garder des chambres à deux lits. Ceux-là, j'aimerais bien les obliger, lorsqu'ils seront hospitalisés, à être hébergés dans une salle commune.

Construire encore des chambres collectives, ce serait moins coûteux ? Les immenses halls d'accueil, les hôpitaux-rue dont la climatisation coûte des fortunes, les espaces inutiles et énergivores, les fantaisies qui font plaisir aux architectes et aux maîtres d'ouvrage, est-ce économique ? J'ai aussi entendu l'argument de la convivialité, quelque chose comme « prête-moi le bassin, je te passerai mon pistolet » ou bien « ça te dirait que je meure devant toi, comme ça, brusquement, en me vidant par le haut et par le bas ? ». La convivialité, il y a des lieux pour cela, mais peu nombreux sont les hôpitaux qui y pensent sainement. Qui aménagent des salons et autres espaces de rencontre et d'échanges pour les malades et pour leurs familles. Plus souvent, ce ne sont que des sièges de type abribus au fond d'un couloir ou au milieu d'un hall où passe tout le monde. À propos d'aménagements, nous verrons un peu plus loin que les chambres collectives, les cabinets de toilette partagés favorisent les infections nosocomiales.

Si j'insiste autant sur cette question des chambres doubles, c'est qu'elle me semble un bon indicateur de la dérive culturelle de nos hôpitaux. Du décalage entre l'affichage et la réalité. Il suffit d'aller sur les forums d'Internet pour recueillir les témoignages de patients, d'infirmières et d'aides-soignantes. Forum sur le site *infirmiers.com* :

« Une fois j'ai été hospitalisée en chambre double avec une personne atteinte de la maladie d'Alzheimer qui me prenait pour sa fille et qui venait me border jours et nuits... Pas d'autres chambres libres. Au bout de 2 jours, je suis sortie contre avis médical... »

« Le patient en chambre double qui décide de se raser (au rasoir électrique) dans son lit à 3 h du matin "mais je dérange pas mon voisin j'ai pas allumé la lumière !"... »

« La réa pour arrêt cardiaque et ses conséquences psychologiques sur le voisin (la nuit du 1er janvier, on a fini par mettre le voisin dans une autre chambre pour la fin de la nuit, à la demande de l'épouse du décédé (on lui a dit que son voisin était parti en réanimation)... »

« Un manque de respect total !!!!! Une chambre à deux lits et deux dames venant pour un stripping, elles se sont retrouvées l'une après l'autre complètement à poil avec une AS qui faisait la tonte et une IDE qui faisait l'ECG. Même pas un petit quelque chose pour cacher le sexe... les deux soignantes parlaient entre elles, pas un mot à la patiente qui avait les larmes aux yeux quand je suis entrée dans la chambre... »

Extraits d'un témoignage sur le site *espace-ethique.org* : « La sollicitude, l'attention à l'autre, l'empathie, le souci et le respect de l'autre et de sa dignité, la bienveillance, est une question que j'entends sans cesse remise en perspective, en interrogation. Et nombre de professionnels se plaignent de l'abrasion, voire de la disparition de ces valeurs, aujourd'hui en crise et qui semblent difficiles à mettre en œuvre et en actes au quotidien, au profit d'autres valeurs que sont l'adaptabilité, l'efficacité ou la performance... L'infirmière qui m'accueille m'accompagne dans la chambre que je vais occuper pendant ces quelques jours, chambre double que je devrai donc partager avec une autre patiente, malgré ma demande de chambre individuelle qui n'a pas été retenue puisque "je n'ai pas de raison particulière qui la rendrait nécessaire" (sic). L'hôpital est, avec la prison, un des rares endroits à l'heure actuelle où l'on pense normal qu'une personne partage totalement son intimité avec quelqu'un qu'elle ne connaissait pas... ».

Enquête ethnographique autour de la pudeur et de la diversité culturelle au CHU de Bordeaux, portant sur 90 patients (Laurence Kotobi et Aïcha Lkhadir Mars 2017). Le problème des 14 chambres doubles a attiré l'attention des auteurs :

« Quand je suis arrivée dans cette chambre j'étais seule et puis une dame de 70 ans était rentrée le jour où je m'étais faite opérée... on s'est très bien entendu, mais je suis très gênée, car il n'y a pas de rideau, bien entendu quand on m'a enlevé la sonde urinaire, cela m'a véritablement gênée… ».
« … le téléphone portable c'est vraiment un sérieux problème dans la chambre double, la dame qui était ici, jusqu'à une heure du matin, on l'appelait, j'ai été très gênée, d'écouter tout ce qu'elle disait... ».
« … la chambre double est gênante à cause des visites, c'est surtout pour la voisine qui sera obligée de supporter les échanges qui ne la concernent pas, quelque part elle subit… ».

Sur les forums, les témoignages les plus indignés viennent d'élèves infirmières ou aides-soignantes. Ces jeunes femmes supportent mal l'hypocrisie. On leur a enseigné les droits des patients, les principes du respect de leur dignité, le secret professionnel. Dans leurs stages pratiques, elles se rendent compte que souvent ce n'était que de vaines paroles. La loi du 2 mars 2002 a pourtant institué une *charte des droits du patient hospitalisé* qui précise :

- *aucune personne ne doit être l'objet d'une discrimination...* Les malades qui sont orientés vers une chambre double, parce qu'ils ne peuvent pas payer le supplément, ou parce qu'ils ne bénéficient pas de « piston » ne sont-ils pas l'objet d'une discrimination ?
- *le secret médical... s'impose au médecin... le médecin ne doit divulguer aucune information médicale à une autre personne qu'à la personne malade* (article 226-13 du Code pénal)... Il se trouve que ce médecin a aussi le devoir d'interroger le malade, de l'examiner, de lui donner toute information médicale utile, lors des visites du matin et de l'après-midi. Si la chambre est double, comment peut-il s'y prendre pour ne pas étaler ce qui devrait rester secret, devant le voisin de chambre, qui lui-même va peut-être s'en ouvrir à des proches... Le médecin qui accomplit son devoir quotidien dans des chambres à deux lits viole le secret médical plusieurs fois par jour ;
- *le respect de l'intimité de la personne doit être préservé lors des soins, des toilettes... des brancardages...* Bien sûr, pour les toilettes et les soins il peut y avoir un rideau entre les deux lits, mais quand il existe, est-il toujours tiré ? Quand bien même, peut-il vraiment garantir l'intimité ? Et lors des brancardages où la manœuvre oblige à rétracter le rideau ?
- *l'établissement prend des mesures qui garantissent la tranquillité des personnes et réduisent au mieux les nuisances liées notamment au bruit...* Une télévision qui braille, cela peut s'éteindre d'autorité, si l'on en a encore la force... Mais comment éteint-on un voisin qui ronfle toute la nuit ?
- *Une personne hospitalisée peut refuser toute visite et demander que sa présence ne soit pas divulguée.* Donc, monsieur A peut refuser que sa famille A vienne lui rendre visite, mais peut-il refuser que la famille de monsieur B, son voisin de chambre vienne le voir ? Et si madame B est une vraie bavarde, comment peut-il demander que sa présence ne soit pas divulguée ? Tout cela n'est-il pas une vaste plaisanterie ?

Les cadres hospitaliers supérieurs sont-ils conscients de l'atteinte aux droits élémentaires des malades, créée par le maintien de chambres à plusieurs lits ? Je n'en ai vu aucune trace sur les forums. Quel est le rôle du « moule » qui en a formé beaucoup - je veux dire l'école de Rennes ? J'ai lu avec appétit le rapport d'un séminaire qui y fut consacré au *respect de la confidentialité dans les établissements de santé* (module interprofessionnel de santé publique ENSP 2004). Cela commence bien : « Mais la protection de la confidentialité n'est pas uniquement l'affaire des professionnels. Il est en effet de la responsabilité de l'établissement et de son représentant légal... Le respect de la confidentialité, corollaire du respect de la dignité, de la liberté et de l'intimité de l'individu, constitue un droit inhérent à la personne humaine ».

Dans la suite du rapport, il est question de la protection du dossier patient, des données PMSI (où, chacun le sait, se trouve l'humanité du malade). L'aménagement des locaux est plus longuement discuté : accueil, secrétariat, consultations, archives, circulations, ascenseurs doubles... mais aucune mention des problèmes posés par les chambres à plusieurs lits. Au total, dans les 42 pages de ce rapport, le terme « chambre double » n'apparaît que deux fois... mais dans les annexes. Une fois pour recommander de tirer le rideau lors des soins, comme si cela empêchait le voisin de percevoir les bruits, les odeurs, d'entendre des échanges qui relèvent du secret médical. La seconde mention vient d'une recommandation de l'ANAES, de faire sortir le voisin avant de procéder à l'examen médical. Donc, pour les éminents experts de l'ANAES (devenue Haute Autorité de Santé), tous les voisins de chambre sont assez valides pour sortir immédiatement et sur ordre...

Autre témoignage, plus personnel, de la culture infusée aux cadres de santé. Lorsque j'ai été nommé chef de service, chaque fin d'année les infirmières se voyaient attribuer une « note » qui participait au calcul de leur prime. Pour cela on demandait l'avis du cadre infirmier (à l'époque on disait encore « la surveillante ») et celui du chef de service. Vinrent dix ans plus tard une série de réformes, avec la création des « infirmières générales », cadres hospitaliers supérieurs qui occupaient un bureau tout près du directeur et que nous apercevions très rarement dans les services. Je me souviens d'une séance présidée par une infirmière générale qui ne connaissait ni d'Ève ni d'Adam celle que nous devions noter - une collaboratrice remarquable, fidèle au service de Cancérologie depuis plus de vingt ans. Ce jour-là, j'ai commis une des grandes bévues de ma carrière en affirmant :

- elle est très dévouée...

Vous auriez vu le visage de l'infirmière générale, ses yeux tout à coup exorbités, pointés sur moi comme les canons jumeaux d'un fusil de chasse, car j'avais proféré bien pire qu'une obscénité.

- monsieur le Professeur ! monsieur le Professeur ! Une infirmière n'a pas à être dévouée... elle doit être compétente, professionnelle, appliquer les protocoles et les procédures...

Cette « générale » ne sortait pas de Saint-Cyr, mais de ce qui est devenu l'école des hautes études de santé publique de Rennes. Cela se passait au milieu des années quatre-vingt-dix. Combien de cadres de santé sont depuis lors sortis du même moule ?

Ces hôpitaux qui ne respectent pas les droits élémentaires des malades, qui essaient même d'en tirer bénéfice, ont bien dû être certifiés par une Haute Autorité de Santé (HAS), pourtant très préoccupée par la qualité des soins. Une HAS qui a mis en place un questionnaire de satisfaction que les patients remplissent peu après leur sortie de l'hôpital. Résultats brillants : satisfaction générale, sauf peut-être pour la cuisine et l'hébergement. En chambre simple, le taux de satisfaits est de 80%, il tombe à 60% pour les chambres doubles (HAS, dossier de presse 19 décembre 2017). Lorsque l'on connaît les difficultés actuelles des hôpitaux et les témoignages du personnel, ces scores mirifiques ne relèveraient-ils pas d'un syndrome de Stockholm ? Nous signalerons plus tard la faible représentativité de ces sondages puisque moins de 30% des personnes auxquelles le questionnaire est envoyé acceptent d'y répondre.

Le malade au centre du système de soins ?

L'enfant au centre du système éducatif... le malade au centre du système de soins... Voilà des slogans qui font recette, surtout lorsqu'il s'agit de vanter la dernière réforme gadget d'une institution à bout de souffle. Au centre ? N'oublions pas que celui qui subit un lynchage se trouve, lui aussi, au centre d'un certain dispositif... Dans la réalité, depuis bientôt quarante ans, avec une accélération singulière ces vingt dernières années, l'attention portée au malade n'a cessé de décroître, malgré les discours, protestations, précautions, protocoles, directives, chartes, accréditations et autres états généraux. Pour preuve : ceux qui soignent vraiment (médecins de base, infirmières, aides-soignantes...) ont de moins en moins de temps à consacrer aux malades.

Non, je ne crois pas que le malade doive être placé au centre d'un système de soins. D'abord parce qu'il a vocation à y rester le moins possible, à le quitter aussitôt guéri ou au moins soulagé. De ce point de vue, le centre n'est pas la meilleure position. Le malade, qui préfère souvent se rapprocher de la sortie, ne peut assurer aucune permanence. Il y a bien sûr les associations, les représentants des malades, avec le risque d'introduire une énième bureaucratie dans un système qui n'en manque pas.

L'ancrage, la cellule noble d'un hôpital bien conçu est à l'évidence l'équipe de soins. Une équipe stable, assez peu nombreuse pour que tous ses membres se connaissent et se respectent, une équipe heureuse d'accomplir sa vocation, soudée par un objectif commun : le service du malade. Servir, c'est bien de cela qu'il s'agit. C'est ce que l'opinion a salué chez les vrais soignants qui ont fait face aux vagues du COVID.

Toute réflexion sur l'hôpital devrait partir de là. Le fonctionnement d'une équipe de soins, à la façon d'une chaîne de qualité où chaque maillon est essentiel à la tenue de l'ensemble, où chacun doit se sentir à l'aise dans son rôle, quel que soit son statut, sa qualification. Toute réflexion architecturale, organisationnelle, gestionnaire doit partir de cette « cellule noble » qu'est l'équipe de soins. Au final, c'est elle qui doit commander, son autorité découlant de la qualité de ce qu'elle produit. Tout ce qui l'entoure, la nourrit, la surplombe ne doit obéir qu'à un seul objectif : lui assurer les meilleures conditions de vie et d'efficacité. Dans un hôpital, c'est d'elle et d'elle seule que dépend la qualité du service rendu au malade. Pour cultiver cette qualité, l'équipe a besoin de davantage d'autonomie. Les procédures, les protocoles, le poids des hiérarchies ont clairement montré leurs limites lors de l'épidémie de COVID, mais cela demeure vrai en temps normal. Les initiatives, l'adaptation à la réalité changeante des soins, ne doivent plus être étouffées par trop de procédures et d'administration. C'est à cette condition que l'on peut vraiment produire de la qualité. Le reste n'est qu'intendance ou littérature. Nous verrons un peu plus loin ce que cela devrait impliquer si l'on s'attachait - enfin - à construire des *hôpitaux agiles* plus humains, plus efficaces et... moins coûteux.

Les infirmières, les aides-soignantes entre le marteau et l'enclume

Une formule simple peut résumer la situation : dans bien des établissements de soins, les équipes n'ont plus le temps ni les moyens d'organiser et d'effectuer correctement leur travail. Par travail, je n'entends pas seulement une suite d'injections et de toilettes. Un travail d'équipe nécessite de communiquer, d'échanger ; un travail de soins doit inclure du temps consacré aux malades. Plusieurs facteurs ont participé à la dégradation des conditions de travail.

En accord avec la philosophie du *new public management*, il a fallu rationaliser les soins, leur appliquer les principes du taylorisme. La préparation du volet infirmier du projet d'établissement en a été l'occasion. Dans nombre d'hôpitaux, les gestes infirmiers ont été analysés, décomposés, chronométrés, pour être réassemblés en protocoles, en procédures théoriquement parfaites où les échanges informels avec le malade n'avaient plus beaucoup de place. Selon cette démarche, la journée active d'une infirmière devrait être constituée d'une suite d'actes techniques. Les échanges entre soignants se sont aussi trouvés standardisés, sans vain bavardage, lors des « transmissions » où l'équipe sortante croise et informe l'équipe de relève. Mais même ces temps d'échange ont été rabotés par l'augmentation de la charge de travail et la multiplication des tâches administratives, de la paperasse numérique incombant à la « nouvelle infirmière ».

Cette entreprise a voulu créer des machines à délivrer des soins, en attendant que les vrais robots infirmiers soient au point. Voilà une bonne idée : ils ont déjà réussi à transformer les *médecins des hôpitaux* en *praticiens hospitaliers*, pourquoi ne pas transformer les *infirmières* en *techniciennes de santé* - je parie que dans les ministères, on y a songé. Les petites équipes où tout le monde se connaissait, où infirmières et aides-soignantes restaient vingt ans dans le même service, ces équipes ont été bousculées, démembrées, fusionnées, selon le principe qu'avec le même diplôme, le même statut, cette main d'œuvre est interchangeable.

Cette nouvelle façon de délivrer les soins, l'injonction toujours plus forte d'accélérer le rythme n'ont pas été supportées par les plus fragiles, et par ceux et celles qui s'étaient fait une autre idée de leur métier. Le cercle vicieux de l'absentéisme s'est installé à la fin des années quatre-vingt-dix, il est de plus en plus difficile à gérer. En 2016, l'absentéisme s'établissait à 27 jours en moyenne par an pour le personnel non médical. Selon l'Agence technique de l'information sur l'hospitalisation[29], il avait plus que doublé depuis 2009. Pour l'année 2020, la Fédération Hospitalière de France annonce un taux d'absentéisme de l'ordre de 9,5%. Dans les hôpitaux publics, les postes vacants sont de 1152 pour les infirmières et de 816 pour les aides-soignantes. Les démissions sont de plus en plus nombreuses. Il faut noter que le salaire net d'une infirmière débutante (bac + 3, équivalent d'une licence) n'était en 2019 que de 1656 euros. Dans l'exercice libéral, une infirmière gagne vite le double. Le Ségur de la Santé, avec les majorations et les 5 heures supplémentaires bonifiées, a entraîné une augmentation du salaire mensuel net qui peut aller jusqu'à 600 euros. Il n'en reste pas moins que, dans notre pays, le personnel paramédical n'est pas rémunéré ni traité à la hauteur de sa qualification et des services qu'il rend.

À côté de l'introduction du taylorisme dans la pratique infirmière, d'autres phénomènes sont venus déstabiliser un peu plus les équipes soignantes. Au début des années deux mille, la réduction du temps de travail à trente-cinq heures hebdomadaires n'a été que partiellement

[29] atih.santé.fr/

compensée par des créations d'emplois dans les hôpitaux publics. Entre 2000 et 2003, les effectifs n'ont augmenté que de 8%, alors que la perte en heures « travaillées » a été d'un peu plus de 10%. Certaines réformes structurelles ont aussi bousculé les équipes, comme la mise en place des grands pôles d'activité médicale qui a entraîné des déplacements, des fusions et des disparitions de services, avec le redéploiement de leur personnel. La « durée de vie » des aides-soignantes et des infirmières dans la même unité de soins s'est considérablement raccourcie. Celles qui restent plus de dix ans dans le même poste sont devenues des exceptions. L'appel à des intérimaires ajoute à l'instabilité. Les coopérations, l'esprit d'équipe ne peuvent s'épanouir qu'avec le temps. Cette instabilité est un des principaux obstacles à l'amélioration de la qualité des soins (30).

Devant l'inefficacité des mesures prises par le management pour pallier ce malaise, certaines équipes ont mis en place d'elles-mêmes des initiatives pour améliorer la pratique des soins, pour dégager un peu plus de temps pour les échanges, les transmissions. Ces « bricolages » ont bien été décrits par Emmanuel Abord de Chatillon et Nathalie Commeiras[30], le résultat d'enquêtes en profondeur, réalisées en 2016 dans divers hôpitaux et cliniques.

Plusieurs termes reviennent souvent dans les reportages sur la crise de l'hôpital et le malaise des soignants : l'épuisement (burn-out) et la perte de sens. Il est aussi question de souffrance au travail. Souffrance et perte de sens sont d'autant plus ressenties que ce personnel est soumis à des injonctions contradictoires. Il vit mal l'obligation d'accomplir toujours plus de gestes professionnels dans un temps rétréci, avec le sentiment que cela se fait au détriment du malade. Et maintenant revient l'injonction de se préoccuper de qualité ! Alors que ces soignants avaient conscience - ou mauvaise conscience - de ne plus avoir le temps de bien faire les choses, voilà qu'on leur demande d'améliorer la qualité de ce qu'ils parviennent tout juste à réaliser. On peut comprendre leur révolte contre cette injonction venue d'une cohorte de théoriciens qui n'ont jamais participé au travail d'une équipe de base, ou qui l'ont vite oublié, enivrés par leur nouveau statut. Le personnel ne se sent pas assez soutenu par la hiérarchie souvent trop distante des cadres infirmiers. Notons que si les médecins à la tête des commissions médicales d'établissement sont élus par leurs collègues, les cadres infirmiers supérieurs sont à l'abri de ce genre d'aléa. Le témoignage d'Aurélie me

---

30 Emmanuel Abord de Châtillon et Nathalie Commeiras. Hôpital : quand les soignants inventent eux-mêmes des solutions à leur mal-être. *The Conversation*, 17 juillet 2019.

semble éloquent[31], cette infirmière a travaillé dans des hôpitaux français puis allemands :

« Ce qui m'a frappée (en Allemagne), c'est le fait que les "faisant fonction de cadre" voire les cadres eux-mêmes, travaillent au même rythme que nous et prennent des patients en charge au même titre que leurs collègues. J'aime beaucoup. Ça se ressent dans l'ambiance de travail : je n'ai aucune envie de retravailler en France ».

Le projet médical ou le rétrécissement des devoirs

S'ils n'ont pas encore osé débaptiser les infirmières pour en faire des techniciennes de santé, nous avons été déchus, au tournant des années quatre-vingt-dix, du beau titre de « Médecin des Hôpitaux » pour celui, plus fonctionnel, de « praticien hospitalier ». Ce changement d'étiquette n'a rien d'anodin, il en dit long sur la nouvelle philosophie qui s'est introduite dans nos hôpitaux. Le médecin était pour beaucoup d'entre nous celui qui avait épousé une vocation, avec les devoirs que cela comportait. Il avait aussi un pouvoir dont l'Administration était dépourvue : celui de guérir des malades. Cela ne pouvait plus durer. La dégradation des *médecins des hôpitaux* en *praticiens hospitaliers* était destinée à les rendre plus malléables, à les faire entrer dans le rang des autres employés. Car il existe toute sorte de praticiens : celui qui pratique la plomberie, la taille des pierres, la couture ou la pâtisserie... Des praticiens qui « pratiquent » et ont droit à des repos compensateurs... À la même époque et dans le même état d'esprit, la *politique* des soins avec sa large palette de devoirs est devenue un *projet médical* au singulier (comme si nos hôpitaux ne pouvaient concevoir qu'un seul projet), grand libérateur de scrupules.

Projet ou politique d'établissement, quelle différence ? Encore une question de mots ! Mais sans les mots il n'y a plus de culture, plus de civilisation. Expliquons-nous : une famille fait un projet, par exemple de partir en vacances, à quatre, dans un bel endroit. C'est un projet, donc un choix : un tel voyage, cela coûte cher. On remettra à plus tard le remplacement de la voiture, Madame n'aura peut-être jamais la moto dont elle rêvait... Projeter, c'est choisir entre plusieurs possibles, plusieurs nécessités. C'est exactement ce qu'ont fait les hôpitaux avec le projet d'établissement. Cela signifie que parmi tous les devoirs qui s'imposaient à eux, la palette des services qu'un hôpital devait rendre, il a fallu brutalement faire un choix. Merveille du projet d'établissement : il a

---

31 floetyo.com/blog/aurelie-infirmiere-francaise-expatriee-en-allemagne

légitimé, pour ne pas dire valorisé nombre d'abandons. Ainsi fut oublié l'héritage de l'hôpital hospice, de l'hôpital refuge pour produire des établissements high-tech où les plus fragiles, les plus démunis trouvent de moins en moins leur place.

Que choisir en élaborant le projet médical ? Des actions anonymes qui rendront service au plus grand nombre ? Par exemple à ceux qu'il faut garder plus longtemps parce qu'ils vivent seuls dans des logements incommodes... Avouez que ce n'est guère sexy. Alors, pourquoi ne pas privilégier la dernière technique à la mode, l'appareil rutilant que l'on sera les deuxièmes au monde à posséder. Cette médecine clinquante qui au mieux permet de briller dans certains congrès, au pire d'avoir la visite des caméras du vingt heures... L'appareil coûte une fortune ? Tant mieux, pour compenser on inscrira dans le projet d'établissement le sacrifice d'un tiers de nos lits et cela fera bien plus d'économies. Les médecins internistes râleront, comme d'habitude. Mais quel journal accepterait de montrer à la Une un interniste avec son vieux stéthoscope et son marteau à réflexes ? Désuet, pour ne pas dire ringard. Soyez contents, médecins internistes, rares et excellents cliniciens, que l'on vous tolère encore dans nos hôpitaux modernes, comme des bibelots chargés d'histoire. Au diable les lits qui coûtent trop cher et ne rapportent aucun prestige. Tant pis si les urgences débordent parce qu'elles ne trouvent plus d'endroits où caser les souffrants qui encombrent leurs couloirs. Il faut faire un choix, c'est l'esprit du projet d'établissement.

C'est ainsi que l'hôpital est devenu infidèle à ses missions (53), à son rôle de recours social pour les personnes en état de précarité (63, 66), ou simplement de faiblesse transitoire. Un financement est bien prévu pour des missions d'intérêt général (MIGAC), mais s'il a connu une certaine croissance, il doit sans arrêt supporter de nouvelles charges. Son périmètre s'étend chaque année. En 2012 il a été amputé d'un tiers pour regrouper des financements disparates sous l'étiquette unique de Fonds d'intervention régional (FIR). Ce sont maintenant les Agences Régionales de Santé qui répartissent ces fonds entre les établissements. En additionnant MIGAC et FIR, on constate que l'enveloppe destinée aux missions d'intérêt général s'est accrue d'un peu plus de 25% ces dix dernières années, mais cette enveloppe doit maintenant financer de très nombreuses activités de santé publique (53, 73), dont les MERRI : missions d'enseignement, de recherche, de référence et d'innovation, que nous évoquerons dans un prochain chapitre. Pour honorer ses obligations vis-à-vis des plus démunis, qu'ils soient français, immigrés avec ou sans papiers, l'hôpital doit de plus en plus faire appel à des associations caritatives comme les *Restos du Cœur* ou *Médecins du Monde*.

Faire un choix... Vous êtes un jeune chirurgien d'hôpital et vous désirez faire carrière, briller, être apprécié de l'ARS et de la direction : transformez donc votre unité d'hospitalisation classique en un service tout neuf de chirurgie ambulatoire. Pas de souci, vous recevrez toutes les aides possibles, puisque votre projet va générer d'importantes économies. Vous serez entouré d'un personnel trié sur le volet... La chirurgie ambulatoire est une pratique intéressante pour une certaine partie de la population, mais elle peut poser des problèmes majeurs aux personnes qui vivent seules, surtout lorsqu'elles sont âgées, lorsque leurs revenus sont modestes. Elle a donc des limites, elle doit servir l'intérêt du malade, pas seulement celui de l'hôpital.

L'ambulatoire ou les dangers d'un virage trop brutal

Les séductions de l'ambulatoire

Vers le milieu des années quatre-vingt, je suis devenu un ardent supporter de la médecine ambulatoire et de l'hospitalisation à domicile. Certains de nos patients n'avaient pas très longtemps à vivre, alors plus nous pouvions leur éviter de séjourner dans une chambre d'hôpital, mieux cela nous semblait. Dans notre service de Cancérologie, nous avons développé des chimiothérapies ambulatoires, sous forme de comprimés, mais aussi de perfusions continues à faible débit. Ces dernières étaient devenues possibles grâce à des pompes miniaturisées que les malades portaient sous leurs vêtements. Elles bénéficiaient aussi des toutes nouvelles chambres implantables, mises en place sous anesthésie locale par nos amis chirurgiens - déjà un modeste exemple de chirurgie ambulatoire. J'ai aussi assisté au développement de la cœliochirurgie[32] avec, lorsque l'indication était bien posée, des suites opératoires plus simples. Ces suites mieux maîtrisées ont permis d'étendre le domaine d'une forme de prise en charge où le malade arrive le matin, est opéré et rentre chez lui quelques heures plus tard. Il faut reconnaître que depuis quelques années nos collègues ophtalmologues avaient ouvert la voie avec la chirurgie des cataractes.

Les indications de la chirurgie ambulatoire se sont précisées, étendues peu à peu. Elles obéissaient à des critères qui tenaient à l'opération, à l'état général du malade et à ses conditions de vie. En bref :

---

32 Une poignée de chirurgiens français ont inventé cette technique, ouvrant plus grand les portes de la chirurgie ambulatoire dans bien d'autres pays. Nous l'évoquerons dans un prochain chapitre.

- des opérations sans risque notable d'hémorragie dans les suites, qui ne compromettaient pas les grandes fonctions vitales, cardiaques, digestives, respiratoires... ni l'état de conscience du malade ;

- des patients autonomes, sans gros facteurs de risque pouvant compliquer les suites opératoires ;

- des personnes volontaires pour ce type de prise en charge et disposant d'un entourage capable de veiller sur elles les premiers jours et les premières nuits. Un logement pas trop incommode et pas trop éloigné du centre de chirurgie. Un médecin de famille informé et facilement joignable. Dans les premiers temps, tout le monde ne disposant pas d'un smartphone, un critère majeur était la possibilité de téléphoner en cas d'inquiétude, au service de chirurgie, au médecin de famille ou d'appeler une ambulance.

Il est clair que la décision de réaliser une chirurgie ambulatoire tenait de la volonté ou au moins de l'acceptation du patient, de ses conditions de vie et de considérations purement médicales de la part du chirurgien et de l'anesthésiste. Cette approche « à la française » était prudente, raisonnable. C'est ce qui sans doute explique le « retard » pris par notre pays en matière de chirurgie ambulatoire. Un retard d'ailleurs tout relatif. Les statistiques de l'OCDE sont souvent citées pour pointer le retard de la France, mais il faut préciser que l'OCDE ne considérait initialement que deux types d'interventions : l'amygdalectomie et le traitement de la cataracte. Par ailleurs, dans de nombreux pays semblant à la pointe de cette approche, tout un fatras d'actes est mis au compte de la chirurgie ambulatoire, comme les endoscopies, la radiologie interventionnelle, l'IVG ou la circoncision, ce qui a longtemps faussé les comparaisons.

En France, la proportion des interventions chirurgicales réalisées en ambulatoire est passée de 32,3% en 2007 (selon l'ATIH[33]) à 55,9% dix ans plus tard (selon l'AFCA[34]). Une progression de 73% qu'il faut tempérer, car, entretemps, d'autres actes sont entrés dans cette rubrique pour faciliter les comparaisons internationales. Des actes comme les extractions dentaires et les réparations de prothèses dentaires, la mise en place de chambres implantables pour les perfusions, la biopsie prostatique, les interruptions volontaires de grossesse, les petits actes de chirurgie esthétique... Il est clair que nous sommes largement sortis du noyau dur de la chirurgie. Dans ce noyau dur, les actes ambulatoires les plus fréquents en France sont (données AFCA) :

---

33 Agence technique de l'information sur l'hospitalisation - atih.sante.fr

34 Association française de chirurgie ambulatoire - chirurgie-ambulatoire.org

- le traitement de la cataracte où 93% des interventions se font en ambulatoire ;
- la mise en place d'aérateurs trans tympaniques (97%) ;
- les IVG (91 %) ;
- les ligatures des trompes (82%) ;
- le curetage utérin (83%) ;
- la chirurgie des ménisques (89%) ;
- le rétrécissement du canal carpien (95%)
- la maladie de Dupuytren (89%) ;
- la circoncision (95 %) ;
- la vasectomie (96%) ;
- la chirurgie des varices (87%).

La part de l'ambulatoire reste plus modeste pour des interventions conséquentes où un suivi postopératoire attentif est souvent nécessaire, comme la cure de hernie inguinale (64%), la tumorectomie mammaire (54%), la rhinoplastie (47%) ou la cholécystectomie (37%).

La progression de la chirurgie ambulatoire semble se ralentir. En 2020 elle ne représentait que 58,61% des actes. Une augmentation de 0,07% par rapport à 2019. L'objectif gouvernemental de 70% à l'horizon 2022 se révèle donc irréaliste. Au rythme actuel, il ne serait atteint qu'en 2035. Mais est-ce vraiment souhaitable ? Après une progression rapide, cette chirurgie ne se rapproche-t-elle pas d'un optimum ? Une part de l'activité chirurgicale au-delà de laquelle nous sortirions de la zone de sécurité pour atteindre celle des risques et des désagréments. Ne s'agit-il pas d'un forcing imposé pour des raisons non plus médicales, mais économiques ou même pire : idéologiques ? La lecture des souhaits manifestés jusqu'en 2019 par le ministère de la Santé et par une de ses émanations, la Haute Autorité de Santé, a de quoi nous faire trembler. L'épidémie de COVID a brutalement montré les dangers d'un sacrifice trop important des lits de court séjour sur l'autel de l'idole ambulatoire.

L'enthousiasme débordant de la Haute Autorité de Santé

En avril 2012, la Haute autorité de santé (HAS) publiait un rapport (45) intitulé « *Socle de connaissances* », censé faire le point des connaissances relatives à la chirurgie ambulatoire, aux perspectives de son développement. Outre un ton dithyrambique, la plupart des arguments avancés dans ce rapport sont pour le moins discutables. Nous allons les disséquer un à un. Notons qu'il promettait la disparition d'encore 48.000 lits de chirurgie en court séjour !

Dithyrambique n'est pas exagéré pour qualifier ce document qui n'a rien à voir avec la relative prudence de l'Association Française de Chirurgie Ambulatoire. Cela commence très fort : « Huit opérations chirurgicales sur dix pourraient être effectuées en chirurgie ambulatoire ». Affirmation qu'aucun travail scientifique ne vient étayer. Le seul argument est représenté par les exemples des États-Unis et de la Grande-Bretagne. Mais dans ces pays, certains actes mineurs sont considérés comme de la chirurgie ambulatoire alors qu'ils ne le sont pas chez nous. Surtout, l'essentiel n'est pas là ; les arguments qui là-bas ont prévalu n'avaient rien de médicaux. En Grande-Bretagne, la chirurgie ambulatoire visait surtout à raccourcir les interminables attentes avant d'avoir droit à une chirurgie classique. État de fait qui a d'ailleurs poussé beaucoup de Britanniques à venir se faire opérer en France... Aux USA, chacun devrait connaître le pouvoir exorbitant des assurances privées dans le choix des filières et des modalités de soins, avec leur intérêt économique pour principal critère. Parmi les pays industrialisés, les USA sont les seuls à ne pas posséder un système de santé universel qui ne soit pas seulement un cache-misère. Quatorze pour cent des Américains n'ont aucune assurance santé ; des diabétiques meurent faute d'avoir les moyens de s'acheter de l'insuline[35]... Comme j'ai pu le constater sur place, pour le citoyen qui n'est pas riche, la philosophie relève d'un « marche ou crève » très favorable aux soins ambulatoires... Notons enfin que par rapport à celle des Français, l'espérance de vie des Américains est inférieure de quatre ans et qu'elle continue à se dégrader, ce qui ne renforce pas la légitimité de leur système de santé.

Un peu plus loin dans ce rapport : « Pourtant elle améliore la qualité des soins en obligeant à tout organiser autour du patient et dans son intérêt ». Cela voudrait donc dire qu'en dehors des unités de chirurgie ambulatoire, à l'hôpital rien n'est organisé autour du patient, ni dans son intérêt, ni pour améliorer la qualité des soins - quel aveu !

Encore plus loin : « La chirurgie ambulatoire peut être considérée aujourd'hui comme la chirurgie de première intention. A contrario, si une hospitalisation avec une nuit complète est envisagée, alors il est indispensable de se demander quelles stratégies pourraient être employées pour rendre la prise en charge ambulatoire possible pour ce patient ». Dans ce dernier cas, je suggérerais que le chirurgien et l'infirmière, avec leurs outils, viennent passer la nuit chez le malade, dans sa chambre pour assurer une surveillance qui était peut-être jugée indispensable. J'ai voulu insister sur ce document qui émane de la Haute

[35] Journal de 20h Deuxième chaîne, le 13 novembre 2019.

Autorité de Santé, dont les auteurs sont des experts responsables de notre politique de santé. Ces gens mélangent tout et c'est très inquiétant. L'ambulatoire en première intention : pour un panaris, une circoncision ? Une hystérectomie ? Une prothèse de genou ? Ou une greffe cardiaque ?

Les zélateurs du tout ambulatoire prétendent encore que les techniques chirurgicales et les anesthésies pratiquées dans ce cadre sont moins agressives. Il faut espérer que cet argument ne relève que d'un boniment de foire, car sinon cela voudrait dire que chirurgiens et anesthésistes feraient exprès d'appliquer de moins bonnes techniques aux malades hospitalisés. Car je ne vois pas ce qui, dans le fait que l'opéré dorme à l'hôpital ou chez lui, pousserait à ne pas lui donner des prestations de même qualité... Cet argument de la qualité, de la diminution des complications, qui revient plusieurs fois dans ce rapport, n'est appuyé par aucune étude scientifique sérieuse. Aucune étude scientifique ? C'est bien là que le bât blesse.

La Haute Autorité de Santé a été conçue pour être un des principaux gardiens de la qualité de notre médecine. Une médecine moderne, scientifique, une médecine basée sur la preuve. Tout le monde admet maintenant qu'une nouvelle thérapeutique ou une nouvelle procédure technique, à moins de résultats miraculeux, doit faire la preuve de sa supériorité par rapport à ce qui existait jusque-là. Supériorité en termes d'efficacité ou au moins de tolérance. Pour apporter cette preuve, le moyen incontournable, le *gold standard* international est l'essai clinique contrôlé, « randomisé », avec un tirage au sort entre deux options. Dans ce cas il se serait agi, pour une même indication chirurgicale, dans des groupes semblables de patients, de tirer au sort les conditions de la chirurgie : en ambulatoire ou en hospitalisation classique. Combien l'HAS rapporte-t-elle dans ce rapport d'essais obéissant à ce *gold standard* ? Réponse : aucun !

L'évaluation scientifique très insuffisante de la chirurgie ambulatoire

Le *Socle de connaissances*, produit en 2012 par l'HAS, n'était pas bien solide puisqu'il ne faisait référence à aucun essai scientifique contrôlé ayant comparé la chirurgie ambulatoire avec une approche classique. Pourtant déjà 18 études de cette sorte avaient été publiées dans la littérature internationale. Qu'en est-il en 2022 ? Nous avons interrogé la base de données du National Institute of Health : *clinicaltrials.gov* qui collige les principaux essais cliniques en cours et nous en avons trouvé 8. La base bibliographique *PubMed*, parmi 3145 références traitant de la chirurgie ambulatoire, n'en donne que 24 obéissants aux critères des essais cliniques « randomisés », avec au moins 30 malades dans chaque bras. Ces essais se rapportaient principalement à l'ablation de la vésicule biliaire (8), à la chirurgie endoscopique de l'utérus (5), à la chirurgie ano-rectale (3) et à la chirurgie arthroscopique du genou (2). Bien qu'elles ne couvrent pas tout le spectre de l'ambulatoire et qu'elles aient en grande majorité (22/24) inclus encore trop peu de malades, ces études sont riches d'enseignements.

• Un de leurs principaux enjeux était les économies que l'on pourrait obtenir sans occasionner davantage de complications. De ce point de vue, les résultats semblent majoritairement en faveur de l'ambulatoire. Cependant, une étude réalisée en France[36], à propos de la chirurgie vasculaire, a montré que l'ambulatoire avait coûté plus cher qu'une prise en charge classique, du fait du nombre de ré hospitalisations dans les suites opératoires.

• Le niveau de preuve apporté par la plupart de ces essais demeure très insuffisant du fait d'effectifs trop faibles pour révéler de petites différences en terme de risques. En effet, dans les interventions étudiées, le risque global de complications sérieuses est inférieur à 5%. Avec cet ordre de risque, il faut inclure au moins 300 patients dans chaque bras pour être capable de déceler une différence de 2%. Seuls 2 essais possédaient une puissance suffisante, incluant pour l'un 800 malades et pour l'autre 1005. Dans les deux cas, l'intervention consistait en la mise en place de stents dans les artères coronaires[37]. Leurs auteurs concluaient à la faisabilité de l'ambulatoire, mais ils ont dû garder à l'hôpital 19% et 12% des patients inclus dans leurs groupes « ambulatoires ». Notons que parmi les 22 autres études, 4 se sont révélées, en termes de douleurs ou d'autres désagréments, en défaveur de l'ambulatoire. Dans 4 autres, les différences observées (toujours en défaveur de l'ambulatoire) n'étaient pas considérées comme significatives : parce qu'elles étaient liées au hasard ou parce que les effectifs étaient beaucoup trop faibles ?

• Dans ces études, un nombre non négligeable de patients considérés comme éligibles pour l'ambulatoire n'ont pu en fin de compte être inclus. Au total en considérant les 5 essais où ces données sont précisées, 28% des patients éligibles (525/1855) ont été écartés, pour différentes raisons comme un refus, un domicile trop éloigné, l'absence d'un proche pour aider l'opéré les premiers jours... Cela nous donne une idée de la

---

[36] Gouëffic et al. Eur J Vasc Endovasc Surg. 2021 ; 61(3) : 447-55.

[37] Bertrand et al. Circulation. 2006 ; 114(24) : 2636-43 - Heyde et al. Circulation. 2007 ; 115(17) : 2299-306

faisabilité pratique de la chirurgie ambulatoire, même lorsqu'elle semble techniquement et médicalement possible.

- Des patients inclus dans les groupes « ambulatoires » ont en fin de compte dû rester à l'hôpital après l'opération. Dans les 13 essais où cette donnée est précisée, cela représentait 18% des cas (278/1566). Cette information nous semble très importante, car elle souligne les dangers de centres exclusivement voués à la chirurgie ambulatoire. Il est impératif que l'équipe qui a opéré dispose de lits classiques pour au besoin recevoir ses patients, sans avoir à les trimballer d'un hôpital à l'autre.

- Dans la plupart de ces études, il ne s'agissait pas de comparer la chirurgie ambulatoire avec une prise en charge désuète où le patient resterait longtemps hospitalisé. La durée de séjour prévue dans les groupes « chirurgie classique » a été précisée dans 17 études. Elle n'était que de 24 heures dans 13 essais, et de 2 à 3 jours dans les 4 autres. Cette prise en charge avec une brève hospitalisation correspond aux critères de la *chirurgie mini invasive* que nous évoquerons à la fin de ce chapitre, comme une alternative raisonnable à l'ambulatoire.

Une exception à la médecine basée sur des preuves ?

On peut admettre que pour les interventions les plus bénignes, celles qui sont installées dans une pratique ambulatoire depuis des années, il ne soit pas judicieux de passer par la procédure d'essais longs et coûteux. Mais le problème devient très différent lorsqu'il s'agit d'interventions plus lourdes comportant des risques non négligeables en post opératoire, par exemple la pose de prothèses de hanche. Nous n'avons retrouvé dans la littérature qu'une seule étude[38] randomisée où 24% des malades du bras ambulatoire ont dû être gardés en hospitalisation. Où la douleur au deuxième jour, donc au domicile, était significativement plus importante.

Les études randomisées n'ont couvert qu'une petite partie du spectre des interventions pourtant déjà réalisées en ambulatoire. Comme nous l'avons vu, et c'est encore plus ennuyeux, les quelques essais disponibles n'ont en grande majorité pas inclus assez de malades pour donner un niveau de preuve suffisant. Dans ce changement de paradigme, pour toute chirurgie conséquente, le *gold standard* de l'essai randomisé aurait dû rester scientifiquement et moralement incontournable. Mais non, la science médicale vue par certains responsables de santé se comporte

---

[38] Goyal et al. Clin Orthoped Relat Res. 2017 ; 475(2) : 364-72.

comme une machine à deux vitesses. Avec des situations où un nouveau médicament, une nouvelle pratique se verront imposer de multiples essais randomisés, avec des procédures d'autorisation toujours plus compliquées. Et d'autres où l'on s'assiéra sans vergogne sur cette médecine basée sur des preuves, pour des raisons d'économies ou de mode. Nous verrons plus loin que la Haute Autorité de Santé cultive la même ambiguïté vis-à-vis des téléconsultations...

Certaines publications à moindre valeur de preuve scientifique peuvent quand même donner une idée de l'intérêt de la chirurgie ambulatoire, parce qu'elles s'appuient sur de grands effectifs. Ce sont des comparaisons de cohortes non tirées au sort, donc avec beaucoup de biais de sélection, une répartition souvent très inégale des cas et des facteurs de gravité. Comparaisons qui ont moins valeur de preuve, même avec la « baguette magique » d'une analyse multivariée. Plusieurs études ont été publiées. Aucune différence significative en terme d'efficacité n'a été rapportée. Avec une certaine logique, ces études se sont surtout intéressées aux autres avantages possibles de la chirurgie ambulatoire. Quatre questions essentielles ont été posées :

- 1. La chirurgie ambulatoire n'augmente-t-elle pas le risque de complications ?
- 2. Permet-elle de réaliser des économies ?
- 3. Est-elle vraiment souhaitée par les patients et leur apporte-t-elle davantage de confort ?
- 4. Quelle est la faisabilité sociale de cette option dans la France réelle ?

Avec la chirurgie ambulatoire, pas plus de complications ?

Une première étude française a été publiée en 2008 (80). Y ont été analysés les résultats, en termes de complications infectieuses, de 32.165 interventions chirurgicales réalisées dans 288 services de chirurgie du nord de la France et de la région parisienne. Les 8143 patients opérés en ambulatoire ont présenté moins d'infections du site opéré : 0,3% contre 1,7% avec une prise en charge classique. Avec une analyse multivariée, prenant en compte l'inégale répartition de certains facteurs de risque, la différence reste significative.

Une seconde étude, beaucoup plus complète, réalisée par le Réseau ISO-Raisin (84, 86), a été publiée en 2019. Elle concerne les infections du site opéré, après 103.691 interventions réalisées dans 364 établissements publics et privés répartis sur toute la France. Un des grands intérêts de cette étude est qu'elle distingue les risques en fonction du type de chirurgie : digestive (28.795 interventions), gynécologique

(22.810), traumatologique (7693), urologique (5851), chirurgie bariatrique (3024). Dans certaines spécialités comme la neurochirurgie ou la chirurgie aortique, aucune intervention n'a été réalisée en ambulatoire. Au total, les analyses uni et multivariées ne montrent aucune influence du caractère ambulatoire ou non sur le risque infectieux, à l'exception de la chirurgie digestive où les infections du site opéré sont quatre fois moins fréquentes avec l'ambulatoire. Différence qui reste significative en analyse multivariée. Mais, répétons-le, il ne s'agit pas d'un essai prospectif contrôlé avec répartition par tirage au sort dans les deux catégories de prise en charge. Il est tout à fait possible que l'analyse multivariée n'ait pas pris en compte certaines différences entre les malades, différences qui ont pu orienter les uns vers l'ambulatoire et les autres, plus fragiles, vers le court séjour. En 2005, le réseau allemand de surveillance des infections postopératoires AMBU-KISS (65), qui regroupe environ 250 établissements, avait publié une étude semblable, concernant les arthroscopies, les cures de hernies inguinales et les strippings veineux. Aucune différence significative n'avait été observée entre ambulatoire et hospitalisation.

Une autre étude, venant du « royaume de la chirurgie ambulatoire », les États-Unis, a jeté un froid en 2017 (1). Elle concernait la pose de prothèses totales du genou, une intervention peu réalisée en ambulatoire dans notre pays. Les auteurs ont interrogé la vaste base de données d'une assurance médicale privée (PearlDiver, 4 milliards d'entrées dans ses dossiers santé). Entre 2007 et 2015, 4391 patients ont été opérés en ambulatoire et 128.951 au cours d'une hospitalisation classique. Le verdict de l'analyse multivariée est sévère : pratiquement tous les types de complications sont significativement plus fréquents dans le groupe ambulatoire. En particulier les raideurs du genou, les défaillances de la prothèse, les infections et les phlébites.

Avec certains types d'opérations, un risque hémorragique persiste malgré les progrès de la chirurgie. Cette complication peut vite mettre en jeu le pronostic vital, elle nécessite souvent des reprises chirurgicales d'urgence. Il est évident qu'avec un retour immédiat à domicile, la prise en charge des hémorragies va prendre un retard qui peut être fatal. C'est pourquoi, chez les gens raisonnables, un risque hémorragique non négligeable constitue une contre-indication à la chirurgie ambulatoire. Mais à partir de quel niveau ? Du fait de leur rareté, ces accidents sont peu répertoriés dans les publications.

Une des séries les mieux documentées de ce point de vue est danoise (62). Chez 57.709 patients traités par chirurgie ambulatoire, les complications ont été repérées soit par le biais des ré hospitalisations, soit par celui des décès. Elle ne prenait donc en compte que les complications les plus graves. Parmi 3796 ré hospitalisations, seulement 697 (18%) ont été retenues *a posteriori* comme relevant de complications - ce qui doit nous interroger quant aux raisons qui en ont fait récuser 82%. Parmi les 24 décès survenus dans le mois qui a suivi l'intervention, seuls 7 (29%) ont été considérés comme pouvant être liés à l'intervention - ce qui mériterait aussi d'être discuté. Rappelons que dans le *gold standard* des essais randomisés, *tous les décès* sont comptabilisés et pas seulement ceux que l'on présume a posteriori comme liés au traitement. Les suites les plus compliquées ont été observées après une amygdalectomie : 11,4% de ré hospitalisations. Après une intervention gynécologique, le taux d'hémorragie a été de 0,8%. Cette étude souffre de nombreuses faiblesses méthodologiques qui laissent craindre une forte sous-estimation des complications. Nous avons évoqué le problème du « tri » a posteriori des ré hospitalisations et des décès - ce que tout biostatisticien rigoureux regarderait comme du « bidouillage ». Ensuite, seules les complications ayant entraîné la mort ou un retour à l'hôpital ont été prises en compte. L'étude ne nous dit rien de la douleur ni du recours au médecin traitant. Surtout, elle est polluée par l'inclusion d'au moins 15% d'interventions tout à fait bénignes comme l'exérèse de kystes pileux ou de petites lésions cutanées. Une fois ces cas soustraits, le taux de décès postopératoire s'élève à 0,14 %, celui des complications graves à 1,4%, celui des hématomes et des hémorragies, à 0,6 %. Ce qui, comparé à des prises en charge traditionnelles, n'est plus du tout négligeable.

Au total, affirmer que pratiquer la chirurgie sur un mode ambulatoire entraînerait plutôt moins de risques, relève davantage de la foi que de preuves scientifiques. S'il est vrai que certains malades ainsi opérés présentent moins de complications, cela vient surtout du fait qu'il ne s'agit pas des mêmes malades : les cas à faible risque sont orientés vers l'ambulatoire, alors que les plus lourds sont laissés à l'hospitalisation classique. L'expérience américaine avec les prothèses de genou montre combien il faut rester prudent. Seuls des essais « randomisés », incluant des centaines ou des milliers de malades, permettraient de mieux délimiter la frontière entre ces deux prises en charge.

Chirurgie ambulatoire : quelles économies ?

L'argument économique, plus ou moins avoué, représente le ressort principal du développement de la chirurgie ambulatoire. Mais là encore il faut raison garder. Une abondante littérature a été consacrée à ce sujet. Je me contenterai de donner la parole aux sages de notre Académie de Médecine (50) : « Les estimations des économies qu'elle permettrait varient de 0.5 milliard à 6 milliards. Cela s'explique par l'absence d'études fondées sur des comparaisons factuelles bien établies... L'Académie Nationale de Médecine, sans remettre en cause le bénéfice pour le patient de cette alternative à la chirurgie traditionnelle, insiste sur la nécessité de réaliser en France des études comparatives avec la chirurgie conventionnelle... ».

Il semble évident que supprimer le séjour dans un lit d'hôpital accablé de charges financières permet de réaliser des économies (58), mais cela ne représente-t-il pas, pour une certaine part, un transfert de charges vers d'autres secteurs comme le médecin traitant, l'infirmier à domicile, le pharmacien, les transports médicalisés ? Sans oublier le patient lui-même qui assume une partie des frais, par exemple lorsqu'il doit rémunérer une personne pour le veiller la nuit. La plupart des études n'ont considéré que le coût des journées d'hôpital épargnées par l'ambulatoire.

Il nous faut aussi regarder les choses à plus long terme. Supprimer un grand nombre de lits de chirurgie risque d'aggraver l'embolie des urgences. Par exemple où seront traités les 20% de malades qui devront être hospitalisés pour des suites compliquées, après une chirurgie ambulatoire ? Certains pays ont développé des centres exclusivement voués à ce type de chirurgie, sans aucun lit classique pour recevoir les complications. Une élégante façon de se débarrasser du mistigri des ennuis postopératoires, et d'afficher d'excellentes statistiques...

Une pratique choisie ou acceptée ?

Un des arguments est la satisfaction des patients. Dans la plupart des publications, le taux de satisfaits après une chirurgie ambulatoire est annoncé, « à la louche », autour de 90%. L'enquête annuelle réalisée par la Haute Autorité de Santé[39] a le mérite d'être plus précise et mieux documentée. En 2018, 327.801 malades sortis d'une hospitalisation classique et 14.500 ayant bénéficié d'une chirurgie ambulatoire ont répondu au questionnaire envoyé par courriel. Les taux de globalement satisfaits sont respectivement 73,3 % et 76,4%, une différence de seulement 3,1 points. En revanche les patients qui se sont sentis anxieux ou inquiets sont nettement plus nombreux avec l'ambulatoire : une différence de 20 points. Rappelons qu'il ne s'agit pas d'une étude

[39] http://www.has.sante.fr dossier de presse 2018

randomisée et que le profil des malades n'est pas le même dans les deux types de prise en charge. Surtout, le calcul des pourcentages de satisfaction est fragilisé par le taux élevé de personnes qui n'ont pas répondu au questionnaire : 71% de non répondeurs après une chirurgie ambulatoire et 74% après une hospitalisation classique.

L'option de l'ambulatoire est-elle choisie, acceptée ou imposée ? En fait, dans la plupart des pays grands consommateurs de cette option, les patients n'ont plus vraiment le choix. En France, l'enthousiasme du chirurgien, sa façon de présenter les choses a certainement une grande influence et, comme dans les autres pays, la place laissée au choix du patient risque de se restreindre à mesure de la transformation des services classiques en unités de soins ambulatoires. Les responsables des établissements, tant privés que publics, ne se privent pas d'attribuer les locaux les plus accueillants, les plus agréables et tous les moyens nécessaires pour rendre attirante cette formule qu'ils pensent plus rentable.

Une autre façon de fausser le jeu est de passer sous silence les avantages d'une pratique plus moderne de la chirurgie traditionnelle, par exemple avec les techniques mini-invasives et la réhabilitation améliorée. Une option bien moins soutenue par le « tapage » publicitaire, car elle fait encore appel à un lit d'hôpital, même si le malade n'y reste qu'un ou deux jours.

Chez des patients porteurs d'une affection cancéreuse, la chirurgie intervient souvent dans les premiers temps de la prise en charge. Les tumorectomies mammaires, les conisations du col de l'utérus, les prostatectomies et les néphrectomies partielles sont de plus en plus réalisées en ambulatoire. Au-delà de la sécurité apportée par un bref séjour en hospitalisation classique, ces patientes, ces patients ont souvent besoin d'un peu de temps passé avec une équipe de soins. C'est l'occasion de recevoir en un même lieu les informations et le soutien nécessaires. La première visite postopératoire du chirurgien, les explications de l'oncologue quant à la suite du traitement, une conversation avec le psychologue, le réconfort et la chaleur humaine apportés par un personnel infirmier auquel il est parfois plus facile de se confier[40]... Tout cela peut valoir mieux qu'un retour sec à domicile. La chirurgie, comme le reste de la médecine, ne peut se résumer en l'addition de gestes techniques. Cette prise en charge avec un minimum d'humanité peut aussi s'appliquer aux grands obèses qui, après l'échec

---

[40] Notons que je donne là une vision idyllique d'un hôpital où les soignants auraient encore le temps de parler aux malades...

des régimes amaigrissants, doivent subir une chirurgie bariatrique. Le coût d'une ou deux nuits, très élevé dans un lit de chirurgie, représente bien sûr un obstacle. Mais plutôt que de mettre les malades dehors le plus vite possible, ne pourrait-on pas réduire les charges qui pèsent sur ce lit d'hôpital ? Nous aborderons cette question dans un prochain chapitre.

Quelques considérations sociales et sociétales

Une des limites de la chirurgie ambulatoire tient aux conditions dans lesquelles vivent nombre de nos compatriotes. Pour rentrer chez soi dans les heures qui suivent une intervention sous anesthésie, il faut avoir quelqu'un pour vous reconduire puis pour veiller sur vous, une personne capable de donner l'alerte même la nuit. Il ne faut pas non plus en être réduit à dormir sur un trottoir, dans un carton, ou même dans sa voiture... J'invite donc les zélateurs du 70-80 % de chirurgie ambulatoire à quitter leur logis douillet, à découvrir certains aspects de notre France réelle. Dans cette promenade, l'INSEE nous servira de guide :

- donnée collectée pour l'année 2013 : plus de 8% des ménages vivent dans un logement surpeuplé ;
- en 2015, 1.550.000 femmes élevaient seules leurs enfants mineurs, c'était aussi le cas de 300.000 hommes ;
- 2016, l'INSEE note que 12,6 % des logements sont insalubres : fuites dans la toiture, murs et sols humides, moisissures un peu partout - conditions idéales pour un opéré ;
- 2018 : 14,1 % des Français vivent sous le seuil de pauvreté (fixé à 60% du revenu médian des Français) ;
- 2019 : au moins 10% des Français n'ont pas de médecin traitant ;
- 2020 : 57% des Français sont célibataires, veufs ou divorcés, et 37% vivent seuls ;
- 2025 : 21 % de nos compatriotes seront âgés de plus de 64 ans et 11% de plus de 74 ans.

Bien sûr, tous les Français ne cumulent pas ces désavantages. Il en existe qui disposent de hauts revenus, mais qui vivent dans le froid et l'humidité parce qu'ils ont hérité du vieux château familial... Ces cas ne sont sans doute pas les plus fréquents, et à la vue du paysage exposé dans les lignes qui précèdent, il me semble qu'un bon tiers des Français ne présentent pas des conditions de vie optimales pour bénéficier d'une chirurgie ambulatoire de quelque importance. Proportion confirmée par les essais randomisés que nous avons évoqués au début de ce chapitre.

Essais où 30% des patients initialement considérés comme éligibles à l'ambulatoire ont en fin de compte dû être hospitalisés.

Au total, dans des indications raisonnables, pour des personnes bien entourées, autonomes et psychologiquement équilibrées, l'option d'une chirurgie ambulatoire peut être proposée et appréciée. Mais une pression inadmissible est exercée sur les chirurgiens pour aller vers le tout ambulatoire. Cela peut amener certains d'entre eux à dépasser la mesure. Pour un jeune chirurgien brillant et plein d'ambition, la tentation est grande de pousser les techniques jusqu'à leurs limites. Le retour immédiat à domicile, après une intervention naguère considérée comme trop lourde, ne doit pas devenir une aventure.

Le maillage territorial des établissements : exemple des maternités

La fermeture de nombreuses petites maternités a, ces dernières années, fait la une de la presse régionale. Les élus locaux protestent, relayés par nombre d'associations. Les pouvoirs publics sont pris entre deux nécessités parfois contradictoires, d'une part assurer la sécurité de la mère et de l'enfant dans des établissements dotés d'une permanence en obstétriciens, anesthésistes et spécialistes de la réanimation néonatale. D'autre part, ne pas trop éloigner les futures accouchées de ces maternités, car accoucher dans une voiture particulière ou même une ambulance n'offre pas les meilleures conditions de sécurité pour la mère et l'enfant. Dans une enquête réalisée en 2010 pour la Haute Autorité de Santé, 11% des interrogées déclaraient avoir mis plus de trente minutes pour venir accoucher (44). Selon l'étude réalisée huit ans plus tard par Emmanuel Vigneron pour le journal *Le Monde*[41], 716.000 femmes en âge de procréer vivraient au-delà de cette distance mesurée en temps d'accès (30 minutes), deux fois plus qu'il y a vingt ans. Cela concerne surtout les zones de montagne, mais aussi et encore la « diagonale du vide ».

Depuis quarante ans, près des deux tiers des maternités ont été fermées, essentiellement les plus petites qui pratiquaient moins de 300 accouchements par an et ne disposaient pas de moyens de réanimation néonatale. Plus récemment sont venues s'ajouter des difficultés à assurer une permanence des obstétriciens et des anesthésistes. Le tableau IV montre que parmi les spécialités médicales concernées par

[41] Le nombre de femmes qui vivent à plus de 45 min d'une maternité a doublé en 20 ans. *Le Monde* du 21 mars 2019.

l'accouchement et ses suites, le nombre d'obstétriciens pour 1000 naissances a légèrement diminué. Les taux plus favorables pour les anesthésistes sont trompeurs, car ils représentent des effectifs globaux de spécialistes prenant en charge d'autres activités que les accouchements et la réanimation néonatale.

Tableau IV Effectifs des spécialistes concernés et taux pour 1000 naissances

année	nb de naissances	obstétriciens	pédiatres	anesthésistes réanimateurs
2000	775.000	5260 (6,8 p1000)	6370 (8,2 p1000)	10.194 (13,1 p1000)
2005	774.000	5206 (6,7 p1000)	6835 (8,8 p1000)	10.524 (13,6 p1000)
2010	802.000	5624 (7 p1000)	7134 (8,9 p1000)	10.386 (12,9 p1000)
2015	760.000	4577 (6 p1000)	7861 (10,3 p1000)	11.149 (14,7 p1000)
2018	758.000	5030 (6,6 p1000)	8205 (10,8 p1000)	11.497 (15,2 p1000)

Les établissements qui ont été fermés étaient souvent des maternités de proximité. En milieu rural, cela a éloigné un certain nombre de parturientes de leur lieu d'accouchement. Il est difficile d'en apprécier les risques, car les morts maternelles et infantiles sont devenues des événements rares. Le tableau V montre que ces fermetures massives, entre 1975 et 2016, n'ont pas empêché la mortalité infantile de se réduire des trois quarts (56).

L'évolution de la mortalité maternelle est encore plus délicate à déterminer, du fait du petit nombre de décès constatés (en moyenne 1 pour 13.500 naissances entre 2000 et 2016). Toutefois, il ne semble pas y avoir eu d'augmentation durant cette période (figure 3). En regroupant les années 2004-2006 et 2012-2013, l'INSERM[42] a constaté que les décès par hémorragie, principale cause de mortalité, avaient diminué de moitié en dix ans.

---

[42] Mortalité maternelle : diminution de la mortalité par hémorragie. Communiqué INSERM 28 novembre 2013. Les morts maternelles en France : mieux comprendre pour mieux prévenir. 5e rapport de l'Enquête nationale confidentielle sur les morts maternelles (ENCMM). INSERM septembre 2017.

Tableau V évolution du nombre de maternités et de la mortalité maternelle et infantile

année	nombre de maternités	mortalité maternelle taux INSERM	nb de décès CépiDC	mortalité infantile INSEE décès enfants < 1 an p 1000 naissances
1975	1369			13,8
1985	1035			8,3
1996	814			4,9
2001	700	7,6 p 100.000	58	4,6
2010	536	8,5 p 100.000	71	3,6
2012		6,3 p 100.000	43	3,5
2014	518	5,2 p 100.000	42	3,5
2016	497		38	3,7

Ces données globales rassurantes peuvent masquer des particularités liées à certains territoires enclavés. Une augmentation très localisée des complications causées par l'éloignement peut se trouver gommée, noyée dans la masse des statistiques nationales. Une étude a été menée en Bourgogne sur les conséquences de la fermeture de trois petites maternités rurales. Pour certains villages, ces fermetures ont notablement éloigné les femmes de leur lieu d'accouchement, avec des temps pouvant dépasser l'heure dans une ambulance prioritaire, sans même tenir compte des aléas météorologiques. Cette étude a objectivé une corrélation significative entre des temps de trajet de plus de 30 minutes et la survenue de signes de souffrance fœtale. Les effectifs étaient trop réduits pour établir une corrélation entre temps de trajet et mortalité de la mère ou de l'enfant (17).

Figure 3 Taux de décès maternels pour 1000 naissances

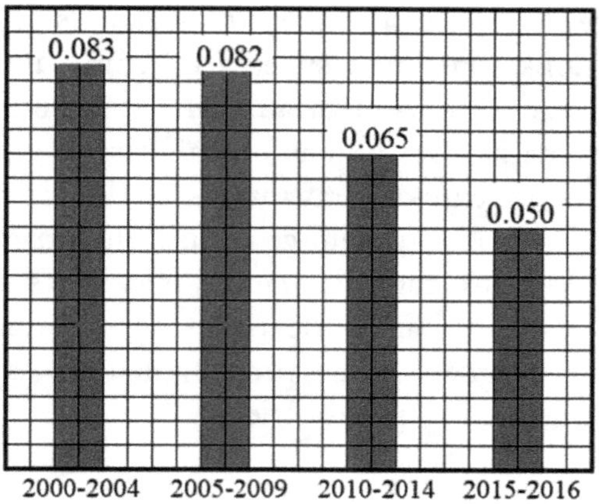

période	décès	naissances
2000-2004	318	3 820 000
2005-2009	324	3 946 000
2010-2014	260	3 948 000
2015-2016	76	1 505 000

sources : CépiDC INSERM
INSEE

Au total, la politique de fermeture des petites maternités rurales a obéi à des préoccupations de qualité et de sécurité. La relative pénurie en anesthésistes réanimateurs et en obstétriciens a aussi motivé certaines fermetures d'établissements peu attractifs qui ne parvenaient plus à assurer une continuité satisfaisante des prises en charge. Des considérations économiques n'étaient pas non plus absentes. Au niveau du territoire national, ces fermetures ne semblent pas avoir eu de conséquences fâcheuses pour les mères comme pour les enfants. Cependant, certains effets délétères peuvent avoir été noyés dans la masse, c'est même très probable pour des zones rurales ou de montagne où le trajet entre domicile et maternité dépasse régulièrement les 45 minutes considérées comme la « limite de risque » (16). Dans ces situations qui ne sont pas très nombreuses, il est possible que l'éloignement excessif entraîne plus de risques que l'absence des équipements qui caractérisent les grandes maternités.

Faut-il rouvrir certaines maternités rurales ? D'autres options sont proposées, par exemple de s'appuyer sur le réseau des sage-femmes pour suivre les grossesses et les rapprocher un peu à l'avance d'une maternité, dans un établissement de type hospitel[43]. C'est la solution adoptée depuis longtemps par la Polynésie Française dont le chapelet d'îles s'étale sur

[43] À proximité immédiate d'un hôpital ou d'une maternité, ces établissements fonctionnent comme des hôtels, mais ils sont dédiés à l'accueil de patients valides.

une surface équivalente à celle de l'Europe. À partir du huitième mois de grossesse, ces femmes bénéficient d'une évacuation sanitaire vers l'une des deux îles pourvues d'une maternité. Cependant, les mortalités maternelle et infantile en Polynésie restent nettement plus élevées qu'en métropole. Certaines complications sont impossibles à prévoir, surtout dans les zones qui sont devenues des déserts médicaux. Une maternité de proximité, offrant une prise en charge plus humaine, peut être le choix éclairé de jeunes femmes bien conscientes des avantages et des risques des deux options - encore faudrait-il qu'elles aient ce choix. Une prise en charge plus humaine est aussi nécessaire dans les grandes maternités qui, avec la concentration des moyens, sont parfois devenues des « usines à bébés ». Là encore, le personnel soignant et en premier lieu les sage-femmes souffrent d'un mode de gestion trop industriel.

Une pénurie de lits

La destruction du lit d'hôpital est souvent considérée comme une source majeure d'économies par ceux qui décident de notre politique de santé. Le lit d'hôpital a mauvaise réputation : il coûte trop cher et cela s'aggrave d'année en année. À ma connaissance, peu d'études ont questionné le pourquoi de ces coûts accumulés. Réflexion d'autant plus urgente que nous disposons maintenant d'études comparant une chirurgie où l'opéré dort chez lui le soir même et une autre plus classique où il passe quelques jours dans un lit d'hôpital. Avec les limites méthodologiques évoquées plus haut, il semble que dans des indications bien choisies, dormir chez soi sur un lit acheté pour quelques sous au bazar du coin, dans une chambre où le ménage n'est pas fait tous les jours, ne provoque pas plus de complications que de dormir dans une chambre d'hôpital. Résultat d'autant plus troublant que les lits des services de chirurgie doivent obéir à des dizaines de normes, que le coût total de leur installation se chiffre en centaines de milliers d'euros et celui de leur fonctionnement annuel en dizaines de milliers. Cette comparaison est-elle à l'origine du manque de scrupules des zélateurs de l'ambulatoire ? Si les limites et les biais d'un tel raisonnement apparaissent évidents, il n'en reste pas moins que certaines questions méritent d'être posées :

- de combien de lits de court séjour nos hôpitaux ont-ils besoin, maintenant, et qu'en sera-t-il dans dix ans ?
- les normes, les contraintes et les charges financières pesant sur le lit d'hôpital sont-elles toutes justifiées ?

- par quels biais l'architecture et le fonctionnement de nos hôpitaux favorisent-ils la survenue d'infections nosocomiales et autres complications ?
- ne serait-il pas temps de construire des hôpitaux agiles : plus efficaces, plus humains, plus faciles à gérer, plus réactifs et... moins coûteux ?

De la difficulté de prévoir le nombre de lits nécessaires

Alors que par la magie de l'ambulatoire, nos têtes pensantes sanitaires imaginaient en 2012 les bienfaits de la suppression de 48.000 lits de chirurgie, la pénurie de places en court séjour était déjà une des causes de la crise que vivaient nos hôpitaux, en particulier leurs services d'urgences. Ceci bien avant la survenue de l'épidémie de COVID. Entre 1981 et 2020, dans le secteur public, le nombre de lits d'hospitalisation classique est passé de 392.644 à 237.813, une diminution de 40 %. Dans le même temps, la population française s'est accrue de 25 %. Le nombre des personnes âgées d'au moins 65 ans a presque doublé[44] (+ 84%).

En 2019, selon la DREES, nos hôpitaux disposaient de 19.600 lits de soins critiques, répartis en 5400 lits de réanimation (28%), 6000 lits de soins intensifs (30%) et 8200 lits de surveillance continue. Depuis 2013, le nombre de ces lits avait augmenté de 6,9%. Avec la crise du COVID, il a encore augmenté, mais il persiste un certain flou quant à l'amplitude réelle de cette évolution. Il semble qu'un certain nombre de lits officiellement comptabilisés ne soient pas actifs du fait du manque de personnel. En septembre 2021, le ministère de la Santé faisait état pour la presse, de 5700 lits de réanimation ; en janvier 2022, ce serait 6370. Selon un rapport de l'IGAS publié en décembre 2021, mais non rendu public, les besoins en nouveaux lits de réanimation se situeraient entre 500 et 1000 à l'horizon 2030 (journal *le Monde* du 16 décembre 2021).

Sans doute, avec les progrès de la médecine, certains lits sont-ils devenus inutiles, mais n'en a-t-on pas trop supprimés ? La réponse ne peut être que oui. L'hôpital reste un service public, ses lits n'ont pas vocation à être remplis à 100% - ce qui d'ailleurs est décemment impossible (fiche n° 2). Il faut à toute heure des places libres pour accueillir à la fois les malades programmés et ceux dont la venue s'impose au dernier moment. Certains établissements se vantent d'utiliser un logiciel pour dénicher des lits libres dans les services et y caser « de force » les malades issus des urgences, une méthode qu'il est prévu de généraliser avec le *pacte de refondation des urgences*. Ce remplissage forcé

[44] Données issues de l'INSEE et de la DREES

aboutit à placer des personnes dont la maladie ne correspond pas à la spécialisation du service qui va les héberger, ce qui peut causer désordres et accidents. Il s'agit aussi d'une violence faite aux équipes de soins qui devraient garder une certaine latitude dans la gestion de leurs lits. La solution n'est donc pas dans ces programmes qui traquent le lit supposé libre, comme le chien de mon voisin cherche la truffe. Il est évident qu'en 2022 il n'y a plus assez de lits dans les services de court séjour, que de ce fait trop de malades stagnent aux urgences, que cela pousse à en faire sortir d'autres de façon trop précipitée. Cette gestion à flux tendu est préjudiciable à tous les malades, elle contribue au stress des équipes soignantes.

FICHE n° 2. Lit d'hôpital : de l'inanité d'espérer un remplissage à 100%

Notre équipe est responsable d'une unité de 20 lits : 10 en hôpital de semaine (vides le samedi et le dimanche) et 10 en hospitalisation classique de court séjour. Nous programmons au mieux les arrivées et les départs des patients, les examens et les traitements : arrivée et installation le lundi matin, début immédiat de notre prise en charge active, retour chez eux le vendredi.
Ce type de prise en charge se fait idéalement en hôpital de semaine, avec des lits qui peuvent afficher un taux de remplissage supérieur à 90%. Mais tout le monde ne peut pas être programmé de la sorte, il y a des prises en charge plus longues ou des complications que l'on ne peut pas prévoir : les patients qui présentent ce profil doivent bénéficier de nos lits d'hospitalisation classique. Au total, dans notre secteur de 10 lits d'hospitalisation classique, durant les 2 semaines étudiées, les malades se répartissent ainsi :

- 6 patients dont le séjour programmé est de deux semaines : ils entrent un lundi et sortent le vendredi de la semaine suivante, soit 11 journées d'hospitalisation, puisque le jour de sortie n'est pas pris en compte. *Pour 6 patients = 66 journées réalisées ;*
- 4 patients qui, contrairement à nos craintes, n'ont pas présenté de problème et sortent le vendredi suivant, soit 4 jours d'hospitalisation. *Pour 4 patients = 16 journées ;*

la semaine suivante, ces lits seront occupés par 4 autres malades, du lundi au dimanche, ***soit** 28 journées.*

Total = 110 journées réalisées, pour 10 lits sur une période de 2 semaines, alors que 140 journées sont théoriquement possibles.
*taux d'occupation = 110 x 100/140 = **78,6 %.***
Pourtant le service était plein à 100% durant les jours actifs de la semaine.

Pour améliorer ce coefficient, il aurait fallu retenir tous les malades le week-end, alors qu'aucun soin actif n'est réalisé en dehors des urgences. Certains médecins le font, seulement pour « gonfler leur tableau de bord » ou pour respecter les oukases d'une direction qui n'a cure de l'ennui des patients, le week-end, dans une chambre où rien d'essentiel n'est pratiqué. Est-ce éthique ? Est-on à l'hôpital pour se faire soigner ou pour améliorer les coefficients ?

*Si, pour rendre service aux urgences, cette équipe avait gardé en permanence un lit libre permettant de recevoir des patients non programmés, son coefficient d'occupation serait tombé à **71%.***

En 2017, des journaux ont relayé une information sensationnelle : en 2030, malgré l'accroissement de la population et de la part des personnes âgées, beaucoup moins de lits seraient nécessaires du fait des progrès miraculeux de la médecine, de la prévention et des soins ambulatoires, sans oublier les merveilles la télémédecine... Il s'agissait d'une étude réalisée par la DREES (8). Cinq scénarios étaient élaborés pour prévoir l'évolution de l'activité hospitalière entre 2012 et 2030. Ils prenaient en compte :

- l'accroissement de la population et son vieillissement (modèle 1) ;
- les tendances évolutives entre 2009 et 2012 (modèle 2) ;
- la diminution des disparités régionales (modèle 2b) ;
- d'autres facteurs comme la prévention, les innovations, une nouvelle organisation des soins (modèle 3) ;
- des hypothèses optimistes sur la part des soins ambulatoires et les effets de la prévention (modèle 4).

Ce travail, bâti à partir des données disponibles en 2012, présente des graphiques prévisionnels allant jusqu'à 2030. Maintenant que nous possédons les données réelles de 2018, grâce à l'Agence technique pour l'information sur l'hospitalisation (ATIH), il est tentant de regarder, avec 6 ans de recul, quel scénario s'est le plus approché de la réalité (Tableau VI). Confrontées aux réalités de 2018, toutes ces prévisions se sont révélées inexactes. Le scénario 2 est celui qui s'est le moins trompé, mais il reste très en deçà pour le taux d'hospitalisation qu'il sous-estime de 11%. Selon lui, il suffirait d'augmenter le nombre de lits de court séjour de 3% par rapport à 2012, mais comme entre-temps nous en avons encore perdu 8%, il semblerait prudent d'en prévoir bien davantage.

D'ici 2030, selon l'INSEE, notre pays aura gagné 2,5 millions d'habitants. La part des personnes âgées de 60 ans et plus passera de 26% à 30%. Ces personnes seront les bénéficiaires d'au moins 50% des prestations de santé. Ces évolutions pourraient donc justifier la création de quelque 15.000 lits de court séjour. Ce qui représenterait la construction d'une cinquantaine d'*hôpitaux agiles*, selon les modalités que nous allons exposer dans un prochain chapitre. Une belle opportunité pour adapter notre parc hospitalier aux temps qui viennent.

Tableau VI. PREVISION DES 5 SCENARIOS POUR L'ANNEE 2018, AVEC L'EVOLUTION SOUHAITABLE DU NOMBRE DE LITS POUR 2030

scénario	taux d'hospitalisation p 1000 habitants	durée moyenne de séjour (en jours)	part des soins ambulatoires	2030 : nb. de lits nécessaires
1	238	5,9	39%	+ 28%
2	254	5,65	43%	+ 3%
2b	240	5,75	41%	+ 9%
3	238	5,75	43%	- 6%
4	236		48%	- 8%
constat de L'ATIH pour 2018	281	5,5	43%	

NB : la part de l'ambulatoire semble faible par rapport aux données de la SFCA, mais il ne s'agit ici que de l'hôpital public. L'ambulatoire est davantage répandu dans le privé.

Le gigantisme a-t-il jamais été une bonne solution ?

Des barres hospitalières construites en même temps que des barres d'habitation

Au tournant des années soixante, le gigantisme, à l'image des grandes usines, semblait la meilleure option pour construire les hôpitaux modernes dont notre pays avait besoin. Mais dès la fin des années quatre-vingt sont apparus toute sorte d'inconvénients. De réforme en réforme, les grands centres hospitaliers sont devenus difficiles à gouverner malgré l'appoint d'une administration plus nombreuse. La réforme instaurant des pôles médicaux ou médico-techniques n'a pas été compensée par la suppression d'autres niveaux de gestion. L'exemple des entreprises privées a souvent été avancé comme modèle pour une meilleure gestion de nos hôpitaux. Mais si l'on avait imposé à nos entreprises des organigrammes, des modes de fonctionnement aussi compliqués, aussi bourgeonnants, elles auraient depuis longtemps connu la faillite.

Plusieurs études ont cherché à définir la taille idéale pour un établissement de soins. Deux revues de la littérature, réalisées par l'IGAS (54) et sous l'égide du Haut Conseil pour l'Avenir de l'Assurance Maladie (43), sont parvenues aux mêmes conclusions. Les très grandes structures hospitalières sont handicapées par :

- leur inertie ;
- la difficulté et le coût de leur modernisation ;
- la complexité de leur gestion et la taille de leur administration ;

- des économies d'échelle qui plafonnent à partir de 200 lits puis sont vite annulées par d'autres coûts et contraintes liés au gigantisme ;
- une certaine déshumanisation de l'accueil des malades et de la gestion du personnel.

Des considérations architecturales doivent aussi intervenir. Faire circuler dans des couloirs, des ascenseurs, des milliers de gens, a toutes les chances de favoriser la transmission de germes résistants aux antibiotiques. D'autre part, les bâtiments de taille plus modeste, surtout s'ils ont un développement horizontal, se prêtent mieux aux transformations nécessitées par l'évolution des techniques de soins. Ils s'y prêtent encore mieux s'ils ont été pensés dans cette perspective. Les progrès sont si rapides qu'il est maintenant recommandé de construire des hôpitaux à durée de vie plus limitée, ce qui devrait entraîner une révision radicale des choix architecturaux et des techniques de construction.

Au total, la littérature montre qu'à partir de 200 à 300 lits, augmenter la taille d'un hôpital n'apporte aucun bénéfice et qu'à partir de 600 les désavantages l'emportent largement. Mais un hôpital avec moins de malades peut-il assurer une bonne qualité de soins ? Il semble qu'il y ait des seuils en deçà desquels les résultats sont moins bons. Cela semble établi pour les maternités, mais la présence de moyens de réanimation néonatale dans les grandes maternités apparaît aussi déterminante que le nombre d'accouchements qu'elles effectuent. Un hôpital mère-enfant d'une centaine de lits est suffisant pour assurer plus de 2000 accouchements annuels, être doté d'unités de pédiatrie, de néonatalogie et de réanimation néonatale.

Quelle est la relation entre quantité et qualité des soins ?

La relation entre la quantité des soins et leur qualité a été l'objet de nombreuses études. Zeyhep Or et Thomas Renaud en ont réalisé une revue (72). Leur conclusion est que s'il existe un lien entre le volume et la qualité, cela concerne avant tout les interventions chirurgicales complexes. D'autre part, au-delà d'un seuil variable selon les pathologies, le bénéfice plafonne. Le chirurgien a pu acquérir l'expérience nécessaire, les procédures sont bien rodées. Un hôpital de 100 à 200 lits, dédié par exemple aux maladies de l'appareil digestif, peut réaliser un nombre d'actes tout à fait suffisant pour en assurer la qualité. Enfin et surtout, le volume des actes n'est pas obligatoirement synonyme de qualité. Nous en avons connu un exemple avec la chirurgie des cancers du rectum.

Jusqu'aux années quatre-vingt-dix, dans les grands hôpitaux, des milliers de patients ont été opérés sans qu'un soin particulier ait été accordé à l'exérèse du mésorectum, cette couche de tissu cellulo-graisseux qui entoure les faces latérales et postérieure de l'ampoule rectale. Puis vint le jour où des travaux ont démontré que c'était une voie majeure de propagation des cellules tumorales. Plusieurs jeunes équipes ont alors changé leur technique et disséqué avec soin le mésorectum. La diminution des récidives a été spectaculaire, sur des séries de malades qui au début n'incluaient que quelques dizaines de cas (82).

Une gestion de plus en plus compliquée

Cela semble encore un tabou, un obstacle culturel et politique : est-on en droit de remettre en question le modèle des grands centres hospitaliers ? Même celui de l'AP-HP de Paris ? La taille moyenne des hôpitaux universitaires français (1964 lits avec l'AP-HP divisée en 12 CHU) est nettement plus élevée que celle de leurs équivalents des pays voisins : 800 lits en Suède, 805 en Belgique, 952 en Hollande, 1040 en Grande-Bretagne, 1540 en Allemagne (23). Nos grands ensembles hospitaliers se révèlent de plus en plus coûteux, difficiles à transformer, lourds à gérer. Le millefeuille administratif s'y est épanoui avec :

- une direction générale ;
- une direction pour chaque site ;
- des pôles médicaux et médico-techniques ;
- la survivance des services ;
- et, toujours à la base, les unités de soins.

Chaque niveau souhaite prendre sa part dans les décisions, être consulté ou au moins informé. Mais le personnel soignant de base se trouve de plus en plus éloigné des instances de pouvoir. Il accepte mal les injonctions venues « d'en haut », qui lui semblent souvent à juste titre coupées de la réalité. Les membres des équipes de soins ont peu de chances de rencontrer les grands directeurs. Une hiérarchie pesante peine à faire le lien entre tous. Services et pôles revendiquent chacun un certain degré d'autonomie. L'essentiel de l'administration se trouve concentré au niveau de la direction générale. Dans bien des établissements, les pôles ne disposent pas des moyens de piloter leur activité, alors qu'ils sont sans doute le niveau de gestion le plus pertinent, de par leur taille et la cohérence de leurs missions.

Le modèle des hôpitaux de plusieurs milliers de lits, qui s'est imposé après la création des CHU, ne semble plus adapté à notre temps, à des impératifs de performance et en même temps de qualité, à cette humanisation souvent annoncée, tant de fois oubliée. Ne pourrait-on pas admettre que ce modèle est périmé, que le moment est venu de changer de paradigme ? Que l'avenir est à des structures plus agiles, évolutives, travaillant en réseau. Quand comprendra-t-on que l'hôpital ne se modernise pas à coups de lois, de décrets, d'argent saupoudré par-ci par-là, mais qu'il doit changer, se simplifier dans sa structure intime, sa distribution, qu'il doit redonner la parole à son âme : l'équipe de soins.

Aspects architecturaux et organisationnels des infections nosocomiales

Les hygiénistes du dix-neuvième siècle nous ont laissé en héritage de grands hôpitaux pavillonnaires comme Lariboisière ou la Pitié. Pour éviter la contagion des maladies bactériennes ou virales que l'on ne savait pas contrôler, ils ont fragmenté les lieux de soins. Ils les ont aérés et il ont introduit des espaces verts. Après la découverte des antibiotiques, le risque de transmettre une infection d'un malade à l'autre est apparu - bien à tort – plus négligeable. Des impératifs fonctionnels ont pris le devant : circulations raccourcies, commodité de la distribution des soins et des repas, économies sur les réseaux de fluides, le chauffage, la climatisation... Tout cela plaidait en faveur d'hôpitaux plus ramassés, plus verticaux. Ce fut, jusqu'à la fin des années soixante-dix, l'ère des grands hôpitaux construits, à l'imitation des Américains, sous la forme de tours, de barres, d'arcs de cercle ou de tripodes.

Les infections nosocomiales, celles que l'on contracte par le fait de recevoir des soins ou d'être hospitalisé, semblent être devenues plus fréquentes au cours des années quatre-vingt-dix. Mais il existe un biais de déclaration ; il a fallu attendre cette période pour que les médecins se préoccupent davantage de repérer ces cas, de les distinguer de l'ensemble des maladies infectieuses dont souffraient les patients hospitalisés. Des comités de lutte contre les infections nosocomiales (CLIN) ont été mis en place dans chaque établissement et des enquêtes systématiques ont été réalisées pour en mesurer la prévalence[45]. Grâce à cette approche plus précise, il a été possible d'apprécier l'effet de quelques mesures préventives. Mesures qui ont davantage porté sur les protocoles de soins que sur l'architecture des bâtiments.

Dans les enquêtes nationales, la prévalence de ces infections est passée de 7,6 pour 100 personnes hospitalisées en 1999, à 5,2 en 2017. Pour cette dernière année, le nombre de patients ayant présenté une

[45] Prévalence : nombre total de cas d'une maladie présents à un moment donné.

infection nosocomiale est estimé à 47.000 et cela aurait occasionné environ 4000 décès. À partir de 2020, le coronavirus est devenu le premier agent infectieux en cause. Entre le 1er janvier 2020 et le 16 mai 2021, 62.678 personnes sont considérées comme ayant contracté l'infection COVID à l'hôpital : 12 visiteurs, 24.048 professionnels et 38.618 patients. Parmi ces derniers, 312 en sont décédés[46].

Entre 2012 et 2019, nous avions assisté à une quasi-stagnation de l'incidence des infections nosocomiales dans nos hôpitaux (25, 85). Les efforts de prévention semblaient avoir atteint certaines limites. Ces mesures avaient porté sur :

- la stérilisation et le contrôle du matériel devant être implanté, prothèses articulaires, stimulateurs cardiaques, etc. Leur responsabilité est devenue minime ;
- les instruments chirurgicaux et le simple matériel de soin, qui ont subi des stérilisations plus poussées et surtout l'introduction massive de matériels à usage unique ;
- l'amélioration des mesures d'asepsie chirurgicale ;
- les tenues professionnelles des soignants, les masques et les gants à usage unique, le lavage des mains.
- les tenues et l'aseptise dans les services de réanimation...

La lutte contre les infections nosocomiales se heurte encore à de nombreux obstacles :

- l'hôpital reçoit de plus en plus de patients très fragiles avec des défenses immunitaires amoindries du fait de l'âge, de pathologies sévères ou de traitements immunosuppresseurs ;
- certains patients ont été l'objet d'antibiothérapies répétées et sont porteurs de bactéries multirésistantes. Germes qui peuvent être à l'origine de complications chez le patient lui-même, mais aussi d'une transmission à d'autres malades ;
- en réanimation et en chirurgie, les deux secteurs où les infections nosocomiales sont les plus fréquentes, la plupart des germes responsables proviennent du patient lui-même, de sa peau, de ses muqueuses, de son tube digestif. Une brûlure, une blessure ou une incision chirurgicale représentent de potentielles portes d'entrée.

Si la fréquence des infections nosocomiales ne semble plus régresser, cela peut aussi être dû à la non-prise en compte de facteurs liés à l'organisation et à l'architecture. Certaines évolutions peuvent même avoir majoré les risques. Nous avons évoqué la grande taille de certains

[46] Données du ministère des Solidarités et de la Santé.

établissements, avec des structures verticales ou fortement rassemblées. De nombreuses personnes s'y croisent chaque jour. Ce type d'architecture multiplie les risques de voir des germes dangereux entrer à l'hôpital, s'élever dans le courant d'air chaud des ascenseurs, être transmis d'un individu à l'autre, qu'il soit malade, soignant ou visiteur. Dans ces établissements, les blocs opératoires et les plateaux techniques ont été regroupés. Le personnel infirmier, considéré comme interchangeable peut passer plusieurs fois d'une équipe à l'autre dans un temps très court. Malgré toutes les précautions, ce type d'organisation peut favoriser la transmission de germes pathogènes.

Logiquement, le risque devrait augmenter avec la taille de l'établissement et donc le nombre des personnes qui le fréquentent. Plusieurs études suggèrent l'existence d'un tel phénomène. Dans les enquêtes nationales de prévalence, les établissements de moins de 300 lits ont systématiquement moins d'infections nosocomiales que les gros CHR ou les CHU. Mais il faut rester prudents, car les grands établissements reçoivent une plus forte proportion de patients à risque, porteurs d'affections sévères. Cependant, dans une analyse multivariée prenant en compte ce biais, le réseau *Raisin* retrouve significativement moins d'infections du site opératoire chez les patients traités dans les structures privées, caractérisées par leur taille nettement plus modeste (84). En réanimation, ces dimensions architecturales et organisationnelles semblent évidentes (9). La présence de chambres à plusieurs lits est désignée comme un facteur de risque, surtout lorsque toilettes, douches et lavabos sont partagés (79).

Le XXe siècle a vu les hygiénistes perdre de leur influence dans la conception architecturale des hôpitaux, au profit de considérations économiques et utilitaires. Le XXIe siècle voit se redessiner encore timidement le rôle de l'architecture, moins dans la guérison que dans la prévention des maladies contractées à l'hôpital. Il est regrettable que bien peu de travaux soient consacrés à cette question.

Quelles pistes pour réparer l'hôpital ?

Résorber la pénurie de médecins et aussi mieux les former, créer plusieurs milliers de lits de court séjour et de réanimation, mieux traiter le personnel soignant, voilà des nécessités auxquelles il faudra répondre dans les années qui viennent. Mais rien ne sera vraiment réglé sans une refondation du mode de fonctionnement de nos hôpitaux et de leur architecture. Cela devrait aussi passer par une simplification de leur financement. Peu à peu, à mesure des rénovations et sans violence, ces évolutions donneraient le jour à des réseaux d'hôpitaux agiles couvrant l'ensemble de notre territoire.

Des hôpitaux agiles organisés autour des équipes de soins et formant un réseau

Il est encore permis de penser qu'un hôpital a pour objectif de soigner des malades... mais qui les soigne ? Une équipe composée de médecins, d'infirmières et d'aides-soignants qui doivent être pleinement impliqués dans cette action. Ce serait la cellule noble de nos hôpitaux agiles : deux ou trois médecins « senior », un cadre infirmier immergé dans l'équipe, des infirmières, des aides-soignantes et des agents hospitaliers. Une équipe au service de dix à vingt lits ou de postes de soins ambulatoires. Le *conseil des soins* réunirait toute l'équipe médicale et paramédicale de l'unité de soins. Il serait régulièrement informé et consulté à propos des projets de l'équipe, de l'hôpital et du Groupement Hospitalier de Territoire. Ce conseil serait particulièrement chargé de la démarche qualité, avec l'aide d'une « cellule qualité », commune à l'hôpital, avec si besoin des intervenants extérieurs. La bonne entente entre soignants, quel que soit leur statut, serait une des exigences les plus fortes, bien précisée dans la charte de l'établissement, avec des sanctions prévues pour tout manquement. Tous les médecins titulaires et tous les cadres infirmiers de l'hôpital seraient membres de droit du *conseil d'établissement*. Ce conseil élaborerait la politique de l'établissement. Le directeur jouerait un rôle d'arbitre entre les éventuels projets concurrents, il serait assisté par un directoire exécutif composé de membres élus du conseil d'établissement.

Les *hôpitaux agiles* regrouperaient des activités cohérentes ou complémentaires, dans un établissement à taille plus humaine. Ils offriraient à la fois des soins ambulatoires et une hospitalisation de court séjour, mais ne dépasseraient pas une capacité équivalente à 200 lits. Ils seraient dotés de plateaux techniques adaptés à leurs activités pour les examens biologiques et d'imagerie de base. Ils pourraient être dotés de blocs opératoires, mais sans mélanger sur un même lieu la chirurgie nécessitant une asepsie poussée (orthopédique, neurologique, ophtalmologique...) et la chirurgie viscérale. Ces hôpitaux abriteraient plusieurs spécialités complémentaires, par exemple la gastro-entérologie et la chirurgie digestive. Les hôpitaux cardiologiques et les hôpitaux pédiatriques, qui existent déjà, prendraient leur autonomie avec ce nouveau statut . Il en serait de même pour les hôpitaux « mère - enfant ».

Il y aurait aussi des hôpitaux cancérologiques, des hôpitaux voués aux maladies endocriniennes, à la médecine interne et à l'infectiologie...

Une attention particulière serait accordée au maillage territorial d'*hôpitaux agiles* voués à l'accueil et au traitement immédiat des urgences. Avec des entités distinctes pour la traumatologie et pour les autres urgences. Ces établissements hébergeraient d'une part des unités de réanimation, de médecine interne et métabolique, d'infectiologie, de gériatrie. Et d'autre part des unités consacrées aux urgences chirurgicales : traumatologie, neurochirurgie d'urgence, chirurgie viscérale d'urgence. Avec pour certains établissements de référence un secteur consacré aux grands brûlés. Il serait aussi prévu, à l'entrée de ces hôpitaux, une unité vouée aux urgences non vitales et aux petits accidents. Ces hôpitaux agiles consacrés aux urgences seraient dotés de plateaux techniques adaptés, avec de l'imagerie médicale et une antenne pour les analyses biologiques. Les hôpitaux pédiatriques et cardiologiques recevraient leurs propres urgences.

À côté des hôpitaux agiles voués aux soins, des établissements de services seraient intégrés au réseau. Ils pourraient offrir des services médicaux, par exemple un grand laboratoire d'analyses biologiques, d'anatomopathologie et de génétique moléculaire, ou un centre d'imagerie médicale de haut niveau doté par exemple d'IRM et de scanners de dernière génération, de Pet-scans et d'un cyclotron. D'autres établissements permettraient de mettre en commun par exemple une centrale d'achats, une lingerie-laverie, une pharmacie centrale, un atelier technique et biomédical. Un site ou une antenne de l'Établissement Français du Sang serait intégré à ces réseaux.

Chaque hôpital agile disposerait de sa propre cuisine, capable d'offrir des repas appétissants à partir de produits frais et de qualité. D'innombrables travaux montrent l'importance d'un bon état nutritionnel pour la tolérance des traitements, pour la récupération après une intervention chirurgicale, une infection sévère ou un passage en réanimation. Les usines à nourriture qui fournissent actuellement nos hôpitaux sont capables d'offrir des repas parfaitement dosés en termes de nutriments. Mais elles négligent un aspect essentiel : l'appétit, souvent diminué par la maladie et les traitements. D'où l'importance de l'aspect, de la fraîcheur, de l'odeur et du goût... Toutes choses incompatibles avec une préparation de type industriel, réalisée longtemps à l'avance. Avec des plats plusieurs fois refroidis et réchauffés... Rappelons que dans les enquêtes de satisfaction, la cuisine des hôpitaux est toujours l'item le plus mal noté.

Des réseaux d'hôpitaux agiles intégrés aux Groupements Hospitaliers de Territoire.

Ces *hôpitaux agiles* seraient donc des établissements administrés de façon autonome, mais leur implantation, le périmètre de leurs activités, leurs équipements les plus lourds se feraient sous le contrôle d'un Groupement Hospitalier Territorial (GHT). Le mode de fonctionnement, la gouvernance et le périmètre de ces GHT devraient évoluer en conséquence, pour qu'ils soient en mesure de coordonner l'activité en réseau des hôpitaux agiles et des établissements de services du territoire concerné. Il ne s'agirait pas d'ajouter un nouveau niveau d'administration. La gestion de base resterait de la compétence de chaque établissement du réseau. Le rôle du GHT nouvelle formule se limiterait à organiser l'implantation des établissements et à coordonner leurs activités, de façon à couvrir les besoins d'un territoire. La gouvernance des GHT devrait être revue, avec la mise en place d'un directeur-coordonnateur et d'un conseil. Ce dernier réunirait, à côté du directeur de l'Agence Régionale de Santé, les représentants des hôpitaux agiles, ceux des autres soignants du territoire et quelques élus locaux. Ce conseil agirait sous le contrôle de l'Agence Régionale de Santé.

Une difficulté pourrait venir de la vocation régionale de certains réseaux d'*hôpitaux agiles*, d'une compétence qui pourrait dépasser celle d'un seul territoire. Ce serait le cas des réseaux appelés à prendre la place des Centres Hospitaliers Universitaires. Ces problèmes pourraient trouver une solution dans l'organigramme du GHT abritant ce réseau. Les représentants des autres GHT de la région devraient y avoir voix au chapitre, ainsi que les responsables de l'université médicale. Les CHU deviendraient des GHTU.

Deux impératifs présideraient au fonctionnement des *hôpitaux agiles* : la simplicité et la convivialité (figure 4). Simplicité du management avec une direction administrative dotée des compétences requises, des logiciels de gestion et de comptabilité analytique les plus performants. Le directeur serait en dialogue permanent avec le comité des soignants. Accorder à tous les médecins titulaires un droit de regard sur les projets et la gestion de leur établissement me semble essentiel. C'est un des grands ratages de la réforme introduisant les Pôles. Elle a un peu plus coupé les médecins de base des instances dirigeantes, produisant une vague de démotivation (83). Certaines confrontations seraient inévitables entre les équipes d'un même *hôpital agile*, au moment de la répartition des moyens. Le premier arbitrage se ferait au comité des soignants qui devrait s'efforcer de trouver un consensus, mais la décision définitive reviendrait au directeur de l'établissement. Il serait à ce moment le personnage le mieux qualifié pour faire valoir l'intérêt général. En cas de problème ou de conflit entre plusieurs établissements, ne pouvant être résolus par le conseil du GHT, l'arbitrage serait exercé par le directeur de l'Agence Régionale de Santé. Ce dernier pourrait faire appel, pour éclairer sa décision, à une enquête de terrain réalisée par les experts de l'IGAS.

Il faudrait choisir les médecins et surtout les coordonnateurs des équipes de soins, en fonction de leur aptitude à dégager des consensus et à faire en sorte que les décisions soient partagées. Dans de telles structures de taille humaine, il est possible de maintenir une pression pour que règne l'entente et la bonne humeur, j'en ai gagné l'expérience lors des vingt années où j'ai été chef de service dans un hôpital d'un peu moins de 400 lits.

Toute nouvelle recrue, quelle que soit sa qualification, devrait être soumise à un entretien préalable, s'engager à respecter la charte de l'établissement. Entente et bonne humeur sont le fruit d'une dynamique de groupe. Un signe supplémentaire du dysfonctionnement des grands centres hospitaliers, rapporté par les conférences des directeurs et des présidents de commission médicale d'établissement (29), est qu'elles proposent d'inscrire dans les textes *l'obligation* pour le chef de pôle d'informer les équipes soignantes de ses décisions et de l'évolution du projet médical. En arriver à cette obligation, pour quelque chose d'aussi naturel, montre que certains de ces chefs ont été mal choisis ou que les pôles ont été mal construits...

En définitif, le remplacement progressif des grands centres hospitaliers par des réseaux d'hôpitaux agiles intégrés aux Groupements Hospitaliers de Territoire permettrait de simplifier considérablement le fonctionnement de notre système de soins (74), en ne conservant que trois niveaux de décision et de gestion : l'hôpital agile avec ses équipes de soins, le Groupement Hospitalier de Territoire et les Agences Régionales de Santé. Pour que ces dernières puissent jouer pleinement leur rôle de pilotes de la santé d'une région, il faudrait les renforcer, en redéployant une partie des moyens libérés par la suppression des couches décisionnelles devenues inutiles. Il semble aussi souhaitable d'impliquer davantage les élus locaux dans leur gouvernance. Au niveau national, l'IGAS pourrait voir son rôle renforcé, un rôle à la fois central et en prise avec les réalités de terrain.

Figure 4. Fonctionnements comparés d'un hôpital agile et d'un centre hospitalier classique

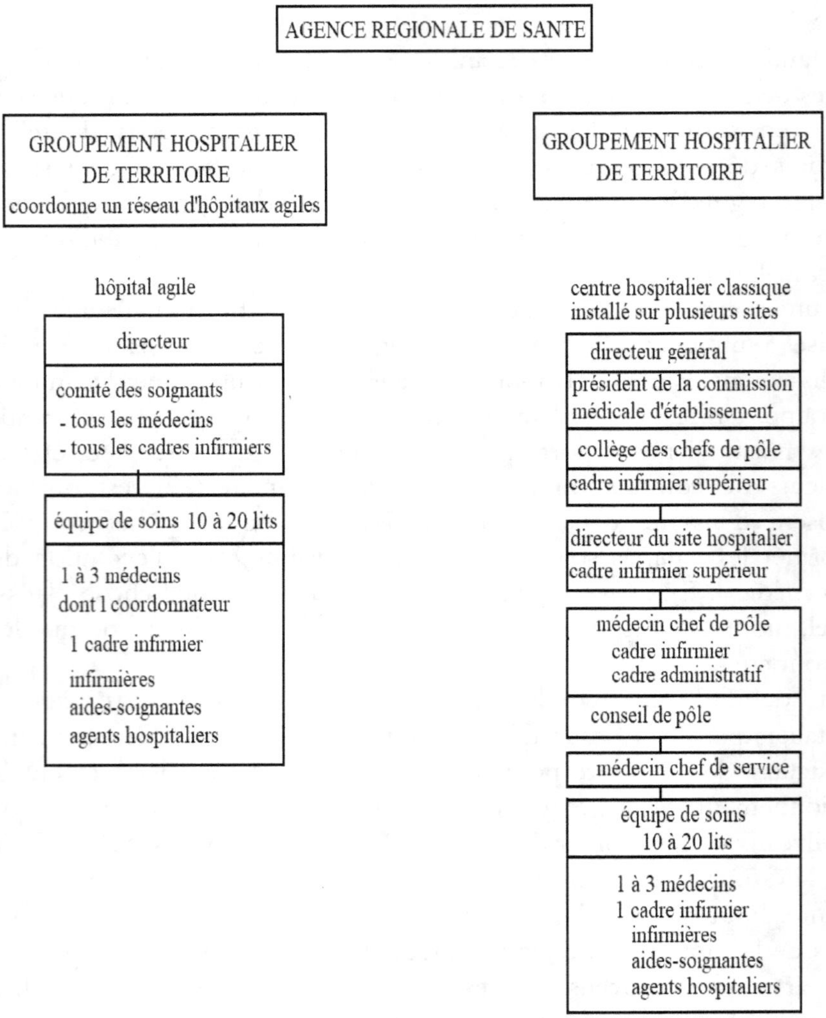

Un jeu de construction standardisé, mais modulable et évolutif

Ces hôpitaux agiles seraient soit issus de la reconversion d'hôpitaux existants (de moins de 200 lits), ou de pôles d'activité lorsqu'il serait possible de les reconvertir en établissements autonomes, soit des établissements neufs construits pour une durée n'excédant pas vingt à trente ans. Ils le seraient sous la forme de modules standardisés préfabriqués de façon industrielle pour en limiter les coûts (appel d'offres national). Un soin particulier serait accordé au confort et à l'esthétique des bâtiments ainsi assemblés. Les modules d'hospitalisation n'offriraient que des chambres individuelles. Chaque module serait pré-équipé pour les réseaux informatique, électrique, les fluides, la climatisation. Les connexions entre modules seraient standardisées. Aux modules de soins seraient accolés des modules médico-techniques, administratifs... Avec ce type d'architecture modulaire, il serait plus facile d'adapter les établissements à l'évolution des techniques et des pratiques de soins. La personnalité de chaque établissement viendrait de l'assemblage très variable, sur une dalle, des unités de base, de leur environnement naturel, toutes choses réalisées avec la collaboration d'un architecte local. Les assemblages « de plain-pied » seraient privilégiés. Mais des modules à un étage pourraient être utilisés en l'absence de ressources foncières suffisantes[47]. Outre les locaux techniques indispensables, chaque établissement serait doté de sa propre cuisine privilégiant le bio et les circuits courts, comme savent le faire nombre de collèges et de lycées.

Plusieurs questions se poseraient avec un tel changement de paradigme. Que deviendraient les directeurs et les trop nombreux agents administratifs qui occupent le millefeuille actuel ? En simplifiant et en modernisant les modes d'administration, en élaguant les hiérarchies devenues inutiles, il serait possible de renforcer les moyens des ARS, mais surtout de redistribuer d'importantes ressources vers des postes de soignants qui soignent. Cela permettrait la création de milliers de postes d'infirmières et d'aides-soignantes, ainsi que l'attribution de salaires plus décents. L'option d'hôpitaux agiles, constitués d'assemblages variables de modules préfabriqués en série, abaisserait sensiblement le coût des investissements qui seront de toute façon nécessaires pour créer les lits dont notre pays a besoin et pour rénover nos hôpitaux.

---

[47] Dans de nombreux centres hospitaliers, les parkings occupent plus de surface que les bâtiments destinés aux soins, bâtiments qui de ce fait ont été conçus de façon verticale. Il faudrait inverser les priorités en construisant des parkings à multiples niveaux, ce qui libérerait de la surface pour un développement plus horizontal des hôpitaux.

Si au lieu de supprimer des lits, on les allégeait de façon graduée ?

Les coûts qui pèsent sur le lit d'hôpital sont maintenant si élevés que toutes les hypothèses sont envisagées pour en diminuer le nombre, quitte à raccourcir les hospitalisations au-delà du raisonnable, quitte à recourir à des bricolages comme le transfert de certains patients dans des EHPAD où ils n'ont pas leur place (8). Mais plutôt que de chercher à débarrasser les hôpitaux de leurs lits, ne pourrait-on pas s'employer à en alléger le coût ? Ne devrait-on pas introduire une armée de « *cost killers* » dans les couloirs et les chambres de nos hôpitaux ?

La cible la plus évidente est le personnel qui œuvre autour d'un lit. Dans nos hôpitaux, les charges salariales représentent environ 70% du budget. Il ne semble guère possible de s'attaquer davantage à un personnel soignant déjà débordé. Mais il n'en est pas de même pour les autres postes. Dans un précédent chapitre, nous avons documenté l'hypertrophie du personnel administratif, avec la part des soignants devenus en fait des comptables, des gestionnaires et des administrateurs. Comment expliquer que les tâches d'ordre administratif aient autant proliféré, en regard des activités de soins ? Les niveaux de décision et de gestion se sont multipliés. Chaque strate du millefeuille a dû développer sa propre administration, pour des tâches souvent redondantes. Dans la même dérive, les normes, les règlements, les procédures, les réunions et les contrôles se sont multipliés à l'envi. Nous avons évoqué une première piste capable de réduire les redondances et les niveaux d'administration, avec la mise en place de *réseaux d'hôpitaux agiles*.

Bien d'autres charges pesant sur le coût de l'hospitalisation pourraient être ciblées. Un conditionnement inapproprié des dispositifs à usage unique choque nombre d'infirmières et de médecins. Lorsqu'il faut ouvrir, pour le moindre soin, un plateau de dix instruments qui pour la plupart finiront à la poubelle sans avoir servi. La part des médicaments pèse de plus en plus lourd sur les budgets. L'influence des grands laboratoires pharmaceutiques ne favorise pas l'adoption des thérapeutiques les moins coûteuses à égale efficacité. Nous reviendrons sur ce sujet dans un prochain chapitre.

En parallèle, une grande remise à plat est indispensable pour éliminer ce qui n'a plus de pertinence dans les normes, les règlements et autres procédures qui pèsent tant sur nos hôpitaux. Il n'est pas question, bien sûr, de faire n'importe quoi, de s'attaquer à ce qui conditionne *effectivement* la sécurité des malades. Mais les sages composant notre *comité d'élagage*[48] ne devraient pas perdre de vue deux réalités :

- comme nous l'avons évoqué avec la chirurgie ambulatoire, dans des indications bien choisies, un lit ordinaire dans la chambre banale d'un logement particulier ne semble pas générer plus de risques que le séjour sur un lit d'hôpital surchargé de normes. Il est donc surprenant que nos responsables de santé prétendent que l'ambulatoire ne génère pas plus de risques, et que dans le même temps ils contribuent à alourdir le coût du lit d'hôpital en le surchargeant de normes ;
- la suppression massive de lits rendus trop coûteux par l'accumulation de normes destinées à prévenir des risques parfois infimes, aboutit à ce que de nombreux malades stagnent pendant des heures sur une chaise ou sur un brancard, dans les couloirs des urgences, ce qui leur fait courir des risques infiniment plus élevés.

La juste appréciation des risques n'est hélas pas entrée dans notre culture – nous avons encore pu le constater avec les vaccinations. Les journalistes ont tendance à donner davantage de visibilité à des accidents exceptionnels, par rapport à des pratiques courantes mettant chaque année en péril la vie de milliers de personnes, comme la production d'énergie par les hydrocarbures... Une notion, encore moins partagée par les responsables politiques ou administratifs, est que l'accumulation excessive de précautions finit par générer des risques plus importants que ceux que l'on voulait prévenir. Pourtant nos concitoyens appliquent déjà ce principe de manière intuitive. Par exemple les randonneurs de montagne qui évitent de se surcharger, n'emmenant que le juste nécessaire pour être capables d'arriver au refuge avant la nuit.

Cette notion de risques liés à un excès de précautions n'a pas été très présente dans les comités, conseils et autres colloques définissant les normes qui s'imposent à nos hôpitaux. J'ai assisté à beaucoup de réunions avec des administratifs, des techniciens et des soignants. J'ai constaté qu'elles étaient trop souvent portées par une dynamique de l'accumulation, du « toujours plus ». Cela se produit lorsque chacun ne possède qu'une part de pouvoir ou d'expertise, lorsqu'il défend son domaine sans une vision globale du sujet. Le résultat est presque toujours l'entassement de mesures plus radicales et plus coûteuses les unes que les autres.

S'il apparaît urgent d'établir une réflexion apaisée sur les normes et les charges pesant sur tout lit d'hôpital, cette réflexion devrait aussi porter

---

[48] Je préfère cette formule à celle de « comité de la hache » qui évoque une chirurgie trop sanglante.

sur la gradation de ces lits. Les précautions ne doivent pas être les mêmes pour un service de chirurgie digestive et pour une chambre stérile où l'on pratique des greffes de moelle. Cette réflexion existe depuis longtemps, nous l'avons évoquée à propos des soins critiques, mais un grand « dépoussiérage » semble nécessaire. La palette des lits dont devraient disposer nos hôpitaux pourrait aussi bénéficier d'autres solutions d'hébergement qu'il conviendrait encore de développer et d'intégrer dans un travail en réseau. Ce sont par exemple les « hospitels », construits à proximité immédiate des hôpitaux. Ils offrent les prestations d'un bon hôtel, pour des patients valides qui seraient traités en ambulatoire s'ils habitaient plus près ou si leurs conditions de vie à domicile étaient davantage compatibles. Ce sont aussi d'autres ressources comme l'hospitalisation à domicile ou certaines maisons de soins de suite.

Cette mise à jour et cette meilleure articulation des différents niveaux d'hébergement seraient le corollaire d'une démarche prospective cherchant à évaluer le nombre des lits nécessaires dans une perspective de trente ans. Elle représenterait aussi la base d'un financement de nos hôpitaux en fonction de leur activité. Un consensus est maintenant établi sur la nécessité de créer de nombreux lits de réanimation et de court séjour, peut-être faudra-t-il en installer 15.000 dans les dix années à venir. Mais nous avons vu les limites des projections réalisées par les statisticiens. Les estimations que j'ai pu lire varient trop en fonction des postures et des compétences de ceux qui s'y risquent. Il me semble qu'une approche décentralisée, au plus près des territoires, serait la meilleure façon d'évaluer les besoins. Des hôpitaux construits comme des assemblages de modules préfabriqués apporteraient une réponse plus souple, plus rapide et surtout plus économe à la demande, à ses fluctuations selon les aléas épidémiologiques et les progrès de la médecine.

Comment simplifier le financement des hôpitaux ?

Pour devenir plus efficace, plus humaine, notre médecine a aussi besoin de davantage de liberté, de simplicité, de confiance... et d'un peu d'émulation. La qualité des soins est avant tout l'affaire des femmes et des hommes qui la construisent sur le terrain. Elle ne se décrète pas, et il est difficile de l'administrer. En faire un critère de financement risque d'introduire un cercle vicieux en restreignant les possibilités de s'améliorer pour les établissements les moins bien notés. D'autre part, s'est-on assez interrogé sur la qualité des critères de qualité ? Peuvent-ils vraiment mesurer, représenter une chose si protéiforme, si difficile à saisir dans nos établissements de soins ? Une bonne réputation incitant les malades à fréquenter tel établissement plutôt que tel autre, n'est-elle pas déjà une forte incitation à promouvoir la qualité ? À condition de ne pas trop rigidifier l'offre de soins. De ne pas enfermer les malades dans des *parcours de soins* où ils n'auraient plus le moindre choix. Cette coordination avec un financement forfaitaire pour la prise en charge des maladies chroniques est peut-être une fausse bonne idée. Cela pourrait aboutir à une nouvelle usine à gaz, à l'image des Groupes Homogènes de Malades (GHM) et des Groupes Homogènes de Séjours (GHS). Car chez des patients atteints de la même maladie chronique et considérés comme assez semblables, les besoins diffèrent encore beaucoup d'un individu à l'autre. Appliquer un forfait pourrait aboutir à des abus, des gâchis chez ceux qui sont capables de bien se prendre en charge, et à des insuffisances chez les plus fragiles, ceux dont l'histoire se révèle plus compliquée.

Comment pourrait-on changer de paradigme pour le financement des hôpitaux ? D'abord en simplifiant le concept de GHM et de GHS pour revenir à celui d'un... prix de journée ou de passage. En réduisant les 2300 options possibles à au plus une dizaine, qui correspondraient à une gradation des niveaux de prise en charge. Par exemple :

1 = séjour dans une chambre stérile comme dans les services d'hématologie pratiquant la greffe de moelle ;
2 = séjour dans un lit de réanimation ;
3 = séjour dans un lit de médecine ou de chirurgie offrant une surveillance continue ;
4 = séjour dans un lit de médecine ou de chirurgie pour des soins « ordinaires » ;
5 = passage en ambulatoire ;
6 = journée d'hospitalisation à domicile ;
...
10 simple consultation.

Le système de la T2A avait l'ambition de prendre en compte une multitude d'états pathologiques et de facteurs de risque associés. Mais même en augmentant à chaque révision le nombre de GHM, il lui est impossible de "coller" aux nuances quasi infinies de la réalité clinique. Cela reflète la tendance générale de nos administrations à vouloir tout englober, tout prévoir, tout régenter, tout faire entrer dans des protocoles et des procédures, et enfin à tout contrôler. En somme à soumettre la réalité à une vision forcément limitée des choses. Les acteurs de terrain ont ainsi de moins en moins de latitude pour évoluer, pour être proactifs, ce qui les démobilise.

Le mode de financement que nous proposons est plus concret, plus synthétique, avec :
- un prix de séjour (ou de passage) selon le niveau technique mis en jeu correspondrait à un ensemble de prestations de base, incluant l'hébergement, le personnel, les médicaments et les examens courants. Ce tarif inclurait aussi une part des investissements nécessaires, dans le secteur public comme dans le secteur privé. Les soins réalisés en psychiatrie pourraient garder leur place dans l'éventail de ces prix de journée. Il reviendrait aux établissements de négocier avec l'Agence Régionale de Santé le nombre et la répartition des lits dans les différentes catégories de tarifs. La Caisse Nationale d'Assurance Maladie serait le partenaire majeur dans la négociation des tarifs nationaux appliqués à ces différents types de séjours ;
- les examens et les traitements plus coûteux, les interventions chirurgicales seraient facturés en supplément, selon des nomenclatures classiques, révisées pour l'occasion et mise à jour plus régulièrement - Au Japon, cela se fait par une négociation tous les deux ans (68).

Prix de séjour et nomenclatures offriraient donc des outils plus modulables, plus simples pour prendre en compte la très large palette des situations. L'on n'aurait plus la prétention de prendre en compte comme avec la T2A, l'immense variété des états pathologiques, il s'agirait plus simplement de choisir parmi un éventail de moyens. Mais il semble indispensable de maintenir d'autres sortes de financements pour les urgences et les autres missions de service public, en les affectant aux Groupes Hospitaliers de Territoire qui auraient la charge de les répartir. Une enveloppe pour les plus gros investissements en immobilier et en matériel serait attribuée par l'ARS avec l'éventuel arbitrage du ministère. La recherche serait financée par une enveloppe universitaire, en particulier pour les départements de recherche clinique dont une antenne serait présente dans chaque hôpital, comme nous le proposerons dans un prochain chapitre. La seule instance de contrôle serait une ARS renforcée pour se substituer à la bonne vingtaine d'institutions qui exercent aujourd'hui un droit de regard sur les hôpitaux, en dehors bien sûr de l'Assurance maladie qui resterait le principal financeur.

Par rapport au financement actuel, l'abandon de la T2A libérerait des énergies et des ressources. Les soignants pourraient consacrer davantage de temps à leurs malades. Ces nouvelles modalités favoriseraient les établissements les plus attractifs, ceux qui offriraient les meilleures prises en charge. Cela représenterait une « injonction à s'améliorer sous peine de disparaître » pour les hôpitaux les moins performants. Ce type de financement au séjour et à l'acte comporterait bien sûr un risque d'abus, mais pas plus qu'avec l'actuelle T2A. En revanche, compte tenu de la simplicité du processus de tarification, les contrôles - toujours nécessaires - s'en trouveraient facilités. Il ne pourrait pratiquement plus y avoir d'erreurs involontaires.

Y aurait-il encore de la place pour une médecine hospitalière plus lente ?

Pourquoi rejeter à priori l'option d'une médecine plus lente dans certaines unités de soins. Une médecine qui bousculerait moins les soignés et les soignants, qui donnerait davantage de sens à leur relation ? Elle serait mieux adaptée à la prise en charge des formes sévères ou rebelles de maladies à composante psychosomatique. Elle laisserait un peu plus de temps aux personnes âgées pour émerger après un épisode aigu, sans devoir passer par une maison de repos ou un EHPAD, ce qui risquerait de les désorienter un peu plus. Elle offrirait aux mères de famille un peu de répit avant d'affronter de nouveau la charge des enfants, de la maison et le retour au travail. Se précipiter, se stresser, ne pas prendre le temps d'observer, de réfléchir, est-ce vraiment une façon de bien soigner ? Cette médecine plus calme doit-elle être abandonnée, faute d'avoir prévu assez de lits associés à un tarif raisonnable ? La condamner comme ce fut le cas aux États-Unis et en Grande-Bretagne ? Nous avons vu que ces deux pays ne peuvent être regardés comme des modèles. En 2018, avant le grand traumatisme du COVID, le record mondial de longévité revenait aux Japonais, avec une espérance de vie à la naissance de 84,2 ans, presque six ans de plus que pour les Américains et trois ans pour les Britanniques. Le Japon ne serait-il pas un meilleur exemple ? Mossé et Takeuchi (68) ont décrit le système de soins japonais où les lits sont plus nombreux et les séjours nettement plus longs que dans la plupart des autres pays de l'OCDE (Tableau VII).

Tableau VII. Données OCDE pour l'année 2018

	USA	GB	France	Japon
Nombre de lits p.1000 hab. (court, moyen, long séjour)	2,77	2,54	5,80	13
Durée moyenne de séjour	5,5 j	5,9 j	5,6 j	16,2 j
Espérance de vie à la naissance les 2 sexes confondus, en 2018	78,6 ans	81,3 ans	82,6 ans	84,2 ans

LA PSYCHIATRIE

Docteur Dolores Lina TORRES, Psychiatre des hôpitaux à Marseille

Pourquoi consacrer un chapitre à la psychiatrie ? Elle est déjà "à part ", pourquoi la traiter ainsi, au risque de renforcer la stigmatisation qu'elle subit avec les patients qu'elle soigne ? Pour sa spécificité, et pour déconstruire les représentations négatives qui lui sont encore associées. L'histoire de la psychiatrie n'est pas la même que celle de la médecine ou de la chirurgie.

Le rôle pionnier de la psychiatrie française

La naissance de la psychiatrie est différente selon les cultures et les pays. Je n'évoquerai ici que la situation en France, mais il est important de rappeler que dans tous les pays où les soins en psychiatrie se sont développés, ils se sont inscrits sur le terreau de la folie, des troubles du comportement. La peur qu'ils génèrent est retrouvée partout. La folie fait peur, car socialement elle n'est pas maîtrisée, elle surgit n'importe où, dans n'importe quelle famille et entraîne le rejet, l'isolement social.

En France, c'est au XVIIIe siècle que naît « l'hôpital général » avec pour but l'enfermement des errants. Avant, les « fous » étaient tolérés, certains étaient accueillis par des communautés, comme en Hollande dans la ville de Gheel. Des communautés religieuses en accueillaient aussi. Mais bien souvent, ils étaient rejetés, voire attachés s'ils étaient trop agités. Avec le développement des villes, l'État voit d'un mauvais œil les errants de toute sorte, et parmi eux se trouvent des personnes que l'on qualifie de fous. Ainsi, il est décidé de créer des « hôpitaux généraux ». À Marseille, la Vieille Charité située dans le quartier du Panier en sera un des lieux.

C'est dans ces lieux de réclusion que les médecins viendront les rencontrer, les observer, les soigner. Le philosophe Michel Foucault a décrit, dans *Histoire de la folie à l'âge classique*[49], ce phénomène qui fait se rencontrer dans une période sociale donnée, des médecins et une population. Ces médecins deviendront les psychiatres et leurs

[49] Gallimard, 1972

descriptions cliniques s'originent dans ces lieux d'exclusion sociale. Le contexte social est celui des Lumières, des revendications pour la liberté et, en 1789, les représentants du peuple vont statuer sur le sort des personnes enfermées dans ces hôpitaux généraux. Certains sortiront, mais ceux qui sont désignés « fous » ne sortiront pas et feront l'objet du regard, puis de soins de la part des médecins.

Ainsi les « fous » sont assignés à une place donnée, celle de l'enfermement, et la méthode du regard clinique, qui se développe de façon remarquable en médecine et en chirurgie leur sera appliquée. Retenons des noms célèbres tel celui de Philippe Pinel, médecin humanisant ces lieux de relégation et ôtant les chaînes des malades, avec l'aide de Jean-Baptiste Pussin, un surveillant au destin extraordinaire, qui fut précurseur dans les soins et l'attention portée aux dits aliénés. Philippe Pinel va écrire ce qu'il voit avec son regard clinique et ses ouvrages constituent le socle de ce que l'on nommera plus tard le *trésor clinique français en psychiatrie,* avec des descriptions précises, des signes, des symptômes et des classifications. D'autres médecins, devenant donc des psychiatres dits « aliénistes » le rejoindront dans ce travail, tel que Jean Étienne Esquirol.

Ces pionniers vont organiser ce que l'on va appeler l'asile, avec des soins à l'intérieur des murs. On ne remet pas en question l'enfermement, la société et les médecins décident. L'enfermement sera ainsi lié aux soins et à la folie : c'est la naissance de la psychiatrie. L'asile a une fonction de protection sociale et c'est un mouvement européen. Le XIXe siècle représente l'apogée de l'asile avec la construction des *hôpitaux villages*. La loi de 1838 organise les placements d'office et les placements volontaires (on dit actuellement Soins à la demande d'un représentant de l'État ou Soins à la demande d'un Tiers). Le terme « placement d'office » va demeurer dans le langage courant, malgré les lois sur l'enfermement des personnes atteintes de troubles mentaux qui vont lui succéder.

Des voix s'élèvent dans la société, contre l'enfermement des malades mentaux, à la fin du XIXe siècle. La question philosophique de la subjectivité, portée par le Romantisme, puis la découverte par Freud de l'inconscient et de la psychanalyse entraînent un bouleversement dans la clinique. Avec l'écoute des patients et la prise en considération de leur histoire de vie, on ne les regarde plus comme produisant des signes, des symptômes, mais comme des personnes en souffrance, qui ont une histoire.

Au début du XXe siècle, les premières prises en charge hors les murs voient le jour, mais leur essor sera cassé par le déclenchement de la

Première Guerre mondiale. Entre les deux guerres mondiales, si la psychanalyse prend son essor et se développe de façon remarquable, la psychiatrie, elle, demeure dans les asiles. Les années qui vont suivre seront terribles en Europe, bien sûr pour l'ensemble des populations victimes, mais il est nécessaire de préciser que parmi elles, les malades mentaux seront les victimes de l'eugénisme et des théories raciales de l'Allemagne nazie : les malades mentaux et les personnes handicapées seront gazés en Allemagne, par milliers. Dans la France occupée, les asiles, avec plusieurs milliers de personnes à nourrir, ne peuvent faire face et 40 000 malades vont mourir de faim et de froid dans ces établissements psychiatriques[50].

De ce contexte social terrifiant naît un combat institutionnel mené par des soignants avec les soignés, dans certains hôpitaux psychiatriques. Citons l'hôpital de Saint-Alban en Lozère où l'on va inventer pour survivre, la psychothérapie institutionnelle : soignants et soignés vont travailler la terre ensemble pour se nourrir et imaginer une autre façon de soigner. Les noms de Roger Gentis, Jean Oury et François Tosquellas, sont associés à cette naissance. Après la Libération, certains soignants portent un regard nouveau sur l'asile, ils reviennent des camps de déportation, et vont théoriser une autre manière de soigner, hors les murs. Le combat de soignants tels que Lucien Bonnafe, Georges Daumezon, entraîne la naissance de ce que l'on va nommer la Psychiatrie de Secteur. La France est pionnière dans le monde, les malades sont considérés comme des citoyens, devant bénéficier de soins de proximité. C'est, enfin, une promesse de liberté. C'est la naissance du « secteur » en France avec la circulaire de mars 1960.

Une même équipe s'occupera d'une population dans un territoire donné, avec des unités de soins dans l'hôpital et hors les murs. Toute la France fait l'objet d'un découpage en secteurs.

La pédopsychiatrie est créée dans les années 1970, sur le même principe. Des services de psychiatrie seront créés dans les prisons, et des dispositifs pour lutter contre les addictions verront peu à peu le jour. Les asiles psychiatriques départementaux se transforment, deviennent des hôpitaux. Pendant plus de 60 ans, ils vont développer des structures de soins hors les murs tels que : Centres Médico-psychologiques (CMP nommés auparavant Dispensaires d'Hygiène Mentale), hôpitaux de jour, Centre d'Accueil Thérapeutique à Temps Partiel (CATTP), ateliers thérapeutiques, Accueil Familial Thérapeutique (AFT), hôpital de nuit, appartements associatifs, centres de crises, unités spécifiques parents -

---

[50] Elisabeth von Bueltzingsloewen : *Vingtième siècle Revue d'histoire.* 2002 ; 4(76) : 99-115.

bébé, unités dédiées aux adolescents… la liste ne peut être exhaustive, du fait de la diversité des lieux de soins qui sont créés.

À la fin des années 1950 apparaissent les premiers neuroleptiques qui vont permettre de soigner les pathologies sévères telles que les différentes formes de schizophrénie. De nouvelles lois permettent de donner une allocation aux personnes dites handicapées, et en 1975 l'allocation pour adulte handicapé (AAH) donne à ces personnes des revenus, certes modestes, mais qui leur permettent pour certains de quitter l'hôpital. L'ensemble de ces éléments entraîne un changement spectaculaire de la psychiatrie avec un mouvement de déchronicisation. Les points positifs seront les suivants : fermeture de la moitié des lits d'hospitalisation complète en psychiatrie, à partir de 1960 (60.000 lits fermés sur 120.000), développement des lieux de soins de jour. Une culture de secteur se met en place autour des Centres Médico-psychologiques auxquels les patients s'adressent directement sans passer par l'hôpital. Ainsi 85 % des patients du secteur public sont suivis en ambulatoire, ils sont dans la Cité, en tant que citoyens avec leurs droits et leurs devoirs. En même temps des psychiatres d'exercice libéral développent une psychiatrie dite privée, avec des cliniques et des prises en charge en libéral, complémentaires de la psychiatrie dite publique.

Limites et faiblesses

Telle qu'elle a été conduite, cette politique de secteur et d'autonomisation des patients a atteint des limites. On observe un clivage intra/extra hospitalier, et surtout les moyens ne suivent pas cette mutation : peu de continuité des soins, peu d'accompagnement pour le soutien des patients, peu de créations d'alternatives à l'hospitalisation temps plein, peu de logements, peu de structures d'accueil collectives (familles gouvernantes, maisons relais, foyers d'accueil médicalisés, foyers de vie…).

Les demandes de prises en charge augmentent chaque jour. Durant la décennie 2000, les files actives ont augmenté d'un tiers, alors que l'effectif des soignants n'a cessé de diminuer, par exemple avec l'augmentation de l'exercice à temps partiel chez les psychiatres. La crise sociale et celle du logement jettent dans la rue de nombreux citoyens, les plus fragiles qui deviennent SDF, et l'on sait qu'un grand nombre d'entre eux souffrent de troubles mentaux. L'écart se creuse entre l'évolution sociale et le dispositif de soins en psychiatrie qui évolue trop lentement pour faire face à la mutation de la société. Les agents du secteur social médico–social se trouvent confrontés à une population pour laquelle ils n'ont pas été formés. La maladie mentale et la folie font encore peur, les représentations sont toujours très négatives dans la société, alimentées par les médias friands de faits divers. Mais les malades mentaux sont plus souvent victimes qu'agresseurs. Il suffit d'une agression grave commise par une personne souffrant de troubles mentaux, pour que l'ensemble des patients soient stigmatisés.

Les problèmes liés à la schizophrénie

Certains patients vont rester prisonniers du système asilaire, car il n'est pas possible de leur trouver un lieu où vivre, de leur faire bénéficier d'un véritable accompagnement, d'une réhabilitation digne de ce nom. Ce sont les plus gravement atteints, ceux qui souffrent de schizophrénie. Mais qu'appelle-t-on la ou les schizophrénies ? Entre le XIXe siècle et le début du XXe, d'Emil Kraepelin à Eugen Bleuler, on a décrit des symptômes, des syndromes, en cherchant une cause précise. Auparavant appelée *démence précoce*, la schizophrénie est décrite à présent sous de nombreuses formes cliniques dans la Classification Internationale des Maladies (la CIM 10 de l'OMS) ou dans le Manuel diagnostique et statistique des troubles mentaux (DSM 5). La définition donnée par le DSM 5 est la suivante : anomalies cognitives, comportementales et émotionnelles dont aucune ne caractérise la maladie. Le diagnostic est posé devant une constellation de symptômes associés à une altération du comportement social, familial et professionnel. Le terme de troubles psychotiques avec une diversité de formes cliniques est de plus en plus employé, car le terme de schizophrénie et donc son diagnostic entraîne une stigmatisation majeure. Les troubles psychotiques représentent l'ensemble de ces pathologies avec des symptômes tels que des hallucinations, des délires et une dissociation psychique. S'y ajoutent souvent de l'angoisse, de la tristesse, une insomnie, des troubles du comportement, de l'agitation, des troubles cognitifs (attention, concentration, mémoire). Dans les médias, la schizophrénie est souvent confondue avec la perversion. Elle est assimilée à la violence et à la dangerosité, ce que démentent les statistiques sur les agressions.

La schizophrénie et les troubles psychotiques sont considérés comme une maladie neurodéveloppementale que l'on rencontre dans tous les pays. Certains évoquent actuellement une dysconnectivité synaptique sur le plan du fonctionnement cérébral.

Le devenir des patients souffrant de troubles psychotiques est une question éthique : ce sont les premières victimes de l'histoire de la Psychiatrie, ils sont encore dans les hôpitaux psychiatriques, les cliniques, les postcures, et ont du mal à en sortir faute d'accompagnements adaptés. Mais ils sont de mieux en mieux soignés, grâce à des molécules efficaces, bien tolérées, qui respectent les fonctions cognitives. Ils sont bien informés de leurs troubles, ont accès à leur dossier, et le partenariat Usagers - Familles - Soignants a fait ses preuves, mettant en évidence une convergence des propositions de soin et d'accompagnement. Les équipes qui les soutiennent dans la Cité ont du recul. Elles ont démontré que ces patients, soutenus, accompagnés peuvent vivre pratiquement « comme tout le monde », lorsque des dispositifs spécifiques sont mis en place.

Défauts et inégalités de prise en charge

Depuis 2001, l'OMS a fait de la Santé Mentale une des priorités de Santé Publique. Elle préconise une reconnaissance de la citoyenneté des malades mentaux. Je ne rentrerai pas dans le débat entre santé mentale et psychiatrie : je dirai simplement que pour moi, la psychiatrie représente une part sanitaire de la santé mentale, qui est un concept beaucoup plus vaste englobant les dimensions sociales et médico-sociales des troubles mentaux, c'est-à-dire tout l'environnement social de ces troubles et de leur retentissement. Pour l'OMS, dans la santé mentale, on retrouve toutes les pathologies mentales, les dépressions, les troubles anxieux, les addictions, les troubles mentaux du vieillissement, les troubles neuro développementaux (autisme..), les troubles du comportement alimentaire…

Des lois relativement récentes ont amélioré le statut des personnes souffrant de troubles mentaux : celles du 2 janvier et du 4 mars 2002 sur les droits des malades et la qualité du système de santé, et la loi du 11 février 2005 sur l'égalité des droits et des chances, la participation et la citoyenneté des personnes handicapées. Cette dernière a permis enfin la reconnaissance du handicap psychique (retentissement social de troubles psychiques importants). Elle a posé la nécessité de l'accessibilité pour tous dans la Cité, de la participation et de la citoyenneté des Usagers. Elle a permis la création des Groupes d'Entraide Mutuelle et développé l'accès à l'emploi. Ces textes insistent sur l'égalité des droits, la solidarité, l'insertion sociale, le travail en réseau, la place reconnue de la parole des usagers et de leurs familles, l'articulation indispensable entre les champs sanitaire, médico-social et social. Il s'agit de compenser le handicap, c'est-à-dire d'aider un citoyen à vivre sa vie dans la Cité, à identifier ses difficultés et à y apporter des réponses. Ce sont des avancées remarquables, mais malheureusement une stigmatisation demeure et touche plus particulièrement les personnes souffrant de schizophrénie.

La dépression est à présent bien acceptée, elle est devenue la forme d'expression de la souffrance actuelle, que ce soit dans le monde du travail ou dans la sphère de la vie privée. L'excellent ouvrage *La fatigue d'être soi* d'Alain Ehrenberg[51] a très bien décrit l'évolution du concept de dépression, et la place que celle-ci a peu à peu occupé dans nos sociétés centrées sur le plaisir individuel, le développement de soi et le narcissisme.

Les troubles bipolaires, autrefois appelés *psychose maniaco-dépressive*, sont aussi du moins en partie, sortis de la stigmatisation des troubles mentaux, notamment grâce à des films, des séries télévisées, mettant en scène des personnages comme « vous et moi », atteints de ces troubles. Les réseaux sociaux ont largement développé l'information à leur propos et souvent des patients arrivent avec leur diagnostic, en disant : « Docteur, j'ai été sur internet, je pense que je suis bipolaire, qu'en pensez-vous ? ». Cela fait gagner du temps et l'alliance thérapeutique s'en trouve renforcée !

Malheureusement les personnes souffrant de schizophrénie sont plus particulièrement les victimes de la politique de soin menée depuis plusieurs décennies par une administration très éloignée du terrain, ayant commandé beaucoup de rapports, mais ne les appliquant pas. Pourquoi constate-t-on un effondrement du système de soins en psychiatrie, alors que se sont développées les prises en charge dans la Cité ? Alors que plus de 85 % des personnes soignées en France dans cette discipline n'ont pas recours à l'hospitalisation ? Cette défaillance est connue et l'on en voit les conséquences dramatiques : des centres médico-psychologiques saturés, une baisse des capacités d'hospitalisation qui ne s'est pas accompagnée d'un transfert de moyens vers l'ambulatoire (Tableau VIII), la désertification territoriale et la pénurie de médecins généralistes dont on sait l'importance en psychiatrie, l'augmentation des soins sous contrainte, du recours aux pratiques de contention et d'isolement, un taux toujours très élevé de suicides... Le plus dramatique étant sans doute l'effondrement de la pédopsychiatrie (chute de 57% du nombre de praticiens entre 2013 et 2020). Cela entraîne un retard ou l'impossibilité de prise en charge pour les enfants et les adolescents : parfois deux ans de liste d'attente !

---

51 Éditions Odile Jacob 1998

Déstabilisation et souffrance des soignants

Les équipes de soins sont découragées, démobilisées par l'absence de moyens. Le vécu de la perte du sens de leur travail, la diminution et dans certains services l'absence de réflexion clinique, augmentent le sentiment d'abandon. Or en psychiatrie nous n'avons ni scanner ni IRM, la richesse de nos moyens réside dans les équipes dites pluridisciplinaires, car composées de plusieurs statuts et formations. Infirmiers, psychologues, assistants sociaux, psychiatres, éducateurs spécialisés, secrétaires, cadres de santé, aides-soignantes composent pour l'essentiel l'équipe soignante.

Les infirmiers sont en grande souffrance, mal payés, avec des horaires difficilement compatibles avec une vie privée. Ils ne restent pas dans la carrière hospitalière et ne font que passer dans nos unités de soins. Pendant des décennies, le diplôme d'infirmier en psychiatrie n'était que régional, le recrutement et la formation s'effectuaient dans les hôpitaux psychiatriques départementaux. Il a disparu au profit d'un diplôme national d'infirmier reconnu partout en France. Cela aurait pu être une avancée, permettant de reconnaître les compétences des personnels œuvrant dans toutes les disciplines. Il n'y avait plus de sous-diplôme. Mais contrairement à l'anesthésie ou à la pédiatrie, la psychiatrie n'a pas fait l'objet d'une formation complémentaire, malgré les demandes de tous les acteurs de terrain. Une année supplémentaire de formation dans une discipline très spécifique, nécessitant des connaissances et une expérience de terrain, aurait été indispensable à la Psychiatrie. Elle fut demandée par tous les représentants, mais en vain. Mesure d'économie probable, qui a eu des conséquences catastrophiques pour nos services : pas de spécificité reconnue, pas de salaire adapté, les infirmiers ne font que de brefs passages, allant d'un lieu de soin à l'autre. Or, pour la psychiatrie, la qualité de la relation thérapeutique passe par la continuité du transfert ; on ne se confie pas facilement à dix infirmiers successifs, puisqu'ils changent sans cesse. Ce turn-over est très préjudiciable à la qualité de notre travail. Reconnaître aux infirmiers en psychiatrie une spécificité et des compétences liées à l'exercice du terrain, mais aussi à des formations adaptées, à un travail de réflexion clinique dans les unités. Les rémunérer correctement, comme leurs collègues en Europe, permettrait de reconstituer un corps infirmier qui s'engage en psychiatrie, car cette discipline nécessite un véritable engagement professionnel. Une expérience sur les pratiques avancées est en cours, et les infirmiers partis en formation n'ont pas encore pris place dans les services. Pourquoi pas ? Mais avec une rémunération conséquente, car ces nouveaux venus devront développer un champ de compétences entre celui de l'infirmier et celui du psychiatre, ce qu'il faut encore inventer. Bien sûr on ne peut s'empêcher de penser qu'il ne s'agit là que d'une rustine, face à la pénurie de psychiatres. Mais il est possible qu'un nouvel espace de compétences voie ainsi le jour et apporte une part d'innovation.

Les assistants sociaux jouent un rôle majeur auprès des patients, notamment les plus démunis qui ne savent pas faire valoir leurs droits, remplir des dossiers, les envoyer par internet. Nombreux sont les patients parmi les plus gravement atteints, qui ne savent pas se servir d'un ordinateur. Les assistants sociaux sont là pour les y aider, mais ils croulent sous les demandes et subissent la pénurie des places pour orienter les enfants, les adolescents ou les adultes devant bénéficier d'un dispositif plus contenant. Les dossiers MDPH (Maison Départementale pour les Personnes handicapées) sont envoyés, et les personnes sont placées... sur liste d'attente. Quant à chercher un appartement pour un patient n'ayant pour vivre qu'une allocation pour adulte handicapé, c'est un travail énorme qui repose aussi sur les épaules des travailleurs sociaux, alors que la société, d'après les lois votées et en vigueur devrait développer des dispositifs adaptés.

Les éducateurs spécialisés sont très présents dans les services de pédopsychiatrie, moins dans les services de psychiatrie adulte, ce qui est dommage, car soigner et accompagner sont complémentaires. J'ai eu l'expérience de la présence d'éducateurs spécialisés dans les unités de soin dont j'avais la charge, et j'ai contribué à en augmenter le nombre, en me félicitant de constater la qualité de leur travail et de leur engagement. Dynamiques, inventifs, responsables, ils sont indispensables pour mener à bien la Réhabilitation, c'est-à-dire l'ensemble des procédés visant à aider les personnes vivant avec des troubles psychiques à se rétablir, à obtenir un niveau de vie et d'adaptation correspondant à leurs attentes. Se rétablir c'est retrouver une vie satisfaisante, un équilibre, en acceptant de vivre avec un trouble psychique. Il s'agit de retrouver les forces en soi pour faire face et cela ne se fait pas en un jour, il y a des étapes à franchir. Ce parcours personnel est appelé le rétablissement. Pour se rétablir, de nombreuses personnes ont besoin d'un accompagnement, que ce soit pour accéder à un logement, à un travail, ou bien pour accéder à la culture ou au sport. La Réhabilitation concerne principalement les personnes souffrant de troubles psychotiques et le rétablissement en est l'objectif. Comme les infirmiers, les travailleurs sociaux nécessiteraient d'être mieux rémunérés, et on touche ici à la question de la rémunération des métiers dont les missions sont humanistes, et qui s'exercent auprès de personnes en souffrance. Mal reconnus, mal payés et pourtant si indispensables.

Les psychologues ont suivi des études passionnantes, acquis de grandes compétences et ils se retrouvent nombreux au chômage, car il n'y a pas assez de postes hospitaliers, et aussi parce que les universités en ont trop formés. Installés en libéral, leurs soins n'étaient pas remboursés par l'Assurance Maladie, jusqu'en avril 2022. Une prise en charge existe maintenant pour un nombre limité de séances et seulement sur prescription médicale. C'est un changement timide, alors que l'effondrement du nombre de psychiatres laisse de nombreuses personnes sans soins. Certaines mutuelles prennent en charge, encore partiellement, ces consultations. La discrimination sociale reste majeure : si vous avez des revenus suffisants, vous pouvez payer l'ensemble de ces soins, sinon vous ne bénéficiez que d'un nombre limité de séances, à la condition de trouver un médecin qui puisse les prescrire. L'autre option est de passer par la longue liste d'attente d'un centre médico-psychologique.

Les psychiatres : depuis plus de 20 ans, les syndicats de psychiatres hospitaliers tirent en vain la sonnette d'alarme. Lorsque la génération des psychiatres nés entre 1950 et 1960 partira à la retraite, près d'un tiers des praticiens hospitaliers disparaîtra des services, entraînant de graves perturbations de fonctionnement. Il n'y a pas assez d'internes en formation pour assurer leur remplacement. Ministres de droite ou de gauche ont poursuivi la même politique relative aux études médicales : la pénurie actuelle des médecins touche de plein fouet la psychiatrie. Celle-ci est souvent choisie en dernier, par défaut. Les jeunes psychiatres choisissent plutôt un exercice libéral ou mixte, dans les grandes villes ; la psychiatrie hospitalière avec son contingent de gardes d'urgence, de malades plus difficiles, de tâches administratives à n'en plus finir, de difficultés pour trouver des solutions pour faire sortir un patient de l'hôpital dans de bonnes conditions, ne parvient plus à recruter. Entre 2013 et 2021, l'effectif global des psychiatres inscrits au Conseil de l'Ordre des Médecins n'a augmenté que de 2,14%. Ce qui ne peut compenser l'augmentation de la population (+ 2,73%) et surtout celle des charges liées à l'évolution des pratiques et des contraintes administratives. La part de l'exercice à temps partiel ne contribue pas à améliorer les choses.

Des médecins étrangers, encore souvent mal rémunérés et mal considérés par l'administration, pas toujours bien formés, ne maîtrisant pas toujours la langue française, sont recrutés dans des services de psychiatrie éloignés des grandes villes, car on ne trouve plus de psychiatre français pour les faire fonctionner. Ces collègues ont devant eux un parcours du combattant pour valider des examens en France, prouvant leurs compétences. Pendant des années, ils « font tourner » les services, assurent les gardes d'urgence avec un statut précaire. Quand enfin ils obtiennent les titres indispensables pour exercer en France, comment s'étonner qu'ils quittent l'hôpital pour s'installer en libéral et mieux gagner leur vie ? Nous pourrions leur proposer un parcours professionnel avec un engagement pendant plusieurs années à l'hôpital dans des conditions correctes, leur permettant de valider leurs examens tout en étant bien rémunérés, et en leur proposant de rester à l'hôpital pendant un certain temps. Cette attitude plus respectueuse de nos collègues étrangers n'aurait pas cet arrière-goût de colonialisme, qui malheureusement vient aussitôt à l'esprit, quand on constate leur situation actuelle dans les hôpitaux français.

D'autres catégories professionnelles occupent une fonction importante, les secrétaires, les aides -soignants, surtout présents dans les unités d'hospitalisation, les agents des services hospitaliers (ASH), toutes ces personnes qui sont au contact des patients et dont l'attitude, la bienveillance, l'accueil sont essentiels.

Tableau VIII Évolution des ressources en psychiatrie

D'après les données fournies par le Conseil National de l'Ordre des Médecins (18)

	effectif total 2013	effectif total 2020	évolution	part de l'exercice salarié 2013	part de l'exercice salarié 2020
psychiatres	12.498	12.766	+ 2,1 %	58 %	64 %
pédopsychiatres	795	337	- 57 %	58 %	67 %

D'après les données fournies par la DREES (35)	2008	2019
psychiatres exerçant en établissement public	7911	8356
lits d'hospitalisation complète, secteurs public et privé	57.141	50.000
lits d'hospitalisation partielle (jour ou nuit)	22.288	14.229
centres médico-psychologiques	1800	3100

Comment réparer les soins en psychiatrie et en santé mentale ?

La psychiatrie dite de secteur a démontré son caractère innovant, mais les mots sont datés, et souvent marqués par une certaine idéologie. Les soins de proximité me semblent une formule assez banale pour être comprise de tous ; héritiers de la psychiatrie de secteur, il s'agit de mettre à la disposition de la population des soins à proximité, c'est-à-dire une équipe avec infirmiers et psychologues qui représenteraient une première étape pour écouter, comprendre et évaluer la souffrance de la personne. Soit il s'agit d'une souffrance contextuelle, à laquelle on peut répondre avec une écoute, des séances de psychothérapie et une consultation avec le médecin généraliste, soit il s'agit de signes pouvant évoquer une pathologie plus conséquente et dans ce cas, deuxième étape, une consultation toujours ambulatoire avec un psychiatre sera proposée.

Nous sommes dans le cadre d'une prévention, de soins ambulatoires permettant d'éviter l'aggravation de pathologies plus importantes. Si besoin la troisième étape serait celle d'une hospitalisation, la plus courte possible. Cela signifie que pour les personnes souffrant de pathologies plus sévères, un réseau de lieux d'accueil et de soins, tels que les hôpitaux de jour, les centres thérapeutiques d'accueil à temps partiel, les ateliers thérapeutiques représentera autant d'appuis et de repères pour se reconstruire, et mener à bien un projet de réhabilitation. La question du logement accompagné c'est-à-dire d'une véritable politique d'inclusion de ces personnes vulnérables en situation de handicap est essentielle afin d'éviter de recréer de la chronicité dans les lieux d'hospitalisation. Les Usagers parlent du <u>rétablissement</u> comme objectif à cette reconstruction.

Ce réseau de proximité, qui inclut de petites unités d'hospitalisation, pourrait tout à fait s'articuler avec les services universitaires. Le clivage actuel est délétère, nous avons besoin les uns des autres. Nos collègues universitaires développent un travail de recherche, mettent en place des centres experts vers lesquels nous pouvons nous tourner quand nous sommes en difficulté. Des projets communs entre nos différents services pourraient être développés dans bien des domaines, celui des urgences, celui de la prise en charge des enfants et des adolescents, celui de la réhabilitation…

Développer une meilleure articulation avec les urgences : dans de très nombreuses villes, des équipes de psychiatrie sont présentes depuis des années (CAP 72) au sein des urgences générales, avec souvent une petite unité d'accueil et de soin de courte durée, qui intervient après que le patient ait été examiné par un somaticien, c'est une règle. Travailler ensemble, équipes somatiques et équipes psychiatriques dans l'intérêt du patient parait évident, mais la discrimination demeure, tel patient est d'emblée étiqueté "psy" et ne sera pas examiné, ou bien s'il est adressé par un service de psychiatrie, il n'aura pas droit à un bilan somatique complet...

Il est bien évident qu'actuellement avec la surcharge des urgences, la pénurie de soignants, y compris en psychiatrie, la situation devient extrêmement difficile. Pourra-t-on maintenir cette présence d'équipes en psychiatrie aux urgences générales ? Y renoncer aurait de graves conséquences pour les patients, et représenterait une immense régression sur le plan de la qualité des soins.

De nouvelles techniques voient le jour, le développement du virtuel peut faciliter les soins de certaines pathologies (les phobies, par exemple), et c'est dans les services universitaires que ces techniques sont initiées. De même pour la recherche qui en Psychiatrie est essentielle, car des pans entiers encore demeurent inconnus, bien davantage que dans les autres disciplines. Le XXIe siècle sera celui du cerveau et de sa compréhension, et si l'on comprend la cause et le sens des pathologies, peut-être que la discrimination cessera enfin à l'égard de notre discipline, et de ceux qu'elle soigne.

L'articulation du réseau de soins de proximité avec les psychiatres et psychologues qui ont choisi un exercice libéral représente une liberté de choix pour les usagers. Mais il existe une dimension sociale, pour les populations les plus paupérisées, et pour les pathologies les plus sévères, qui en général sont peu prises en charge dans l'exercice libéral, car une véritable équipe pluridisciplinaire est alors nécessaire.

Un mot au sujet de la télémédecine[52] : les années Covid, avec les confinements nous ont permis de constater que nous pouvions garder le contact avec les patients, en leur téléphonant. Rester disponibles, à l'écoute même si nous ne pouvions pas être présents c'était mieux que rien ; cela supposait que l'on connaisse le patient, car comment instaurer une nouvelle relation de cette manière ? Cela semble compliqué et peu adapté à notre discipline. Mais dans certains cas, je pense à la gérontopsychiatrie, plutôt que déplacer les patients très fragiles, ou à des régions difficilement accessibles en hiver, il peut être envisagé ce type de fonctionnement en s'assurant qu'un infirmier est présent aux côtés du patient.

---

[52] Notons que dans cette pratique de la télémédecine, l'examen clinique est moins nécessaire, d'autant que ces patients sont déjà connus des équipes.

Je terminerai en saluant les représentants des familles et des Usagers, dont l'engagement avec les soignants est indispensable. Les familles, longtemps ignorées, voire rejetées par certains professionnels, ont toute leur place dans la réflexion et dans le travail auprès d'un patient. Leur savoir profane de la situation à la maison est précieux, leur collaboration dans le projet thérapeutique facilite sa mise en place. Quant aux représentants des Usagers, leur rôle, encore méconnu, leur engagement dans les Groupes d'Entraide Mutuelle, ont mis en évidence qu'on ne peut pas soigner sans eux. C'est avec eux, ensemble, qu'un soin de qualité peut être mis en place. Cela semble une évidence, mais pendant longtemps le patient a été passif, écrasé sous le poids du savoir médical, et ce dans toutes les disciplines, alors en psychiatrie…

Ces représentants doivent siéger dans toutes les instances, Conseil Local de Santé Mentale dans les mairies, présence dans les ARS, pour faire remonter les constats de terrain. Faciliter l'obtention d'un logement, prendre en compte la question du travail pour les personnes en situation de handicap, qui mieux que ces représentants peuvent porter cette parole ? Ils peuvent dire, eux, la double peine qui les frappe, le fait d'être malade et d'en être stigmatisé. Leur citoyenneté, longtemps refusée passe par cette place dans toutes les instances possibles de la Cité, pour qu'enfin on entende leur voix.

Il est dommage de terminer par une note pessimiste, mais l'actualité nous y oblige. Le 27 avril 2022, le décret n°2022-714 met en application une part de la loi du 30 juillet 2021 relative à la prévention d'actes de terrorisme et au renseignement, qui permet à l'autorité administrative (le Préfet) d'accéder aux données à caractère personnel des personnes souffrant de troubles mentaux hospitalisées sans leur consentement. Ces données sont conservées dans la base « HOPSYWEB » qui permet aux Agences Régionales de Santé de suivre et de contrôler ces hospitalisations sans consentement.

Les personnes avec troubles psychiatriques graves ne doivent pas être fichées comme des personnes dangereuses et à surveiller. Ce décret autorise notamment de croiser les données de HOPSYWEB avec le « FSPRT » (Fichier des signalements pour la prévention de la radicalisation à caractère terroriste). Il s'agit d'un dangereux amalgame entre trouble mental et radicalisation violente, et plus généralement entre trouble mental et risque de violence.

Les principaux facteurs de risque de violence d'une personne sont indépendants du fait qu'elle souffre ou non d'un trouble mental sévère, lorsqu'il est pris en charge (et c'est notamment le cas lorsque la personne est hospitalisée). Cette prise en charge est même un facteur de protection.

Notre pays a fait le choix de n'avoir qu'une seule filière de soins psychiatriques, quels que soient le statut et le risque présenté par la personne. Nous devons mener, comme l'ont fait d'autres pays européens, une reforme réfléchie de l'offre de soins en psychiatrie pour les patients dits « médico-légaux ». La séparation des informations à caractère clinique des informations à caractère sécuritaire est une condition absolue pour garantir l'accès aux soins des personnes souffrant de troubles psychiques. Il y en va de la liberté des citoyens qui pourraient être victimes d'une telle confusion entre troubles mentaux sévères et radicalisation à caractère terroriste. L'ensemble des associations de professionnels, de familles et d'usagers s'élève contre cette mesure, bien évidemment discriminatoire.

L'EXAMEN CLINIQUE ET L'ATTENTION PORTÉE AU PATIENT : POUR UNE MÉDECINE PLUS HUMAINE ET DONC PLUS EFFICACE

Les lignes qui vont suivre ne sont dictées par aucune bien-pensance ; vous n'y trouverez pas non plus la moindre trace d'idéologie décroissante rétive au progrès. Au-delà de certaines valeurs humanistes, du bonheur d'accorder un peu d'attention aux autres, la réhumanisation de notre médecine est nécessaire pour des raisons scientifiques, techniques et économiques.

Le jour arrivera peut-être où des robots prendront la place des médecins, où la démarche de soigner relèvera d'une sorte de télémaintenance, mais alors ces machines s'occuperont du bon fonctionnement d'autres machines, car dans ce monde toute humanité aura disparu. Il ne s'agit pas d'une inquiétude pour le long terme, le processus est en marche. Les médecins examinent de moins en moins leurs patients, lorsqu'ils prennent encore le temps de les écouter. L'enseignement de la clinique est de plus en plus négligé, faute de temps, paraît-il. L'horizon se dessine, il est déjà remboursé par la Sécurité Sociale : bientôt, si cela continue, le médecin téléconsultant n'approchera plus du tout son malade, il ne se risquera plus à le toucher. Non seulement cette « médecine » est en train de perdre son humanité, mais elle est déjà la source d'erreurs de diagnostic, de souffrances, d'une gabegie de dosages et d'examens inutiles, de thérapeutiques inappropriées ou mal suivies, de complications et de morts que l'on aurait pu éviter. Accessoirement, cela génère un énorme gâchis financier.

Le retour à une approche plus humaine ne s'impose pas seulement pour des raisons morales, il nous est dicté par des faits bien établis, une médecine basée sur des preuves scientifiques. Depuis au moins trois décennies, dans de nombreux pays, les meilleurs spécialistes des sociétés savantes établissent et mettent à jour des recommandations et des guides de bonnes pratiques. Dans toutes les disciplines et dans la plupart des situations, le point de départ de l'enquête diagnostique demeure l'écoute du malade, suivie d'un examen clinique attentif. Lorsqu'elle n'est pas suffisante pour obtenir une certitude quant à la nature et au stade de la maladie, c'est quand même cette étape clinique initiale qui va permettre d'aiguiller l'enquête, de prescrire les seuls examens complémentaires utiles, non pas des listes « fourre-tout » de dosages et d'explorations dont nombre ne servent qu'à ennuyer les patients et à ruiner l'Assurance

Maladie. Pour reprendre le langage des informaticiens du siècle passé : l'interrogatoire et l'examen clinique figurent à la base de la plupart des algorithmes décisionnels.

Les promoteurs d'une médecine qui s'éloigne des malades négligent aussi un aspect essentiel : le soignant lui-même peut, dans certains cas, devenir un vrai médicament ! Un médicament capable de guérir des maladies, d'en atténuer d'autres, de contribuer à soulager la douleur ou à mieux tolérer des thérapeutiques plus radicales. Ces soignants capables de se conduire comme des médicaments ne sont pas seulement des médecins ou des infirmières, cela concerne un grand nombre de thérapeutes tantôt qualifiés de non officiels, de « parallèles », de « doux », ou même de charlatans (67). Leur relatif succès vient de ce qu'à la différence de trop nombreux de confrères médecins, ils consacrent encore du temps, de l'écoute, et surtout que la plupart dispensent cette molécule thérapeutique incroyable qu'est l'empathie...

Négliger d'examiner son patient : une faute professionnelle lourde

Telle que la médecine devrait être enseignée, telles que sont rédigées les recommandations et bonnes pratiques médicales, l'examen clinique devrait le plus souvent représenter à la fois le point de départ et le premier aiguillage de la démarche qui mène au diagnostic puis au traitement. Le point de départ : il est rare qu'un patient se présente dans le cabinet d'un médecin et reste volontairement muet. Lorsque vous consultez, c'est en général parce que certains symptômes vous font penser que « quelque chose ne va plus ». C'est ce que vous allez raconter à votre médecin. Avec vos paroles, l'examen clinique a commencé, mais il ne peut s'arrêter là. Cette première étape sera complétée par un interrogatoire plus précis et par des gestes professionnels : inspection, palpation, auscultation, percussion, touchers pelviens s'il y a lieu. Ces gestes sont aussi l'occasion de mieux préciser ce qui déclenche une toux, un essoufflement, de mieux localiser le siège d'une douleur, de confirmer ou non la présence de cette petite boule, de ce ganglion...

Parfois l'examen clinique a débuté bien avant que le patient ait prononcé le premier mot. L'œil exercé du médecin aura remarqué une démarche anormale, un tremblement, un teint pâle... Ce peut être aussi une attitude, un regard, une agitation. Nous verrons par la suite l'importance de cette communication non verbale entre soigné et soignant, qui peut en apprendre beaucoup à un médecin attentif. Cette attention portée au patient peut aussi être une forme de thérapeutique (67).

C'est à partir des données de cette première enquête que le médecin doit construire sa démarche, éventuellement demander les examens complémentaires qu'il jugera utiles, dosages sanguins, imagerie médicale... Les examens utiles et pas davantage. Cela permettra le plus souvent de parvenir à un diagnostic et de mettre en place un traitement. Lors de la phase thérapeutique, c'est encore la clinique qui servira de principal guide. Signalons tout de suite que dans les situations les plus fréquentes en médecine générale, l'interrogatoire et l'examen clinique suffisent bien souvent à établir le diagnostic (47).

Pourquoi nous attarder sur de telles évidences ? Parce que les médecins examinent de moins en moins leurs patients. Parce que la clinique est souvent mal enseignée, mal valorisée, négligée. Parce qu'une publicité malhonnête cherche à promouvoir les téléconsultations qui en aucun cas ne permettent d'examiner correctement les malades. Parce que, comme nous le verrons, cela peut conduire à des drames. Parce que des irresponsables, qu'ils soient journalistes, décideurs politiques, ou même des médecins qui ont perdu leur âme dans les couloirs des médias, préfèrent se soumettre à la mode, au sensationnel, à une futurologie de bazar. Par exemple avec le mythe des machines bientôt capables de reléguer le médecin au rayon des accessoires inutiles. Combien de fois, recevant des patients en consultation, après leur avoir demandé : « Comment allez-vous ? », ai-je obtenu en guise de réponse la présentation du résultat de la dernière analyse. Comme si le nombre de globules blancs ou le taux de tel antigène pouvait tout me dire de l'état de santé, de l'appétit, du sommeil, de l'activité, de l'humeur, des douleurs... Ces paramètres ne sont pas pris au sérieux, jugés trop subjectifs, alors qu'ils peuvent être les reflets subtils du fonctionnement de nos organes. Les indications qu'ils apportent sont du même niveau de pertinence que bien des résultats affichés par l'écran d'un automate de biologie. Mais cela, les journalistes ne peuvent l'annoncer, ce n'est pas assez spectaculaire. Les exploitants du sensationnel prospèrent sur le vaste champ de l'incompétence.

Évidence clinique et médecine fondée sur les preuves

L'avènement, assez récent, d'une médecine basée sur les preuves a constitué un indéniable progrès. Jusqu'au milieu du vingtième siècle, et même après les avancées de la confrontation anatomoclinique, la médecine était encore une question d'expérience personnelle ; les paroles de grands patrons faisaient autorité. Combien de fois ai-je assisté, jusqu'aux années soixante-dix, à des conférences où l'orateur décrivait une série de malades traités avec sa méthode et prétendait qu'elle était la meilleure sans l'avoir soumise à une comparaison plus objective. Une évaluation à l'aide de ce qui est devenu un *gold standard* de l'approche scientifique : un essai comparant deux options - par exemple un médicament contre un placebo, un traitement nouveau contre un autre plus classique.

Cette évaluation scientifique plus rigoureuse n'a pas concerné que les traitements, elle s'est appliquée aux examens susceptibles de compléter l'approche clinique. Évaluer l'apport d'un dosage, celui d'un scanner, peut faire appel à d'autres méthodes, comme le dénombrement des faux positifs : les fois où l'examen présente une anomalie qui en réalité n'a pas d'importance. Des faux négatifs lorsqu'il passe à côté de la pathologie recherchée. Avec un calcul aboutissant à lui donner une valeur prédictive et une fiabilité. Ces paramètres permettent de discerner les examens vraiment utiles dans telle ou telle situation et d'écarter ceux qui n'apportent rien de plus. L'examen clinique existait bien avant ces concepts statistiques, est-il possible de comptabiliser ses faux positifs et ses faux négatifs ? Cette question a été explorée dans des études trop nombreuses pour qu'il nous soit possible de toutes les évoquer. À un stade précis de la démarche diagnostique, un examen complémentaire peut se montrer plus fiable que la seule clinique, par exemple un scanner par rapport à l'auscultation pour détecter des lésions pulmonaires infectieuses ou tumorales. L'échographie est supérieure au toucher rectal pour repérer un cancer de la prostate... Mais aucune de ces explorations ne peut apporter la vision globale permise par l'approche clinique. Les examens complémentaires seront supérieurs dans bien des circonstances, mais selon ces circonstances il ne s'agira pas des mêmes examens. Le scanner ne sera d'aucune utilité pour le diagnostic initial d'un diabète, mais la recherche d'une glycosurie n'aura pas d'intérêt pour celui d'un cancer bronchique...

C'est ainsi que, malgré ses faiblesses, l'examen clinique s'impose comme la première étape dans l'immense majorité des démarches diagnostiques. Il représente aussi le premier critère dans le choix des dosages ou des imageries jugées encore nécessaires. Les meilleurs spécialistes qui ont rédigé les guides de bonne pratique se sont appuyés sur les résultats publiés dans la littérature médicale internationale, selon le niveau de preuve qu'ils apportaient. Les conclusions sont claires : quelle que soit la spécialité, le point de départ de leurs algorithmes décisionnels est en règle l'examen clinique. Quelques cas font exception, par exemple la découverte fortuite d'un diabète sur une prise de sang. Mais c'est encore l'examen clinique qui représentera la première démarche suivant cette découverte, pour apprécier l'état général du malade et pour rechercher les premiers signes de certaines complications.

Cette démarche logique, documentée, procédant par étapes, permet d'éviter la multiplication d'examens, d'explorations inutiles et rarement agréables. Ces recommandations représenteraient pour l'Assurance Maladie une grande source d'économies si elles étaient mieux respectées, par des médecins prenant encore la peine de procéder à un interrogatoire et à un examen clinique minutieux. Combien de fois ai-je vu de jeunes confrères sortir un « tiroir » d'examens, sans réflexion clinique, par esprit de système. Comme des policiers qui soumettraient à des tests ADN une foule de gens, sans même prendre le soin d'examiner la victime, la scène de crime et d'interroger les témoins...

L'examen clinique, dénominateur commun des disciplines médicales

Il est des disciplines où l'examen clinique règne en maître, comme la rhumatologie et surtout la dermatologie où une inspection soigneuse de l'ensemble du revêtement cutané amène au diagnostic et accomplit une part essentielle du bilan. Il sera au besoin complété par une exérèse ou une biopsie pour confirmation anatomopathologique. Aux urgences, la première évaluation est clinique avant tout examen d'imagerie. Devant une personne qui présente des troubles de la conscience, les premiers gestes ne sont pas, ou ne devraient pas être de réaliser un scanner ou une IRM, les premiers gestes sont cliniques avec par exemple l'établissement d'un score de Glasgow (fiche n°3). Cet homme de quarante-cinq ans vous consulte, poussé par sa famille, parce que naguère très actif, il est devenu apathique, replié sur lui-même, sans initiative. Il néglige de s'habiller correctement, lorsqu'il ne déambule pas les fesses à l'air... Dépression grave évoquerez-vous, surtout lorsque l'entourage précisera qu'il a eu ces derniers temps de gros soucis à la fois professionnels et sentimentaux. Si vous vous contentez de ces données, si vous adressez ce malade à un confrère psychiatre ou, pire, si vous prescrivez d'emblée un antidépresseur, sans avoir pratiqué un examen neurologique attentif (parce que vous êtes pressé ou parce que vous voyez le malade en téléconsultation), vous risquez fort de passer à côté d'une lésion d'un lobe frontal du cerveau, d'origine tumorale ou vasculaire. Les psychiatres se plaignent de voir arriver des patients qui présentent une pathologie organique ignorée par un défaut d'examen clinique (47).

Fiche n°3. L'établissement d'un score de Glasgow chez une personne qui présente des troubles de la conscience est une **méthode entièrement basée sur la clinique**. Elle fait partie des tout premiers gestes de l'urgentiste appelé par exemple auprès d'une victime d'un traumatisme crânien. **Elle intervient toujours avant le scanner ou l'IRM**. Dans les comas de toute sorte, **le score de Glasgow a une grande valeur pronostique**. Il est aussi un **instrument objectif pour le suivi de l'évolution**. Cette méthode a été publiée par deux neurologues écossais, G Teasdale et B Jennet, en 1974. Elle consiste à noter trois réponses simples du patient à une demande verbale ou à une stimulation douloureuse obtenue en appuyant sur un ongle avec un stylo.

OUVERTURE DES YEUX
- spontanée = 4
- à la demande verbale = 3
- à la douleur = 2
- aucune = 1

RÉPONSE VERBALE
- normale : le patient peut donner son identité et se situer dans le temps et l'espace = 5
- confuse : le patient répond, mais commet des erreurs = 4
- inappropriée : le patient ne donne pas la réponse correspondant aux questions = 3
- incompréhensible = le patient marmonne, il émet des grognements = 2
- aucune réponse verbale, même à la stimulation douloureuse = 1

RÉPONSE MOTRICE
- le patient répond de manière adaptée aux ordres simples = 6
- réponse orientée à la stimulation douloureuse, retrait du membre stimulé = 5
- à la stimulation douloureuse, ébauche de retrait = 4
- à la stimulation, réaction de flexion de l'avant-bras = 3
- à la stimulation, extension avec rotation interne des membres supérieurs = 2
- aucune réaction à la stimulation douloureuse = 1

Le score de Glasgow est l'addition des notes de ces trois épreuves.

Sans un examen gynécologique attentif, comment objectiver l'origine des gouttes de sang qu'une patiente découvre sur son linge entre les règles ? Ce sang provient-il d'une lésion vulvaire, vaginale ou anale ? D'une ulcération suspecte du col de l'utérus ? Ou s'écoule-t-il par l'orifice de ce col utérin ? Nombre de cabinets médicaux ne disposent pas des moyens de réaliser un examen gynécologique correct : tables, étriers, éclairage, spéculums à usage unique. Combien de médecins généralistes nouvellement installés ont-ils appris à réaliser cet examen, pas seulement dans des cours polycopiés ? Adresser la patiente à un confrère gynécologue ? Encore faudrait-il que tous ceux de la région ne soient pas déjà partis à la retraite. Mais rassurons-nous, bientôt sans doute seront proposés des télé examens gynécologiques à l'aide du smartphone de la patiente, la communication étant prise en charge par l'Assurance Maladie...

Cette dame de soixante-dix ans, que vous suivez au long cours pour une hypertension artérielle, vient vous voir pour un simple renouvellement d'ordonnance, mais ce matin-là vous la trouvez plus essoufflée qu'à l'habitude. Elle avoue que la veille elle a fêté bien tard l'anniversaire de sa petite-fille... Elle est pâle et présente des sueurs. Allez-vous seulement prendre sa tension, vous dépêcher de rédiger l'ordonnance et la renvoyer se reposer chez elle ? Ceci alors qu'elle développe sous vos yeux, sans que vous vous en rendiez compte, une complication cardiaque rapidement mortelle en l'absence de traitement. Cet œdème aigu du poumon, vous auriez pu le diagnostiquer à l'auscultation et commencer à le traiter par l'injection immédiate d'un diurétique et d'un dérivé nitré, en attendant l'arrivée du SMUR.

Je pourrais multiplier, presque à l'infini et dans toutes les spécialités médicales, les exemples du caractère indispensable d'un examen clinique soigneux et les cas où le négliger représente une faute professionnelle. C'est bien sûr particulièrement vrai en médecine générale où les infections saisonnières, le suivi de l'hypertension artérielle et du diabète font partie de l'activité quotidienne et lui donnent toute sa place (61).

Dans certaines situations, c'est un examen clinique minutieux, enfin réalisé par un médecin compétent, qui met un terme aux errances diagnostiques et au calvaire d'explorations et d'hospitalisations sans résultats. Une histoire illustre bien ce propos, publiée en mars 2019 dans le *Journal of Central Nervous System Disease* (7), elle a fait le tour du monde des neurosciences. Un garçon de 14 ans, très bon élève, sportif, bien inséré dans son école, présente brutalement des troubles psychiatriques. Il est agité, avec des épisodes de confusion et d'accablement, des idées de meurtre et de suicide qui l'empêchent de mener une vie normale. Une première hospitalisation est décidée. À l'issue d'une semaine dans le secteur psychiatrique, cet adolescent ressort avec un traitement (aripiprazole) et un diagnostic d'état dépressif avec une composante psychotique. Mais à la maison les choses s'aggravent, il s'isole, en proie à des hallucinations. Il est persuadé qu'un des chats de la famille en veut à sa vie. D'autres hospitalisations vont suivre, dans un établissement plus prestigieux. Toute sorte d'examens biologiques et d'imagerie sont réalisés, des sérologies, des tests inflammatoires, des électro-encéphalogrammes, des IRM... Le dossier de ce jeune homme a été vu par plusieurs spécialistes, les diagnostics d'infection streptococcique, de maladie de Lyme, de méningite ont été évoqués puis infirmés. En définitif, un diagnostic de schizophrénie avec des troubles obsessionnels compulsifs est posé. Le garçon rentre chez lui avec un traitement renforcé, mais son état ne s'améliore pas. Il faut encore attendre plusieurs mois pour qu'enfin le bon diagnostic soit évoqué : un neurologue appelé au chevet du garçon ose lui demander de se dévêtir, ce qui lui permet de découvrir de curieuses vergetures au niveau des cuisses et des aisselles. Un dermatologue appelé en renfort confirme les soupçons de bartonellose. Diagnostic qui sera encore confirmé par une PCR[53]. Une antibiothérapie adaptée améliore progressivement l'état du jeune homme qui peut abandonner son traitement antipsychotique. Quelques mois plus tard, il a complètement récupéré, retrouvant une vie familiale et scolaire tout à fait normale. Sur un point, ses délires disaient vrai, un chat de la maison portait une forte responsabilité : au lieu de donner le tableau fréquent d'une *maladie des griffes du chat*, cette *bartonella enselae* a provoqué un syndrome *neuropsychiatrique pédiatrique d'apparition aiguë*. Après pas loin de deux ans d'errance diagnostique et thérapeutique, après une multitude d'examens complémentaires, l'expertise clinique a livré la clé de l'énigme.

La désinvolture des enseignants

L'enseignement de l'examen clinique s'est dégradé depuis longtemps, le professeur Bernard Hoerni le déplorait déjà dans son *Histoire de l'examen clinique* publiée en 1996 (47). Nous connaissons les principales causes de cette négligence générale : le mode de sélection des étudiants, le contact trop différé avec de vrais malades, les chefs de clinique débordés par d'autres tâches, alors que c'est la raison même de leur poste

[53] Polymérase Chain Reaction qui permet d'obtenir de multiples copies d'un fragment d'ADN

(chef de la formation clinique). Des enseignants recrutés sur des critères qui ne laissent aucune place à l'expertise clinique. Cette relégation de l'examen clinique au rayon des accessoires obsolètes se voit même dans la teneur des épreuves universitaires.

Je me suis amusé à passer au crible de mon expertise de vieux professeur avec 40 ans d'expérience médicale, les épreuves des concours nationaux classants, de 2017 à 2019. Ce concours intervient après six années d'études et ses résultats conditionnent le choix d'une spécialisation ou de la médecine générale. Le plus fort de la note (70%) est attribué à une épreuve de dossiers - 54 dans les annales consultées. Cette épreuve consiste en l'énoncé d'un problème médical, suivi d'une série de questions, sous la forme de questionnaires à choix multiple (QCM). Dans ce que j'ai lu, un dossier se rapportait à un problème médico-légal et administratif. Parmi les 53 autres, l'énoncé des données de l'examen clinique m'a semblé acceptable dans 42 cas. Dans les 11 autres, les renseignements cliniques étaient incomplets : rien en dehors de la doléance principale dans six dossiers ; examen clinique sommaire ou absent lors des événements ultérieurs pourtant objets de questions QCM, dans les cinq autres dossiers. En résumé, lors de ce concours national qui conditionne le devenir de tous les étudiants, les données cliniques étaient absentes ou négligées dans plus de 20% des cas.

Oubli, erreur humaine, maladresse et faute professionnelle caractérisée

L'exercice de la médecine reste un art difficile, sujet à des erreurs d'appréciation, des oublis et des maladresses. Dans les années quatre-vingt-dix, revenant de fréquents voyages aux États-Unis, j'avais la crainte de voir notre médecine déstabilisée par l'appétit d'avocats sans scrupules. Dans ma chambre d'hôtel à Boston ou à Washington, combien de fois ai-je vu, aux heures de grande écoute, des spots télévisés qui tenaient ces propos : « Nous sommes un cabinet d'avocats très efficaces, spécialisés dans les affaires médicales. Vous sortez de chez un médecin, d'une clinique ou d'un hôpital ; si vous avez le moindre doute sur la qualité des soins qui vous ont été prodigués, faites appel à nos services. Vous n'aurez rien à payer. Si nous perdons le procès, les frais seront pour nous, si nous le gagnons, nous partagerons les bénéfices... ».

C'est dans ce genre d'occasion que je mesurais la distance culturelle qui nous séparait encore de ce pays. Mais nombre de mes confrères craignaient la contagion. Trente ans plus tard, je constate qu'elle n'a pas vraiment eu lieu et je m'en réjouis. L'abus des procédures peut provoquer chez les médecins des conduites frileuses qui les poussent à davantage se protéger qu'à regarder l'intérêt des malades. Car dans certaines situations graves, il faut savoir prendre des risques. Le traitement capable de sauver peut aussi connaître des échecs, entraîner des complications. Lorsque le médecin s'est entouré de précautions raisonnables, lorsqu'il a honnêtement et humainement informé le malade, obtenu son consentement, je crois qu'on ne peut rien lui reprocher. J'ai aussi tendance à regarder avec indulgence une erreur de jugement, une maladresse, même un oubli. Les médecins ne sont pas encore des robots. Mais lorsqu'un drame est la conséquence d'une politique délibérée, de la répétition systématique d'erreurs graves, il n'y a plus de place pour la mansuétude. Négliger régulièrement, systématiquement l'examen clinique fait partie de ces dérives impardonnables.

Dire à une personne âgée qui a fait une chute et ne peut plus marcher ni même se relever tant elle souffre de la hanche : « madame, vous pouvez rentrer chez vous, il n'y a rien puisque la radio est normale ». Alors que si ce médecin des urgences avait examiné la personne en question, il aurait pu constater les signes cliniques évidents d'une fracture du col fémoral : le raccourcissement du membre inférieur et sa rotation externe irréductible... Tous signes décrits dans les manuels de sémiologie et feu les questions d'externat. Certes, le radiologue est passé à côté du diagnostic de fracture, mais elle était engrenée, avec un contexte d'ostéoporose. L'erreur est sans doute pardonnable. Si le « formulaire de demande d'examen » avait été correctement rempli, décrivant le contexte clinique, ce radiologue aurait sans doute été plus attentif à la lecture du cliché. En revanche nier l'évidence clinique de la fracture, sans même examiner la blessée, relevait d'une faute lourde.

Renvoyer chez elle une personne qui se plaint de vives douleurs de la fosse iliaque droite, après avoir seulement fait réaliser un scanner qui ne conclut pas à une crise d'appendicite. Ceci sans avoir examiné la malade et recherché deux des signes cardinaux du syndrome appendiculaire : la fièvre et à la palpation une défense de la paroi abdominale... Dans les jours suivant cette visite aux urgences, notre amie a présenté une péritonite dont elle a eu beaucoup de chance de guérir après une chirurgie difficile et des mois de convalescence.

Encore deux histoires qui hélas ne sont pas des inventions, elles ont affecté des personnes de mon entourage. J'avoue même qu'elles m'ont un peu motivé à écrire de ce livre. Il n'y a pas eu de procès, ces amies avaient déjà assez souffert. Mais il ne me semble plus acceptable de tolérer de telles dérives et surtout le système qui les produit.

Télémédecine : un terme à la fois impropre et dangereux

Les technologies numériques nous rendent des services appréciables. En médecine, elles peuvent par exemple :

- permettre l'accès au *dossier médical partagé* figurant sur *Mon Espace Santé*, pour tous les soignants qui ont à s'occuper d'un malade, surtout en situation d'urgence ;
- permettre à un médecin de demander en visioconférence l'avis d'un confrère plus expérimenté...
- permettre de regarder à distance les images d'un scanner, d'une IRM, aussitôt que ces examens ont été réalisés ;
- faciliter le suivi de certains paramètres comme la glycémie, la tension artérielle, l'électrocardiogramme, alors que le patient profite de la vie à domicile : cela s'appelle la télésurveillance ;
- offrir la possibilité de prendre des nouvelles d'un malade, de l'apercevoir sur un écran et de discuter avec lui, mais sans prétendre pour cela effectuer une vraie consultation médicale ;

La liste est longue des services que rendent ces techniques de communication, mais aucune ne peut prétendre être à elle seule de la médecine. Car il ne faut pas confondre la médecine qui porte une vision globale du malade et de sa maladie, avec des outils qui ne rendent jamais que des services partiels. Le stéthoscope qu'utilise votre médecin pour vous ausculter, cet objet en inox et en plastique est-il « la médecine » ? Vous n'aurez jamais l'idée de dire qu'un appareil d'IRM, pourtant bourré de microprocesseurs et de logiciels, est à lui seul de la médecine... Alors, pourquoi qualifier de médecine les outils issus du numérique ?

Ce n'est pas seulement une question de mots, car derrière le terme de télémédecine se cache un danger : celui de prétendre soigner les gens sans plus les rencontrer. Paradoxe d'une "médecine" tape-à-l'œil, qui cherche tous les moyens possibles pour mettre de la distance entre les médecins et leurs patients. Avec la participation de médias qui en même temps parlent du diagnostic infirmier au lit du malade, de l'aide apportée par le pharmacien lorsqu'il dialogue avec un client. Sans oublier les discours sur l'importance d'une relation humaine compromise par l'abus des écrans... Ces mêmes écrans qui font de la publicité pour les téléconsultations. Que reproche-t-on aux médecins pour vouloir ainsi les tenir à distance ? Est-ce à cause d'une pénurie dont ils ne sont pas responsables, ou parce qu'ils se sont déjà trop éloignés de leurs malades ?

Dans quelles preuves scientifiques la télémédecine trouve-t-elle sa justification ?

Notre époque étant celle de la médecine basée sur des preuves, sur quelles études la télémédecine fonde-t-elle sa légitimité ? Nous avons interrogé la base bibliographique de la *National Library of Medicine* et trouvé 3242 articles scientifiques se rapportant à l'évaluation de la télémédecine. Les plus nombreux sont des commentaires, des republications, des études non contrôlées ou des essais portant sur un trop petit nombre de patients pour aboutir à une conclusion valable - nous avons exclu les essais incluant moins de 30 patients dans chacun des groupes comparés. Dans cette volumineuse littérature, nous n'avons trouvé que 148 études originales obéissant au *gold standard* des essais contrôlés. Parmi ces publications, encore une quarantaine nous semblent peu contributives puisque la télémédecine y est comparée à une « liste d'attente ». Elles peuvent éventuellement montrer que la télémédecine fait mieux que rien, mais pas qu'elle est supérieure ou même équivalente à une prise en charge classique. Dans les études vraiment contributives, les comparaisons ont eu lieu entre télémédecine et médecine classique, ou entre médecine classique plus ou moins télémédecine. La plupart des études que nous allons évoquer sont encore entachées de certaines limites. Leur puissance statistique est souvent trop faible pour détecter de petites différences, avec des effectifs ne dépassant pas quelques dizaines. Il existe aussi un biais lié à la non-publication des essais dont les résultats ne confirment pas les présupposés de leurs promoteurs. Dans notre recherche, les trois quarts des articles en faveur de la télémédecine ont été publiés dans des revues spécialisées en médecine numérique : *Journal of Telemedicine and Telecare* et *Journal of Medicine and Informatics*. Les articles en défaveur ont, pour plus de la moitié, été publiés dans d'autres revues médicales...

- **Prévention et dépistage**. Certains essais ont porté sur le dépistage, par exemple des glaucomes et des dégénérescences maculaires. Plusieurs études ont concerné la prévention ou le dépistage de troubles psychiatriques. En Nouvelle-Zélande, l'application *YouthCHAT*, installée sur des tablettes numériques, s'est montrée utile pour dépister des troubles psychologiques chez les adolescents des milieux défavorisés. En revanche, une autre expérience de prévention des états dépressifs s'est montrée décevante. Résultats encore plus négatifs pour la prévention de l'anxiété. Une étude comportant un programme de psychothérapie positive chez des étudiants n'a pas non plus été convaincante.

Une vingtaine d'études ont interrogé, souvent avec succès, l'utilité d'applications accessibles avec un smartphone, pour à la fois le dépistage et l'amélioration de conditions préjudiciables à la santé, comme le manque d'exercice physique ou les mauvaises habitudes alimentaires. Avec le tabagisme et l'alcoolisme, les résultats ont été plus mitigés...

• **Suivi à domicile**. Les essais les plus fréquents visaient à évaluer l'apport d'une télésurveillance chez des malades, adultes ou enfants, maintenus à leur domicile après le diagnostic d'une affection chronique comme l'hypertension artérielle, la coronaropathie, l'insuffisance cardiaque, les bronchopneumopathies obstructives, le diabète... Les techniques mises en jeu allaient du simple échange de textos jusqu'à la télétransmission de la tension artérielle, du rythme cardiaque, de la glycémie ou d'autres paramètres, avec parfois des visioconférences avec une infirmière spécialisée ou un médecin. Parmi ces études, 22 ont eu des résultats décevants. Mais l'utilité d'une télésurveillance a été démontrée dans 63 autres. La télédermatologie s'est montrée utile pour le suivi des dermatoses atopiques et du psoriasis.

Les études les plus contributives ont été menées en Grande-Bretagne par *Whole System Demonstrator*[54]. L'intérêt d'une télésurveillance a été évalué chez un total de 3230 patients atteints de pathologies chroniques, cardiaques, pulmonaires ou encore d'un diabète. Cela a donné lieu à une dizaine de publications majeures. Les résultats globaux sont d'un grand intérêt. Ces techniques ont permis d'éviter nombre d'hospitalisations ; la mortalité globale a été réduite de moitié durant la période d'observation (12 mois). Notons que dans cette vaste étude, le recours aux consultations classiques ou aux visites de médecins généralistes et d'infirmières est resté le même dans les groupes comparés.

• **Aides entre confrères**. D'autres essais (13 au total) interrogeaient l'aide au diagnostic ou au traitement, apporté à un médecin de première ligne, par un médecin expert consulté en visioconférence. Les principales études se rapportaient au traitement d'urgence des accidents vasculaires cérébraux, à la neurologie, à la pédiatrie, à la chirurgie orthopédique, à l'ophtalmologie. Les études de cette sorte pour la dermatologie ont donné des résultats discordants, en partie liée à l'inégale qualité des images transmises au spécialiste. Un essai mené en France est particulièrement intéressant parce qu'il illustre les conséquences de la désertification médicale. Si le « télérecours » au spécialiste n'a pas permis de diagnostics aussi assurés qu'avec une consultation normale, il a

[54] Greenhalgh. BMJ 2012 ; 6 : 345. Bardsley et al. BMJ 2012 ; 344. e3874.

raccourci de façon spectaculaire les délais de programmation du traitement : 4 jours avec le « téléavis » du dermatologue, contre 40 jours en passant par un rendez-vous de consultation classique...

Quelle place pour les téléconsultations en médecine générale ?

La télémédecine ainsi évaluée, en majorité aux États-Unis, en Grande-Bretagne et au Danemark, apparaît très différente de celle que nous voyons se développer en France, un pays où les téléconsultations « tout-venant » ont connu une croissance exponentielle avec l'appui enthousiaste des autorités sanitaires. Pour le plus grand profit de certaines compagnies qui les organisent et leur donnent une publicité peu compatible avec le code de déontologie. Avec l'épidémie de COVID 19, plusieurs autres pays ont connu une semblable explosion.

Très peu d'études ont évalué cette sorte de téléconsultations où le médecin généraliste doit poser un diagnostic et prescrire un traitement chez un patient que souvent il ne connaît pas. Un essai, réalisé au Massachusetts General Hospital de Boston, a posé cette question[55]. Consultation classique en médecine générale et téléconsultation ont été comparées dans le même groupe de 175 patients, révélant un excédent de 4% pour les diagnostics incertains avec la téléconsultation (20% vs 16%). Une différence qui n'apparaissait pas statistiquement significative. Cette étude pose plusieurs problèmes méthodologiques. L'effectif de 175 patients ne lui donne pas assez de puissance pour détecter les quelques erreurs graves que l'on peut attendre du défaut d'examen clinique inhérent à la téléconsultation. Cet effectif n'est pas représentatif de l'activité des médecins généralistes. En France, ces confrères réalisent au minimum 1400 à 2000 consultations chaque année. Avec un effectif plus représentatif, par exemple de 1750 patients, une "petite" différence de 4% deviendrait très significative ($p = 0,002$). Elle serait encore plus nette si l'analyse ne prenait en compte que les consultations nécessitant un examen clinique attentif. Nous savons en effet, grâce à l'enquête ECOGEN (61), menée sur plus de 20.000 consultations en médecine générale, que près de la moitié sont motivées par des actes administratifs, des renouvellements d'ordonnance, la prise de connaissance d'examens biologiques, etc. Des situations où examiner attentivement le malade peut sembler moins nécessaire. Enfin il faut avoir conscience qu'un très petit nombre d'erreurs médicales, noyées dans une masse de consultations, donc sans valeur statistique, peut avoir des conséquences

[55] R Dixon, JE Stahl : J Telemed Telecare 2009 ; 15 (3) : 115-7.

très significatives pour les malades qui en sont victimes, sans oublier de possibles retombées judiciaires et professionnelles pour le médecin... Aux États-Unis, les cabinets d'avocats spécialisés en matière de santé, les compagnies d'assurances ont parfaitement intégré ce risque. Leurs sites Internet affichent de longues mises en garde contre les téléconsultations réalisées chez des patients que le médecin n'aurait jamais vus ou qui nécessiteraient un examen clinique sérieux.

En 2002, P G Wallace[56] a publié une tentative d'évaluation des téléconsultations comme moyen de voir des malades résidant à la campagne, avant de les adresser à un spécialiste d'hôpital. Au total, 2094 patients ont été inclus, mais l'étude n'a abouti à aucun résultat concret, en dehors du constat qu'une telle approche est difficile à coordonner...

Une autre étude a évalué la fiabilité de téléconsultations effectuées par un médecin généraliste auprès d'enfants[57]. Un total de 492 enfants ont été vus soit en consultation réelle (Docteur R), soit en téléconsultation (Docteur V). Tout de suite après, un pédiatre expérimenté a examiné tous ces enfants ; il a dû redresser le diagnostic dans 8,3% des cas vus par le docteur R et 13,8% des cas après la téléconsultation par le docteur V. Une différence de 5%, à la limite de la signification statistique ($p = 0,051$), qui a aussi été trouvée pour les traitements prescrits. Le principal auteur de cette étude, K. M. McConnochie, a par la suite publié nombre d'articles où il insiste sur les mérites de la télépédiatrie et... sur la difficulté d'en convaincre ses confrères.

Une quatrième étude a été réalisée en Israël, pour des visites effectuées en dehors des « heures ouvrables ». Médecine classique et téléconsultations ont été comparées sur des cohortes de 262.000 et 1.800.000 enfants. La téléconsultation a été suivie de 7 fois plus de passages aux urgences et de 4 fois plus d'hospitalisations, différences très significatives et très en défaveur de la téléconsultation qui semble être passée à côté de bien des problèmes...

Au total, dans notre revue de la littérature, nous n'avons trouvé que ces trois études ayant évalué, selon les standards internationaux, les téléconsultations en médecine générale. Avec des résultats qui ne plaident pas en leur faveur. Cette pratique, avec des patients « tout-venant », ne repose donc sur aucune base scientifique sérieuse. N'y aurait-il pas quand même de la place pour la télé-écoute de personnes dont on prétend que la plupart consultent leur médecin généraliste alors qu'elles ne souffrent de rien de sérieux ? Mais il est pour le moins

---

[56] Wallace et al : J Telemed Telecare 2002 ; 8 (suppl. 2) : 94-5.

[57] Mc Connochie et al : Pediatrics 2006 ; 6 (4) : 187-95.

hasardeux d'affirmer qu'une personne qui désire consulter n'est pas vraiment malade, sans l'avoir d'abord soigneusement examinée.

La télépsychiatrie, un cas particulier ?

La psychiatrie offre un contexte particulier dans la mesure où elle ne requiert pas un examen clinique de la part de l'intervenant, une fois le diagnostic posé. Cette particularité a été évoquée, dans un précédent chapitre, par le Docteur Torres. Huit études ont montré qu'une télépsychothérapie cognitive comportementale était moins efficace que lorsqu'elle est effectuée par un soignant en chair et en os. Ce constat a concerné des cas de schizophrénie, de névrose obsessionnelle, de dépression, de syndrome post-traumatique chez des militaires américains. En revanche, 23 essais ont montré que les psychothérapies par visioconférence étaient aussi efficaces que celles réalisées en face à face, ceci pour les troubles anxieux du sujet jeune et du sujet âgé, les troubles du sommeil, les syndromes dépressifs et la dépression périnatale, le syndrome post-traumatique de vétérans américains résidant en zone rurale. Même constat pour le suivi du traitement de patients paranoïaques en rémission, pour les syndromes bipolaires, pour la télépsychiatrie infantile en présence des parents. Une étude a porté sur le traitement du syndrome post-traumatique chez des femmes militaires victimes d'un viol. Pour elles, la télépsychothérapie a représenté un moyen de ne pas revenir pour se soigner, dans le milieu militaire où elles avaient subi leur traumatisme.

L'adoubement des téléconsultations médicales : un moyen de pallier la pénurie ?

Les pouvoirs publics ont créé de toutes pièces la pénurie et les dysfonctionnements qui ont tant dégradé la qualité de notre médecine. Faut-il, sous prétexte de pénurie, officialiser une médecine encore plus médiocre puisqu'elle n'examine plus du tout les malades ? Le Conseil de l'Ordre des Médecins s'est ému du risque d'ubérisation de la médecine, mais sans prendre immédiatement de mesures pour interdire les téléconsultations en médecine générale « tout-venant » et la prescription de médicaments à distance. Rappelons que le code de déontologie médicale stipule :

Article 32. Dès lors qu'il a accepté de répondre à une demande, le médecin s'engage à assurer *personnellement au patient des soins consciencieux, dévoués et fondés sur les données acquises de la science,* en faisant appel, s'il y a lieu, à l'aide de tiers compétents.

Article 33. *Le médecin doit toujours élaborer son diagnostic avec le plus grand soin, en y consacrant le temps nécessaire*, en s'aidant dans toute la mesure du possible des méthodes scientifiques les mieux adaptées et, s'il y a lieu, de concours appropriés.

Nous avons vu l'importance que garde l'examen clinique et les drames que peut provoquer sa négligence. Les médecins qui prétendent examiner leurs patients par le truchement d'une webcam, ne violent-ils pas l'éthique médicale et ces deux articles du code de déontologie ? Ne pratiquent-ils pas tout simplement du charlatanisme :

Article 39. Les médecins ne peuvent proposer aux malades ou à leur entourage comme *salutaire ou sans danger* un remède ou un *procédé illusoire ou insuffisamment éprouvé*. Toute pratique de charlatanisme est interdite.

Ni le gouvernement ni le Conseil de l'Ordre des Médecins ne se sont opposés à l'avenant n° 6 de la convention médicale, publié au journal officiel le 1er août 2018, permettant entre autres une prise en charge par l'assurance maladie des téléconsultations. Avenant qui stipule :

- que la téléconsultation peut être réalisée par un médecin exerçant une activité libérale conventionnée ;
- que cette téléconsultation doit avoir reçu l'agrément du médecin traitant (censé avoir au moins vu physiquement le malade) et que le télémédecin lui-même doit avoir déjà vu physiquement (en présentiel) le malade dans l'année qui précède (en un an, beaucoup de choses peuvent avoir changé...).
- que les médecins souhaitant recourir aux téléconsultations peuvent se référer utilement aux différents référentiels, cahiers des charges, recommandations encadrant ces conditions de réalisation émanant des autorités ou opérateurs sanitaires ou d'autres autorités publiques.

Ce dernier article laisse craindre que les signataires de l'avenant n'aient qu'une connaissance sommaire des référentiels, cahiers des charges et recommandations qui, comme nous l'avons vu, placent l'examen clinique à la racine des algorithmes décisionnels ! Dans la réalité, les mesures minimales de précaution contenues dans l'avenant sont ignorées de façon systématique. Qui pouvait en être dupe ? Nos autorités ont elles-mêmes ouvert les brèches dans lesquelles s'engouffrent les mauvaises pratiques. Elles ont prévu les exceptions qui donnent toute latitude pour se passer des règles qu'elles ont édictées :

- si le patient n'a pas de médecin traitant ;
- si le médecin traitant n'est pas disponible dans un délai compatible avec l'état de santé du malade.

Comment vérifier l'absence d'abus ou de fraude ? Les sociétés qui engrangent des profits avec les téléconsultations, non seulement abusent de cette ouverture, mais elles se sont livrées à une publicité illégale, puisqu'un médecin n'a pas le droit de faire de la réclame. Au printemps 2019, le Conseil de l'Ordre des Médecins avait d'ailleurs « fait les gros yeux » à l'une d'entre elles. Durant l'été 2019, lorsque je passais une heure sur ma tablette numérique, j'étais interrompu au moins deux fois par une publicité pour un site de téléconsultations. Sur Internet des pages entières de publicité pour cette médecine commerciale s'affichent encore sans vergogne, en « tête de gondole ».

Le constat de dérives mercantiles, d'abus répétés et sans doute des premiers accidents, a été à l'origine d'une mise en garde enfin très claire de la part du Conseil National de l'Ordre des médecins. Sous la forme d'un rapport intitulé *Mésusage de la télémédecine*, adopté lors de la Session de décembre 2020, mis à jour le 8 octobre 2021 et le 4 février 2022. Y sont rappelés des principes fondamentaux : « Conformément aux principes éthiques définis par la Commission Européenne en 2022, l'activité présentielle est le socle de la prise en charge du patient ; la télémédecine peut être une aide, mais l'examen clinique reste indispensable. La télémédecine facilite incontestablement l'accès aux soins en période épidémique et, dans un certain nombre de cas, constitue un complément utile dans la prise en charge des patients. Si le médecin téléconsultant n'exerce pas en présentiel dans le même territoire que le patient, la méconnaissance de la réalité du terrain par le médecin posera difficulté. Il ne peut donc être accepté qu'un médecin prenne en charge un patient :

- sans possibilité de procéder à un examen clinique chaque fois que cela est souhaitable ;
- sans aucun ancrage territorial ni aucune connaissance du tissu sanitaire et médicosocial ;
- sans se préoccuper de son parcours de soins ;
- sans apporter une garantie que la continuité des soins pourra être assurée.

La prise en charge de patients, exclusivement en téléconsultation, porte atteinte aux exigences déontologiques de qualité, de sécurité et de continuité des soins ».

Il suffit d'interroger autour de soi les personnes qui ont eu recours à une téléconsultation pour constater que ces principes sont souvent violés par des médecins[58] qui téléconsultent sans avoir vu préalablement le patient « en chair et en os » et sans possibilité de réaliser un examen clinique très souvent nécessaire. La mise en garde du Conseil de L'Ordre pointe aussi le caractère mercantile illégal de cette pratique : « Or, la quasi-totalité des plateformes procèdent à des campagnes nationales d'information sur les réseaux sociaux ou dans les médias. Du fait de l'affichage national et promotionnel de l'activité de ces plateformes, la téléconsultation n'apparait plus comme un acte médical proposé par le médecin de proximité à son patient, mais comme un bien consommable que le patient peut "acquérir" sur le net, à tout moment et instantanément, alors même que la réalisation de la téléconsultation serait inappropriée ».

Combien d'accidents, combien de morts faudra-t-il encore compter pour qu'un terme soit mis à ce scandale sanitaire ?

Le télédiagnostic des angines : drame ou film de Charlot ?

Le télédiagnostic des angines semble prêt à entrer dans la pratique courante de la télémédecine. Cela fait-il partie des recommandations de bonnes pratiques ? J'ai consulté la Société Francophone de Pédiatrie qui est la référence en cette matière. Devant une suspicion d'angine, ses arbres décisionnels mettent l'examen clinique à la première place avec :

- d'abord l'appréciation de l'état général de l'enfant, du type de toux, des signes traduisant une gêne respiratoire ;
- l'auscultation pulmonaire à la recherche d'une pneumopathie ;
- la palpation à la recherche d'adénopathies (ganglions) cervicales et d'une splénomégalie (mononucléose) ;
- au passage il n'est pas inutile de jeter un coup d'œil aux tympans (otite associée) ;
- l'inspection de la cavité buccale, des amygdales et de la paroi pharyngée va souvent objectiver une angine érythémateuse ou érythématopultacée. Mais il est impossible de distinguer formellement une angine virale ne nécessitant qu'un traitement symptomatique, et une angine à streptocoque du groupe A, nécessitant une antibiothérapie pour éviter des complications cardiaques ou rénales gravissimes ;

---

[58] Faut-il encore honorer du titre de médecin des individus qui se livrant à une pratique exclusive des téléconsultations, comme une banale activité commerciale en ligne, perdant l'habitude d'examiner les patients, et vite l'aptitude à le faire ?

- ce diagnostic doit être réalisé avec l'aide d'un test rapide TDR, par un frottis de l'oropharynx effectué par un professionnel. L'Assurance Maladie fournit gratuitement ces tests aux médecins.

J'aimerais que l'on m'explique comment cette consultation et ce frottis pharyngé peuvent être effectués par l'intermédiaire d'un smartphone ou d'un ordinateur équipé d'une webcam ? Un constat semblable a été fait par Pierre Simon, à propos d'une angine chez un enfant de 15 mois qu'une consœur télémédecin se vantait de pouvoir traiter à distance. On ne peut pas accuser Pierre Simon d'être un ennemi acharné de la télémédecine puisque la cyber revue qu'il anime s'intitule : *Santé Connectée et Télémédecine*[59].

Avec une téléconsultation, le risque de laisser passer sans la traiter comme il convient une angine à streptocoque amène à prescrire abusivement et par précaution, des antibiotiques. Une étude américaine[60] a montré qu'après une téléconsultation, une antibiothérapie avait été prescrite dans 52% des cas, alors qu'une consultation classique n'amenait à cette prescription que dans 31% des cas. Cette différence de 21% représente en pratique des milliers de patients et chacun connaît les risques des antibiothérapies abusives, pour l'enfant lui-même (allergies, problèmes digestifs, etc.), pour la société (développement de germes résistants aux antibiotiques) et pour l'environnement. Il est paradoxal que l'État français, qui a investi des sommes considérables dans toute sorte de publicités et de spots télévisés pour avertir du danger d'un usage abusif des antibiotiques, soit aussi passif devant le développement de téléconsultations pédiatriques qui aboutissent au résultat inverse.

L'attitude curieuse de la Haute Autorité de Santé.

Les téléconsultations occupent une place officielle sur le site de la Haute autorité de santé (HAS), dans la rubrique des bonnes pratiques médicales ! Il y est cependant stipulé qu'avant de pratiquer une téléconsultation, il faut s'assurer qu'un examen physique du patient n'est pas nécessaire. Comment peut-on s'en assurer si l'on n'a pas d'abord examiné le malade ? Il faut cependant porter au crédit de l'HAS un certain humour. Sur la page d'accueil de son site Internet (en juin 2022) figure une magnifique photo avec une jeune femme médecin examinant l'oreille d'un enfant jovial, au moyen... d'un otoscope. Je me demande comment on pourrait pratiquer ce geste obligatoire chez tout enfant qui

---

59 http://www.telemedaction.org

60 Citée LM Bell, New England Journal of Medicine Watch, 11 avril 2019.

geint et présente de la fièvre... par télémédecine. Par quel miracle un bras médical armé d'un otoscope pourrait-il surgir de l'écran d'un ordinateur ? Eh bien figurez-vous que ce miracle est en passe d'arriver. Une étude se propose d'investiguer un adaptateur dont les parents pourraient équiper leur smartphone pour transmettre au télémédecin l'image de l'oreille moyenne de leur enfant. Des parents qui n'ont aucune expérience de cette exploration pas si facile à réaliser chez un enfant fiévreux et agité. Dans un précédent chapitre, j'évoquais sur un ton ironique la possibilité de réaliser un auto télé-examen gynécologique, nous n'en sommes plus très loin... L'époque viendra peut-être où l'on demandera aux parents d'aider à téléopérer l'appendicite de leur enfant sur la table de la cuisine. Ne riez pas, la téléchirurgie est déjà entrée dans nos médias.

L'explosion du nombre de téléconsultations

Ce grand tapage, soutenu par le ministère de la Santé, par la Haute Autorité de Santé, par l'Assurance Maladie, par le business privé, et malheureusement par l'épidémie de COVID, a eu pour effet une explosion de la pratique des téléconsultations : 19 millions en 2020. Les premières plaintes commencent à arriver, car le défaut d'examen clinique a déjà eu quelques conséquences désastreuses. L'assurance médicale MACSF, dans son rapport 2021, fait état de plaintes où l'absence d'examen clinique aurait conduit à des erreurs de diagnostic. Pour des raisons qui me semblent mystérieuses, elle ne donne pas le décompte exact de ces plaintes. Elle se contente de présenter deux exemples avec une issue fatale, pour lesquels la justice a été saisie. Le fait que la MACSF ait jugé bon d'afficher une liste de conseils, précis et très limitatifs, pour prendre moins de risques avec les téléconsultations, suggère que les problèmes ne se limitent pas à ces deux exemples...

Les Français sont tolérants ; confrontés aux déserts médicaux, il leur faut bien trouver des palliatifs, même les plus médiocres. Et les vagues de l'épidémie ont favorisé cette pratique où le médecin et le patient préfèrent ne pas trop se rencontrer, où l'Autre est devenu un danger mortel. Alors que la pandémie se transforme en une endémie moins meurtrière, que chacun est heureux de retrouver une vie plus libre, allons-nous laisser notre médecine à ce niveau d'indigence ? C'est d'autant plus préoccupant que la télémédecine a encore une image assez favorable auprès du grand public. Il est facile de le comprendre, puisque les autorités la présentent comme une technique sûre et éprouvée. Pour le consommateur, elle permet de joindre un médecin sans difficulté. Les téléconsultations font gagner beaucoup de temps, plus de longs trajets, très peu d'attente. Et puis, c'est moderne, les jeunes aiment ça. On ne peut reprocher au grand public d'ignorer les dangers de cette approche où l'on ne s'approche plus, l'information à ce sujet reste des plus confidentielle et ces gens n'ont pas suivi neuf années d'études médicales… Se déshabiller devant un médecin, le laisser vous toucher, vous palper, vous écouter les poumons et le cœur, parfois même introduire un doigt dans des lieux plus intimes, ça sert à quoi au temps du cloud et des smartphones bourrés d'intelligence artificielle ? Notre époque n'est-elle pas celle du sport sur écran, des rencontres virtuelles et de l'amour digital ?

Faudra-t-il attendre que s'accumulent les drames ? Ne serait-il pas du devoir des autorités de santé de mieux informer le public et d'encadrer plus sévèrement une télémédecine qui dérape, mais qui sous certaines formes, peut rendre quelques services.

Après la téléconsultation, applaudissez la téléchirurgie !

La télémédecine a un côté clinquant qui peut épater les naïfs et intéresser les cyniques en quête de publicité. Presque tous les médias ont relaté l'exploit : un chirurgien a quitté son malade et son bloc opératoire, pris l'avion, parcouru 7000 km pour se poster devant une machine et « téléopérer » le dit malade avec l'aide de subordonnés restés sur place et surtout d'un robot... Cela m'a rappelé notre cher Coluche et sa parodie des publicités pour la lessive qui enlève les taches « même si on fait des nœuds ».

Un bling-bling qui peut hélas séduire quelques responsables politiques prisonniers des éléments de langage et des cotes de popularité. Ces braves gens qui vantent sans y avoir réfléchi, cette soi-disant médecine d'avenir, se doutent-ils qu'ils participent à un mouvement de dégradation et de marchandisation de la santé ?

La Haute Autorité de Santé et l'Académie de Médecine se sont préoccupées, en 2016, des avantages et des risques de la chirurgie réalisée avec l'aide de robots. Car depuis le début des années deux mille, de très nombreux établissements de santé avaient acquis ces machines fort coûteuses, destinées principalement à l'exérèse des cancers de la prostate. Après une revue de la littérature (qui reste pertinente en 2022), leurs conclusions ont été prudentes. Le gain n'est pas prouvé en matière de guérison, d'envahissement des marges d'exérèse ou de survie sans ré augmentation du PSA. Le risque de complications ne semble pas être significativement différent. En revanche, l'usage du robot semble présenter plusieurs avantages : des suites opératoires plus simples, à prendre en compte chez ces hommes souvent âgés. Une récupération plus rapide de la fonction urinaire, de la fonction sexuelle (lorsqu'elle ne revient pas de trop loin), peut-être moins de saignements. Surtout, les chirurgiens bien formés à cette technique constatent que le robot permet des gestes plus précis, guidés par une meilleure visualisation de la zone opérée. Mais dans ces interventions, il ne s'agit absolument pas pour le chirurgien de « téléopérer » en espadrilles à partir de sa résidence secondaire. C'est le chirurgien qui incise la paroi, met en place les instruments robotisés de cœliochirurgie. Qui pilote le robot dans la salle d'opération, à moins de deux mètres du malade, prêt à revenir vers une chirurgie plus classique au moindre incident. Ces robots présentent un autre avantage : avec des consoles secondaires, il sont un instrument utile pour la formation des internes en chirurgie. Mais, répétons-le, il ne s'agit pas de téléopérer au bord de sa piscine.

Le concept de téléchirurgie, en dehors de son aspect de gadget, comporte des risques qui entrent dans les préoccupations du législateur : risques de rupture ou de ralentissement de la communication entre la console et le robot, risque de piratage du réseau. Ainsi, le site *Futuratech*[61] a rapporté en 2015 l'expérience de chercheurs de la George Washington University qui sont parvenus à pirater, c'est-à-dire à prendre partiellement les commandes d'un robot chirurgical. Suffisamment pour mettre en danger la vie du patient opéré (s'il s'en était trouvé, car il ne s'agissait que d'une simulation). Ces chercheurs se prétendent capables de « casser » à peu près toutes les sécurités mises en place sur les réseaux numériques.

Un aspect tout aussi préoccupant tient à l'organisation même de la chirurgie qui distinguerait une catégorie de « sous-chirurgiens » locaux chargés des basses besognes dans le bloc opératoire, auprès des patients et des robots. Et une caste de « super téléchirurgiens » exerçant à des kilomètres ou des milliers de kilomètres de l'opéré qu'ils ne connaissent au mieux que par la lecture de son dossier. Ces super chirurgiens sont censés être les seuls capables d'effectuer certains gestes opératoires à l'aide du robot qu'ils télécommandent. Cette vision relève d'une escroquerie intellectuelle à plusieurs étages. D'abord le mythe du super héros chirurgien qui, à l'image des plus grands prestidigitateurs, aurait l'exclusivité de certains « tours de passe-passe ». Le monde produit assez de jeunes gens intelligents et adroits pour en faire des chirurgiens capables de maîtriser l'ensemble de la démarche, y compris avec les

61 https://www.futura-sciences.com/.../robotique-chercheurs-piratent-distance- robot-chirurgie-58083/

robots. L'autre mythe consiste à réduire l'excellence d'une prise en charge chirurgicale à la réalisation de quelques gestes durant l'intervention. J'ai côtoyé pendant mes études puis ma carrière de très brillants chirurgiens, j'en ai même rencontrés outre Atlantique qui avaient opéré certain président, mais ne s'en vantaient pas. Je n'en ai jamais rencontrés qui n'excellaient que durant une phase précise de l'intervention. Ils excellaient d'un bout à l'autre. Ils m'ont appris que l'excellence d'un chirurgien ne dépend pas seulement de son adresse, mais tout autant de sa façon d'examiner les malades et de la justesse avec laquelle il pose les indications et choisit la technique opératoire. Cette excellence allait jusqu'à constituer des équipes fiables, capables d'assurer les meilleures prestations, de l'entrée du malade dans le service de chirurgie jusqu'à sa sortie. Dernière remarque, cette conception du partage des compétences dégage une odeur nauséabonde. La télé intervention du super chirurgien serait la plus utile pour des patients opérés dans des pays ne disposant pas localement de médecins très compétents. La compétence chirurgicale pourrait être « téléportée » dans certains territoires sous-développés en leur offrant des blocs opératoires fiables et des robots. C'est oublier que la réussite d'une intervention chirurgicale est le fruit de toute une chaîne de qualité - ou de non-qualité - qui va du diagnostic jusqu'à la salle de réveil. Et que si cette intendance ne suit pas, le geste le plus brillant risque de ne pas donner les résultats escomptés.

Lorsque le soignant devient médicament...

L'effet thérapeutique du médecin par lui-même par sa présence, sa personne, ses propos, son attitude est connu de longue date. Durant des siècles il est resté une des principales ressources, faute de médicaments très efficaces. Au milieu du vingtième siècle, Michael Balint a souligné l'importance de ce « remède médecin » (4). Depuis, de nombreux travaux ont donné un support scientifique à ce qui semblait déjà tenir de l'évidence (28, 41, 67).

L'effet médecin peut jouer par différents biais : l'autorité, la force de conviction... Mais deux facteurs apparaissent essentiels : le souci de bien informer les patients et surtout l'empathie qui peut se manifester par des mots, des gestes, mais aussi par un ensemble de signaux plus subtils (67). L'empathie du soignant jouant un rôle essentiel, il nous faut d'abord expliciter ce qu'elle représente et ses différentes facettes. Jean Decety et Aikaterini Fotopoulou (28) décrivent quatre aspects pour cette compétence naturelle qui a évolué avec le cerveau des mammifères afin de former et de maintenir les liens sociaux nécessaires à la survie, à la reproduction et au bien-être :

1. La capacité à détecter les émotions ;
2. La prise de conscience qu'il s'agit de l'état émotionnel d'une autre personne ;
3. la motivation pour prendre soin du bien-être de quelqu'un ;
4. la capacité de se mettre dans l'esprit d'un autre individu et d'imaginer ce que cette personne pense ou ressent.

Un des premiers rôles assignés à l'empathie dans la relation médecin-malade a été de faciliter l'acceptation des soins et leur observance. De nombreuses études ont objectivé ce rôle. Certaines ont même montré qu'aux États-Unis, les patients traités avec empathie faisaient moins de procès à leurs médecins[62] (28).

L'atténuation de la douleur est sans doute le domaine le plus étudié et le mieux validé. Deux publications m'ont semblé particulièrement intéressantes. Un travail de pionnier, publié en 1977 par le professeur marseillais Henri Sarles (87). Quatre groupes de patients souffrant d'un ulcère duodénal ont été traités par différentes formes de placebos prescrits par quatre médecins différents. Un cinquième groupe n'a reçu aucun traitement. Les placebos ont permis de raccourcir la durée des douleurs. Mais une différence significative a aussi été observée en fonction du médecin prescripteur. C'est une des premières études contrôlées qui objective l'influence propre du soignant sur le résultat d'une thérapeutique. Malheureusement l'analyse n'a pas pu préciser quelles caractéristiques des consultations étaient responsables des différences observées. La seconde étude est plus récente, publiée en 2019 par une équipe lyonnaise (41). Des volontaires sains ont été soumis à de légers stimuli douloureux, tandis qu'ils étaient explorés par une IRM fonctionnelle. Ces volontaires pouvaient entendre des commentaires qu'ils pensaient fortuits, de la part de l'équipe de chercheurs. Commentaires empathiques ou malveillants. Résultats : la douleur ressentie par les personnes étudiées était significativement moins intense avec les commentaires empathiques. L'IRM fonctionnelle a montré que les aires cérébrales activées par la douleur n'avaient pas les mêmes caractéristiques en fonction du caractère empathique ou non des propos entendus.

---

[62] John M. Kelley et al. journal.phone 9 Avril 2014.

La douleur n'est pas le seul domaine où une attitude empathique peut avoir des effets significatifs sur le résultat d'un traitement. Les études sont maintenant trop nombreuses pour que nous puissions toutes les citer, les articles de Jean Decety (28), d'Alain Moreau (67) et de Henri Fauchon (41) en donnent les principales références. En bref, une attitude empathique chez le médecin peut :

- chez des patients hospitalisés pour une coronaropathie, améliorer la récupération et raccourcir la durée des séjours (69) ;
- chez des patients présentant un diabète de type 2, obtenir des résultats significativement meilleurs en termes de contrôle du diabète et de perte de poids (14, 48) ;
- en cas de coryza, diminuer significativement la durée et l'intensité des symptômes, avec une meilleure réponse immunitaire (78). Un effet a aussi été observé sur la durée des symptômes d'une angine ;
- chez les patients obèses, elle est significativement associée à une réduction de l'indice de masse corporelle (6) ;
- dans les bronchites, elle est un facteur qui permet de limiter la prescription d'antibiotiques (10) ;
- chez des patients atteints d'un asthme difficile à contrôler, des infirmières empathiques obtiennent de meilleurs résultats en termes de qualité de vie (15).

Dans plusieurs autres études, portant sur des pathologies variées comme le diabète, l'hypertension, les rhumatismes, l'effet d'une attitude empathique n'est à première vue pas apparu déterminant. Cependant, dans une méta-analyse incluant treize de ces essais sélectionnés pour leur rigueur méthodologique, Kelley a objectivé un gain global significatif, bien que modeste.

Au total, s'il est bien prouvé que l'empathie manifestée par le soignant peut jouer un rôle thérapeutique, ce rôle demeure modeste. Dans les maladies graves, le devoir du médecin est de mettre en œuvre un traitement efficace, qu'il soit médical ou chirurgical. Mais, même dans ces cas, l'établissement d'une bonne relation médecin-malade sera d'une grande aide pour l'acceptabilité des traitements, pour leur tolérance et pour la vitesse de récupération lorsque les paramètres somatiques s'améliorent. Dans l'exercice de la médecine générale, l'empathie peut jouer un rôle majeur lorsque l'on prend conscience de la part des souffrances psychologiques et sociales qui se présentent, sans oublier le versant psychosomatique de nombreuses affections. Dans ces situations, promouvoir une approche plus empathique de la part des médecins serait une source majeure d'économies, rendant inutiles la réalisation d'examens complémentaires superflus et la prescription de médicaments qui ne représentent souvent que des pis-aller.

Le rôle de l'empathie et son enseignement ont de longue date été intégrés aux études médicales dans de nombreux pays (28, 90). La France fait exception, qui depuis quarante ans sélectionne ses futurs médecins sans du tout prendre en compte leurs aptitudes relationnelles. Faudrait-il introduire dans nos facultés de médecine des cours sur l'empathie ? Une étude réalisée aux États-Unis a permis d'observer un curieux phénomène chez les étudiants de troisième année : l'empathie qu'ils manifestent à l'endroit des malades diminue à mesure de leur immersion dans le milieu hospitalier. Une évolution qui se poursuit l'année suivante. Ces étudiants ont pourtant reçu des « cours d'empathie », délivrés, sous la forme de séminaires et de jeux de rôles. Johanna Shapiro[63] nous a donné son analyse de ce paradoxe (90) :

- l'enseignement relatif à l'empathie, délivré en première année, était purement théorique. Il était dispensé en même temps que celui des sciences fondamentales, avant que l'étudiant ait eu la moindre expérience des malades ;
- cette formation consistait à séparer deux composants de l'empathie. D'abord le partage d'une émotion, par exemple : « comme vous, j'ai peur de la souffrance ». Partage que l'étudiant était invité à réprimer, car cette attitude n'apparaissait pas professionnelle. Le second composant était la compassion, que l'enseignement privilégiait et faisait entrer dans un processus d'intellectualisation ;
- l'aggravation du défaut d'empathie, lors de l'immersion dans la pratique hospitalière, serait l'effet d'un *curriculum caché* : « si j'ai officiellement appris que l'empathie était importante, à l'hôpital, l'exemple de mes aînés médecins m'a montré tout le contraire, même si cela n'a pas été verbalisé ». Indifférence ou distance vis-à-vis de patients considérés comme des objets, des sujets d'étude ;
- Cette prise de distance semble plus confortable pour un étudiant qui peine à réprimer ses émotions devant la souffrance et la mort. Réflexe bien naturel que de se protéger, de considérer deux mondes étanches, d'un côté les soignants, de l'autre les malades.
- dans une enquête, une majorité d'étudiants répondaient que s'ils avaient découvert l'empathie, ce n'était pas à l'université, mais plus précocement dans leur milieu familial ou dans le cercle de leurs amis.

[63] Professeur de médecine familiale, psychologue - Université de Californie Irvine

Certaines universités américaines ont demandé des efforts à leurs enseignants pour qu'ils donnent l'exemple d'une attitude empathique, pour qu'ils n'hésitent plus à tenir la main des malades... Mais l'empathie n'est pas un processus purement intellectuel. On peut comprendre les ressorts de la souffrance sans le moins du monde la partager. Ces tentatives « sonnaient faux ». Les paroles, les gestes accomplis par nécessité pédagogique étaient contredits par une série de signes non verbaux qui n'échappaient pas aux étudiants, même si certains malades semblaient y croire.

Comment sortir d'une telle impasse ? Johanna Shapiro propose un changement culturel. Qu'un moment de partage des angoisses, des souffrances avec un malade ne soit plus considéré comme une faiblesse, mais comme un acte professionnel, puisque l'empathie du médecin peut participer à la réussite des traitements. Johanna Shapiro demande que l'on cesse d'enseigner l'empathie comme une science fondamentale...

Nous verrons plus loin dans ce livre que cet éclairage donne plus de force à ma proposition d'entamer les études médicales par une immersion de plusieurs mois dans une équipe infirmière. Il ne s'agirait pas d'une brimade. Le contact précoce avec la souffrance, les misères de la vie pourrait jouer le rôle d'un révélateur. Pour apprécier un tel stage, pour sans répugnance prendre soin de personnes amoindries par l'âge ou la maladie, il faut être du bois dont on peut faire un bon médecin. Cette épreuve serait sans doute très sélective. Je crois que si on l'avait appliquée plus tôt, nos médecins actuels ne seraient pas tout à fait les mêmes. L'expérience m'a montré que l'empathie pouvait être contagieuse, et que de véritables gisements se trouvaient au sein de certaines équipes infirmières. Les étudiants peu enclins à cultiver cette qualité pourraient décider, sans avoir perdu trop de temps, d'aller s'épanouir dans d'autres professions. Cela éviterait bien des abandons plus tardifs, des gâchis humains et financiers. Cette immersion précoce dans le milieu des soins éviterait de voir des médecins condamnés à exercer sans enthousiasme une profession dont ils se sont aperçus trop tard qu'elle ne leur correspondait pas.

Plusieurs questions semblent ne pas avoir encore reçu de réponses satisfaisantes. L'empathie peut-elle s'apprendre, ou est-elle un don inégalement distribué à la naissance ? Il m'a semblé, en observant certains collègues, que cette qualité pouvait apparaître sur le tard, à la vue d'un exemple, à l'occasion d'un accroc de la vie... Dans mon adolescence difficile, il ne me souvient pas d'avoir été très empathique. Avec le recul, je me demande si l'empathie ne m'a pas été enseignée, transmise par certains malades. Pourrait-on concevoir, dans le cours des études médicales, un apprentissage de l'empathie par un effet de compagnonnage plutôt que par les seuls cours théoriques ? Une autre question, soulevée par Jean Decety et Aikaterini Fotopoulou, est le caractère davantage épuisant d'un exercice où le médecin se donne à sa tâche avec beaucoup d'empathie. Le risque de « burn-out » s'en trouve augmenté. Cela justifierait une formation particulière : apprendre à mieux canaliser ses émotions, à s'accorder des moments de recul sans renier son engagement. Une enquête a montré que les médecins capables d'un tel recul étaient ceux qui manifestaient le plus d'empathie envers leurs patients (28).

Pour conclure ce chapitre, il me semble que la négligence de l'examen clinique est une des dérives majeures de notre médecine, qu'elle obère la qualité des soins et qu'elle occasionne bien des complications et des gâchis. Soigner la relation avec les malades en prenant la peine de davantage les écouter et de mieux les examiner permettrait d'arriver plus sûrement au diagnostic et de mieux les traiter. Dans ce dernier terme de l'équation, il n'est plus possible de négliger le rôle thérapeutique propre au soignant, qui trouve son efficacité avec l'établissement d'une relation attentive et empathique. Bien sûr, à côté des molécules très efficaces dont maintenant nous disposons, l'humanité, l'empathie ne sont que des appoints. Mais comme pour bien des rôles secondaires au cinéma, la qualité de l'ensemble leur doit beaucoup. Un usage dévoyé de ce qui est imprudemment qualifié de télémédecine, contribue un peu plus à l'entreprise de déshumanisation. Les outils de suivi à distance constituent un progrès. En revanche, qualifier de consultation médicale ce qui n'est qu'un échange vidéo représente une escroquerie intellectuelle et financière.

UN ENSEIGNEMENT À REVOIR DE FOND EN COMBLE

L'enseignement de la médecine et la sélection des étudiants ne correspondent plus aux exigences de notre époque. Dans un contexte de pénurie, cette inadéquation aggrave la crise que connaît notre système de santé. Elle n'est pas prise en compte par les statistiques et très peu de responsables politiques ont conscience des enjeux que cela représente. Les études médicales, devenues trop longues parce que de mauvaise qualité, pâtissent d'un défaut de formation dans des domaines indispensables au futur exercice : les premiers secours, un minimum de capacités en soins infirmiers, l'approche clinique « au lit du malade » ou dans le cabinet d'un médecin formateur, la pratique du raisonnement médical à partir de cas concrets, l'acquisition d'outils pour se former en permanence, pour puiser des ressources dans les sciences fondamentales... Sans une révolution pédagogique urgente, l'enseignement de la médecine en France va passer à côté des apports de l'intelligence artificielle qui pourtant sera le principal outil des générations à venir. L'erreur du casting initial des étudiants se double de la même erreur chez les enseignants de la médecine, avec des cursus puis une sélection privilégiant une « coloration » de chercheur en sciences fondamentales, au détriment de l'expertise clinique et de la pédagogie. Cet état de fait s'est installé depuis plusieurs décennies et constitue une des principales causes de la crise que vit notre système de soins.

La fabrication de médecins au profil inadapté

Les attraits d'un monde binaire

Pour beaucoup d'enseignants de médecine, le développement de l'informatique avec la venue d'un ordinateur personnel sur leur bureau, a été l'objet d'un mélange de crainte et de fascination. La crainte de ne pouvoir prendre le contrôle de ces outils, devant la difficulté d'apprendre leur langue, une langue qui d'ailleurs changeait d'année en année : Assembleur, Cobol, Basic, Fortran, HTML, Langage C, Java... Mais il y avait aussi une fascination pour les aides et les ouvertures inouïes qui s'offraient. L'option la plus sage était donc de se comporter en simples utilisateurs. De se contenter d'acquérir à ce sujet une culture générale, une certaine idée du fonctionnement de ces machines.

Ce fut l'origine d'un malentendu dont nos étudiants, nos médecins et à l'occasion nos malades subissent encore les conséquences. Nombre d'enseignants de médecine furent fascinés par deux notions. D'abord par une promesse de sécurité puisque, à la différence de nous autres humains, l'ordinateur ne semblait connaître ni l'approximation ni l'incertitude. Dans le langage binaire il ne peut exister de nuance, c'est Ø ou 1, un point c'est tout ! Plus merveilleux encore, ce langage, aussi élémentaire qu'il semble, permet de construire ces objets fort utiles que sont les algorithmes. Les algorithmes décisionnels ! Quelle avancée pour le médecin pédagogue. Finies les incertitudes du vieil arbre de décision avec ses branches et ses rameaux dont le développement n'est pas toujours prévisible. L'algorithme faisait entrer le raisonnement médical dans la rigueur d'une gare de triage, avec des aiguillages arrangés sans la moindre nuance.

Raisonnement binaire et algorithmes décisionnels, par leur évidence, par leurs certitudes, se sont imposés aux pédagogues de la médecine. Ils y virent une urgence dans laquelle il n'était pas question de demander à la machine informatique de se mettre au service du médecin, mais plutôt de faire en sorte que le nouveau médecin que l'on formait ressemble le plus possible à ces machines. Que son cerveau devienne comme un disque dur capable d'engranger une somme considérable de connaissances ponctuelles, assimilées sous un mode binaire. Avec, branché sur ce disque, un processeur doté des meilleurs algorithmes décisionnels. Cette approche a eu des conséquences majeures sur la manière d'enseigner la médecine. Selon elle, une proposition ne peut plus être vraie par certains côtés et fausse dans un autre contexte : elle est vraie (1) ou fausse (0). Dans le poignet, un certain os est présent (1) ou absent (0). Dans telle situation d'urgence, l'IRM est utile (1) ou inutile (0), son résultat est positif (1) ou négatif (0)... Pour le contrôle des connaissances, la pensée binaire fait bon ménage avec les questionnaires à choix multiples (QCM).

Dans le carpe sont présents les os suivants (plusieurs réponses possibles) :

A - le lunatum
B - le trapèze
C - le trapézoïde
D - le naviculaire
E - le cuboïde

Corrigé : il fallait cocher les cases ABC (D et E se situent dans le tarse)

Une aubaine pour l'enseignant, car le QCM le dispense de passer des heures et des heures à corriger des questions rédactionnelles remplies d'incertitudes et de nuances. L'étudiant n'a plus rien à écrire, il doit seulement cocher les cases correspondant aux bonnes réponses. La correction fut d'abord effectuée par un lecteur optique relié à un ordinateur. Mais bientôt le papier et le crayon furent remplacés par les tablettes numériques du centre d'examens.

Lorsque cette méthode nous a été présentée, en assemblée générale, au début des années quatre-vingt, le conférencier est presque parvenu à convaincre l'ensemble de mes collègues de son intérêt majeur, en particulier pour le concours de fin de première année :

- contrairement à la question rédactionnelle, elle n'est pas sujette à des divergences d'appréciation d'un correcteur à l'autre ;
- la correction est réalisée par un ordinateur : quel gain de temps pour le professeur, surtout lorsqu'il y a des milliers de candidats du fait de la centralisation des examens ;
- l'ordinateur peut donner des informations statistiques sur les performances des différentes questions, sur leur caractère plus ou moins discriminant ;
- le QCM appelle des réponses précises et non le « baratin » des questions rédactionnelles...

L'offre était séduisante. Pour ma part, j'en avais déjà une bonne expérience. J'utilisais des livrets de QCM américains pour préparer nos étudiants de spécialité à leur examen final. Pour nous, ces QCM étaient comme un jeu, une sorte de *Trivial Poursuit*, c'était notre moment de détente. Ils permettaient :

- de « balayer » vite les connaissances nécessaires à propos de tel ou tel cancer ;
- de résoudre des petits problèmes cliniques présentés en une ou deux phrases, avec des questions appelant des réponses tranchées.

Mais nous avions très vite repéré les limites et les écueils de l'exercice : il n'explore bien que des connaissances élémentaires, ponctuelles. En revanche ses performances apparaissent beaucoup plus médiocres lorsque les données sont sujettes à des nuances, des incertitudes. Lorsqu'il s'agit d'explorer les compétences dans la résolution de problèmes complexes avec de nombreuses variables, par exemple le type histologique d'un cancer, son extension, ses autres facteurs pronostiques... L'exercice de la médecine nous semblait trop compliqué pour être entièrement évalué par des procédures binaires...

Ces objections n'ont pas été retenues et les facultés de médecine sont passées, l'une après l'autre à une docimologie de plus en plus exclusivement basée sur les QCM. En particulier pour le concours de fin de première année. Cette solution était présentée comme la seule possible vu le nombre élevé de candidats, du fait que l'épreuve était nationale. Ainsi, pendant plus de trente ans, nos futurs médecins n'ont été sélectionnés que sur leur capacité à engranger le plus possible de connaissances élémentaires, comme sur un disque dur, et à fournir des réponses sur un mode binaire, comme dans un processeur.

Une torture qui laisse des traces

En première année, pour les sciences fondamentales, nos futurs médecins ne recevaient pas un enseignement plus médiocre que leurs congénères qui dans d'autres facultés se destinaient à être mathématiciens, physiciens, chimistes ou biologistes. Mais la règle du jeu était fondamentalement différente : pour les candidats à la médecine, l'objectif premier n'était pas d'acquérir un début de culture scientifique, mais exclusivement d'être reçus au concours. Donc de se formater l'esprit pour être en adéquation avec le raisonnement exploré par les QCM. C'était bien déroutant pour des jeunes qui sortaient à peine d'un lycée où, s'ils avaient acquis des connaissances, ils s'étaient tout autant entraînés à les discuter, à les mettre en relation, à réaliser des exercices. Pour avoir des chances de réussite au concours de médecine, assister aux cours et apprendre par cœur les polycopiés ne suffisait plus. Il fallait être entraîné, coaché par des systèmes de tutorat et de « prépas » le plus souvent onéreux. Ces officines étaient d'une bonne aide pour apprendre à se comporter comme un ordinateur de première génération. À savoir :

- enregistrer le plus vite possible
- une masse de données retenues, non pour leur intérêt, mais pour leur caractère discret (au sens mathématique du terme), les seules questionnables par un QCM ;
- l'examen venu, noircir les bonnes cases sans baver en dehors du rectangle ;
- le plus vite possible, moins de deux minutes par QCM ;
- en prenant garde aux erreurs de lecture des énoncés, malicieusement provoquées par le professeur, amenant par exemple à confondre uretère (qui va du rein à la vessie) et urètre (qui va de la vessie jusqu'à la sortie).

Voilà un aperçu du conditionnement nécessaire au succès. Un conditionnement intensif, qui pour beaucoup débutait avant le baccalauréat et par la suite mobilisait toutes leurs ressources de mémorisation, au moins huit, dix heures par jour pendant un an, souvent deux en cas de redoublement. L'Internet foisonne de témoignages plus explicites - ou plus terrifiants. Il est inévitable que cette distorsion cognitive, étalée sur un ou deux ans, ait laissé des séquelles. Fort heureusement, le cerveau des jeunes gens de la vingtaine possède encore une certaine « élasticité » qui lui permet de revenir en quelques mois à un état plus proche de la normale. Mais ce premier pas dans des études de médecine qui n'ont rien à voir avec la médecine, peut laisser des traces inconscientes, parfois amusantes. Souvenirs de mes « visites patronales », avec des internes passés par ce moule. Petit briefing avant d'entrer dans la chambre d'une malade :

- quel est le résultat de l'échographie ?
- négatif !

Traduction : n'objective pas de métastase chez cette femme qui a présenté une hépatalgie brutale deux ans après l'ablation d'un cancer du rectum. Mais l'exploration n'a pas pu être complète du fait de la présence de nombreux gaz intestinaux chez cette personne fluette...

- quel est le résultat du scanner ?
- positif !

N'allez pas imaginer que le foie de cette dame était rempli de petits signes « + » brodés au point de croix... Traduction : image suspecte, qui semble nécrosée en son centre, ce qui peut expliquer l'épisode douloureux. Malheureusement, nous n'étions plus devant un QCM, mais une personne dont le sort était en train de se jouer. Le scanner était-il un peu positif ou très fortement positif ? Car la découverte de métastases hépatiques uniques ou peu nombreuses est encore compatible avec un bon espoir de guérison.

Plus préoccupantes sont les difficultés psychologiques des étudiants sortis de ce formatage lorsque, revenus dans le monde réel, ils rencontrent leurs premiers « vrais » malades et sont confrontés à leurs souffrances, leurs interrogations, parfois leurs révoltes, toutes choses peu accessibles à un raisonnement binaire. Ne voyez pas là une condamnation totale du QCM comme instrument d'une évaluation large des connaissances. Mais il ne peut être le principal juge lorsqu'il s'agit d'éconduire ou d'accepter des jeunes gens qui se destinent à être des médecins. Nous verrons un peu plus loin que l'informatique peut apporter des services bien plus élaborés, bien plus subtils dans la formation des médecins ; il faudrait pour cela que les pédagogues aient rencontré l'intelligence artificielle.

Un concours à l'origine d'une immense erreur de casting

Nous avons déjà abordé les modalités de sélection des futurs médecins et leurs conséquences. Modalités qui sont restées valables pour l'année 2019-2020, la dernière avant la disparition du numerus clausus et du concours, au moins sous cette forme. Maintenant, en première année, aucune place n'est encore laissée pour un enseignement pratique ni pour un premier contact avec la réalité de l'exercice des soins. Les matières enseignées relèvent des sciences fondamentales réputées utiles au futur médecin :

- chimie, biochimie, biologie moléculaire, génétique ;
- biologie cellulaire, cytologie ;
- mathématiques et biostatistiques ;
- anatomie et embryologie ;
- initiation à la pharmacologie ;
- sciences humaines : santé, société, humanité.

Une épreuve de sciences humaines, la seule à interroger parfois les capacités de réflexion, n'intervient que de façon très minoritaire sur la note finale. Ces trente dernières années, la sélection des futurs médecins a totalement ignoré leurs aptitudes à établir une relation humaine avec les malades et à réfléchir sur leur cas. L'épreuve de sciences humaines n'a pas pu jouer ce rôle, d'autant qu'elle a souvent consisté en un commentaire d'articles scientifiques ou en des QROC[64] sur la Santé Publique. De toute façon, les épreuves écrites, quelle que soit leur forme, se révèlent d'une médiocre utilité pour évaluer les qualités humaines et relationnelles d'un individu - souvenons-nous du constat réalisé par Johanna Shapiro. Un oral de quelques minutes ne vaut pas beaucoup mieux. Il est préférable de voir l'étudiant agir dans la pratique. Ce constat, j'ai pu le faire dans mon service de cancérologie de CHU. Certains internes présentaient des difficultés sérieuses dans leur relation avec les membres de notre équipe et se trouvaient encore plus déstabilisés par l'approche d'un malade... Il était alors difficile d'écarter un étudiant qui avait franchi tous les barrages, mais ne possédait manifestement pas les aptitudes requises. Tout au plus pouvait-on l'orienter vers une activité sans contact avec des malades, par exemple le laboratoire.

Durant un premier cycle de trois ans sont enseignées les sciences dites « fondamentales » ainsi que l'anatomie. Le seul aperçu du métier de

---

64 Questions à réponse ouverte et courte.

médecin viendra, à partir de la deuxième année, avec la sémiologie : l'enseignement des symptômes et des signes des maladies. Un enseignement théorique complété par les premiers stages à l'hôpital, en principe sous la responsabilité d'un chef de clinique, mais souvent sous celle d'un interne, quand ils ont le temps... Sans oublier une initiation minimale aux premiers secours en début de deuxième année - rendue obligatoire après l'attentat de Nice qui a mis en évidence les lacunes des étudiants en médecine présents sur les lieux. Signalons au passage qu'un chef de clinique n'est pas le « chef de la clinique », contrairement à ce que l'on voit dans bien des fictions. Dans ce cas, la « clinique » n'est pas un bâtiment, mais la science de l'approche, de l'écoute et de l'examen des malades.

Le deuxième cycle des études médicales, qui lui aussi dure trois ans, associe un enseignement théorique des différentes maladies et de leurs traitements (pathologie et thérapeutique), avec des stages hospitaliers en tant qu'étudiants hospitaliers. Ce cycle est sanctionné, en fin de sixième année, par une épreuve classante nationale qui valide l'acquisition de connaissances utiles à tout médecin et de donne un classement aux futurs internes. Ce classement leur permet de choisir une spécialité. Les futurs médecins généralistes, souvent les moins bien classés, devront se « spécialiser dans la médecine générale » pendant trois années d'internat. Quant aux « spécialistes des spécialités », ils effectueront un internat de 3 à 5 ans selon la discipline choisie. Tout cela semble fort long...

Deux portes d'entrée : le Portail Santé et la licence avec Accès Santé

Il serait naïf de croire qu'après la disparition du numerus clausus national et du concours du PACES, toute sélection et toute erreur de casting ont disparu. Les facultés de médecine et les hôpitaux terrains de stage ne sont pas capables d'absorber beaucoup plus de 10 000 nouveaux étudiants chaque année, pour toute la France. Pour l'année universitaire 2018-2019, le numerus clausus était de 9314, il restera autour de 10.300 durant les années suivantes. *Parcoursup* demande aux candidats de faire valoir leur capacité de travail et leurs qualités humaines : empathie, bienveillance, écoute, communication... Mais la volonté de recruter des étudiants dotés de quelques qualités relationnelles ne va pas plus loin que cet affichage sans frais dans un dialogue avec un écran.

Deux portes d'entrée dans les études médicales sont maintenant ouvertes. Le *Portail Santé*, d'une durée d'un an, sans redoublement possible, donne accès à un choix de formations dans le domaine de la santé. La sélection pour la filière médicale se fait par les notes aux divers contrôles de connaissances, sous la forme de QCM (qui ne devraient maintenant pas compter pour plus de 60% du score final), de questions rédactionnelles et, pour les candidats les moins bien placés, d'un oral. Ce portail doit assurer le recrutement d'environ 60% des étudiants admis en deuxième année. La seconde entrée possible, un peu plus longue, est celle d'une *licence avec accès santé*. Cela peut être une licence de biologie, de physique, de mathématiques, de lettres... avec en plus de l'enseignement principal une part mineure de cours relatifs aux sciences fondamentales « médicales ». Pour rejoindre la filière médicale, les étudiants de ces licences sont d'abord sélectionnés sur leurs résultats dans la matière principale, puis par l'examen d'un dossier de candidature et des épreuves écrites et orales. Cette porte d'entrée doit à terme concerner autour de 40% des étudiants admis en deuxième année de médecine.

Cette nouvelle approche est censée ouvrir la porte des études médicales à une variété plus large d'étudiants, grâce aux différentes licences avec accès Santé, voie qui constituera aussi un recours pour les étudiants collés au Portail Santé. On peut considérer cela comme un progrès, mais :

- le cursus de formation des médecins va s'en trouver encore plus compliqué, avec un enchevêtrement de passerelles, puisqu'il doit aussi en exister pour les sage-femmes, les infirmières... une nouvelle usine à gaz ?
- la sélection demeure sévère, le numerus clausus national étant remplacé par un *numerus apertus*, réparti entre les régions par les facultés de médecine et les Agences Régionales de Santé. *Apertus,* car il permettra de « repêcher » certains des premiers reçus-collés dont les notes différeraient peu de celles des derniers reçus-reçus ;
- le Portail Santé ne devant offrir à terme qu'environ 60% des places en deuxième année, soit un peu moins de 6500, ne donnerait pas de meilleurs espoirs d'intégrer directement médecine que le concours de l'année 2005. Comme le redoublement n'est plus possible, il faudra que les candidats préparent dès le lycée ce nouveau concours déguisé. Les sociétés privées de coaching et de préparation se frottent les mains, qui proposent leurs services payants. Services qui comme par le passé se révéleront indispensables, bloquant un peu plus l'accès de la médecine aux jeunes issus d'un milieu modeste ;
- pour les étudiants qui ne sont pas reçus au Portail Santé, ou qui n'ont pas les moyens de financer une prépa privée, la durée des études médicales va le plus souvent s'allonger encore d'un à deux ans avec le passage par la *licence à accès santé*. Onze ans pour devenir médecin généraliste, n'est-ce pas beaucoup, beaucoup trop ?

Au total, en dépit de quelques améliorations, cette réforme compliquée ne me semble pas répondre aux besoins qualitatifs et quantitatifs en matière de formation des médecins. Il faudrait revoir de fond en comble ces études et leur pédagogie qui ignore trop les progrès des neurosciences (70). Un archaïsme qui fait perdre beaucoup de temps aux étudiants quand il ne les gâche pas tout à fait.

Portail Santé et licence à Accès Santé : une perte de temps

Maintenir une année commune à certaines formations de santé me semble une fausse bonne idée. Elle permet aux recalés de la filière médecine, de bifurquer par exemple vers des études d'odontologie ou de sage-femme. Mais un jeune qui se sent une vocation de neurochirurgien, s'engagera-t-il avec bonheur dans une carrière de sage-femme ? La sélection par l'échec n'est pas un gage d'épanouissement professionnel, nous l'avons vu avec la profession de médecin généraliste, victime d'une épreuve classante nationale qui a les mêmes conséquences.

Qu'ils soient reçus ou collés, les étudiants du Portail Santé auront perdu au moins une année d'études, car n'imaginez pas que ce qu'ils mémorisent à court terme en bachotant va leur être d'une grande utilité par la suite. Écoutons quatre experts de la pédagogie médicale[65] :

« La maîtrise d'un domaine se définit non pas simplement par la quantité d'information qu'une personne possède, mais par la façon dont cette information est organisée. » (70).

Simple question de bon sens penserez-vous... Pourtant, la pédagogie de ces portes d'entrée dans la médecine consiste à faire entasser dans la mémoire à court terme, des données brutes, compartimentées en disciplines, sans les conceptualiser ni les relier à d'autres connaissances dans des schémas cognitifs qui devraient peu à peu s'organiser et s'enrichir. Donc ces données ont toutes les chances d'être oubliées si tôt passé le concours (39, 70). Quand bien même il en resterait quelques miettes, elles ne seraient encore que des matériaux à l'état brut. Un tas de briques privées du liant qui pourrait en faire une construction utile. Par exemple, l'apprentissage de l'anatomie d'un organe serait plus efficace s'il était lié à celui de son fonctionnement et de quelques-unes des maladies qui le perturbent. Cela s'appelle l'enseignement intégré de la médecine, une forme de pédagogie dont il était déjà question voici cinquante ans ! Avec cette méthode, les données élémentaires s'assemblent en schémas

[65] Mathieu Nendaz, université de Genève ; Bernard Charlin, université de Montréal ; Vicki Leblanc, université de Toronto ; Georges Bordage, université de Chicago.

signifiants, avec en prime une vision plus claire de leur utilité dans le futur exercice médical.

Souvenir de mes premières années d'études. Nous étions un petit groupe de privilégiés, un éminent clinicien et professeur d'infectiologie nous recevait dans son service à l'hôpital du Tondu... Il nous parlait des angines - une des maladies les plus fréquentes dans la patientèle d'un médecin généraliste. À sa question : connaissez-vous les germes responsables ? Seuls trois de mes camarades ont su évoquer le streptocoque. Pourtant, nous avions bénéficié, quelques mois auparavant, d'une série de cours de bactériologie. Nous savions à peu près tout de la structure de ces charmantes petites bêtes, de leur sexualité, de la façon de les identifier, mais rien ne nous avait été dit des maladies qu'elles causaient, de leur lien avec les angines et des complications redoutables qui peuvent survenir en l'absence d'antibiothérapie. Jusqu'à notre rencontre avec un infectiologue clinicien, la bactériologie était restée pour nous une science abstraite.

Autre question intéressante : qui décide de ce qu'il faut enseigner au stade initial des études ? Le plus souvent des professeurs qui n'ont aucune pratique du métier de soignant auquel ils prétendent préparer ces jeunes gens. C'est même vrai pour l'anatomie souvent enseignée par des chirurgiens : dans ma promotion, nous devions tout savoir des creux et des bosses des os du bras et de l'avant-bras ; en revanche nous n'avons jamais eu aucun cours sur l'anatomie du foie, des reins et des glandes surrénales...

Alors que le Portail Santé se présente comme une entrée vers les métiers de la santé, je crains qu'il soit plutôt un corridor obscur où les étudiants ne peuvent acquérir la moindre idée de ce qui les attend dans leur future carrière. Pourtant il serait simple de leur donner dès ce moment un petit éclairage, par exemple sous la forme d'un enseignement intégré, théorique et pratique, du secourisme. Formation qui pourrait leur être utile tout au long de leur vie, quel que soit le résultat de la sélection. Par exemple aussi avec une entrée directe dans la sémiologie, pourquoi pas une sémiologie en relation avec les premiers secours ? Par exemple encore sous la forme d'une immersion précoce dans un établissement de soins, d'un travail en binôme avec une aide-soignante puis avec une infirmière. Ce serait une petite révolution, mais aussi une très bonne façon de révéler les qualités d'empathie et l'aptitude à s'occuper de personnes malades - une autre forme de sélection à mon avis aussi discriminante que les seuls QCM...

Mais, objecteront certains, les médecins ne sont pas faits pour se salir les mains dans de basses besognes - d'ailleurs avec la télémédecine ils vont bientôt en être tout à fait dispensés. Le médecin est maintenant un grand intellectuel, un savant qui, à défaut de pouvoir encore débiter des formules latines, est capable de déterminer le ΔH de la réaction :

$$2C_2H_{2\,(g)} + 2H_2\,O_{\,(l)} \leftrightarrow C_4\,H_4\,O_{2\,(aq)} + 2H_{2\,(g)}$$

Ou de dire dans quel plan se situe le foramen naso-palatin. Toutes questions qui ont été l'objet de QCM en fin de première année... Une fois leurs études terminées, nos « grands scientifiques » seront-ils encore capables de répondre à ces deux questions ? En auront-ils besoin dans leur exercice professionnel, à moins qu'ils soient devenus des chercheurs en biochimie ou des oto-rhino-laryngologistes ?

La culture, c'est ce qui demeure dans l'homme lorsqu'il a tout oublié, aurait écrit un Édouard Herriot qui pourtant avait bonne mémoire. Mais s'agit-il d'une vraie culture scientifique, lorsque l'on se contente de mémoriser des connaissances ponctuelles, pour les oublier si tôt reçu à l'examen ? Ces items appris par cœur pour réussir à des épreuves qui restent majoritairement basées sur les QCM, ont peu à voir avec une culture scientifique. Ils ne sont pas contextualisés et n'offrent aucune ouverture vers la complexité des choses et des liens qui peuvent les organiser. Il me semble que la science mérite mieux, qu'elle est tout autre. Il me semble qu'une culture ne s'engloutit pas « vite fait » comme une tartine, mais qu'elle se déguste et s'assimile avec le temps. Le premier cycle des études, tel qu'il est conçu, ne vise-t-il pas à former des Bouvard et Pécuchet de la médecine ?

La fabrication de professeurs au profil inadapté

Une pédagogie qui manque de pédagogues

J'ai été surpris, en préparant ce livre, de constater le peu d'évolution des méthodes d'enseignement de la médecine. À la fin des années quatre-vingt-dix, lorsque je présidais la commission pédagogique de ma faculté, nous étions très intéressés par de nouvelles méthodes comme l'apprentissage par résolution de problèmes[66] ou de cas cliniques[67].

[66] Par exemple, au lieu d'enseigner successivement l'anatomie, la physiologie et la pathologie de l'appareil respiratoire, on demande à des petits groupes d'étudiants de résoudre des problèmes cliniques nécessitant de se documenter sur ces aspects du savoir utiles dans le cas proposé : anatomie microscopique d'une alvéole, chimie des échanges gazeux, signes d'une bronchopneumopathie obstructive, facteurs favorisants, mesures thérapeutiques, pronostic... Les étudiants se partagent l'exploration de chacun

Méthodes déjà répandues en particulier au Canada. Vingt ans plus tard, elles ne se sont pas largement imposées. Le cours magistral où un professeur débite le contenu de son polycopié devant des étudiants endormis ou absents a encore nombre d'adeptes, en dépit de la mise en place de départements de pédagogie dans la plupart des universités. Bien sûr, quelques enseignants français sont en pointe et participent aux travaux de la Société Internationale Francophone d'Éducation Médicale. Les tentatives d'intégration des enseignements théorique et clinique sont nombreuses et appréciées des étudiants (64). Bien sûr les cours magistraux gardent un intérêt, par exemple pour des mises au point lorsque les étudiants restituent leur démarche d'apprentissage par résolution de problèmes.

Je dois aussi reconnaître avoir dégusté avec plaisir certains cours vraiment magistraux, donnés par un de mes maîtres qui aurait pu faire carrière à la Comédie Française et qui avait le don de nous captiver, n'hésitant pas à venir dans l'amphithéâtre accompagné d'un malade en pyjama, à le faire s'allonger sur le bureau professoral devant un public de quatre cents carabins pour nous montrer comment il fallait s'y prendre pour palper un foie stéatosique.

Au-delà de la sphère médicale, certains pédagogues questionnent encore la pertinence des sciences cognitives comme support des méthodes d'enseignement. Ils prétendent qu'il ne s'agit là que d'une mode. Souvent ils sont des nostalgiques de la méthode globale, qui n'avait rien de scientifique, mais qui a produit des générations de jeunes handicapés de la lecture et de l'orthographe, simplement parce qu'elle ne s'adressait pas aux aires cérébrales impliquées dans la lecture. Une méthode dont j'ai vu les séquelles dans bien des thèses de médecine... Néanmoins, on ne peut transposer à la pédagogie les avancées des sciences cognitives, sans expérimentation ni évaluation. Mais les méthodes d'apprentissage par problèmes et par résolution de cas cliniques font depuis plus de vingt ans partie de la routine de nombreuses universités nord-américaines : Ontario, Laval, Sherbrooke, Chicago... et européennes : Maastricht, Namur, Fribourg, Rouen, Nice... pour ne citer que les pionnières. Elles ont été largement validées, mais

---

de ces domaines, avec une restitution finale en présence d'un professeur dont le rôle devient majeur pour le bilan des acquis.

[67] Par exemple : un étudiant est le seul à posséder toutes les données utiles se rapportant au cas de Mr X. Il ne fait d'abord état que de la doléance principale du patient. Il revient au groupe de demander si tel ou tel autre symptôme est présent, tel autre signe à l'examen clinique, le résultat d'un examen complémentaire. Et ainsi de construire une démarche menant au diagnostic et au traitement.

leur utilisation varie d'une faculté à l'autre. Dans certains cas ces apprentissages ont lieu à l'hôpital, une ou deux matinées par semaine alors que la faculté reste fidèle à un enseignement plus classique. Souvent ces formes d'enseignement sont couplées avec les méthodes traditionnelles, soit pour couvrir un éventail plus large de connaissances, soit par manque de temps chez les professeurs - un obstacle majeur en France.

Devenir PU-PH : un parcours du combattant qui mène à une équation insoluble

Tous les témoignages le confirment : parvenir au statut parfois envié de professeur des universités-praticien hospitalier relève d'un parcours du combattant. Un parcours qui se complique d'année en année. Résumons les épreuves que vous devrez traverser avec succès pour avoir une chance d'être un jour nommé professeur, comme je l'ai été en des temps où les choses étaient plus simples :

- réussir au concours du PACES ou maintenant du Portail Santé ;
- compléter et valider les deux années complémentaires de premier cycle ;
- valider les trois années de deuxième cycle des études médicales, par le diplôme de formation approfondie en sciences médicales ;
- être assez bien placé à l'examen classant national pour pouvoir intégrer la filière qui vous intéresse, pour cela avoir participé à des conférences (payantes) ;
- effectuer 3 à 4 ans d'internat en même temps ou en alternance avec :
- un master en sciences fondamentales,
- tout en préparant une thèse de doctorat en médecine,
- tout en participant au plus grand nombre possible de publications scientifiques ;
- être repéré par un « patron » pour se voir réserver un des rares postes de chef de clinique ;
- valider un diplôme d'études spécialisées ;
- valider le niveau 1 de la formation en pédagogie médicale ;
- soutenir une thèse d'état de docteur en médecine ;
- effectuer 2 ans en tant que chef de clinique avec des responsabilités de soins et d'enseignement ;
- tout en accumulant le plus grand nombre possible de publications scientifiques ;
- tout en préparant une thèse d'université de sciences, préparation qui peut être effectuée pendant le clinicat prolongé de 2 ans ou pendant une

année-recherche, ou lors d'une parenthèse sans revenu garanti (les candidats sont alors au moins âgés de 30 ans) ;

- occuper un poste hospitalier ou hospitalo-universitaire provisoire,
- tout en validant une formation de niveau 2 en pédagogie
- passer une habilitation à diriger les recherches (présentation d'un mémoire devant un jury)
- effectuer une année de mobilité dans un laboratoire ou un autre hôpital universitaire, au mieux à l'étranger ;
- soutenir avec succès votre thèse de sciences ;
- tout en accumulant le plus grand nombre possible de publications scientifiques ;
- à ce moment, vous pouvez être nommé professeur et praticien hospitalier, après un examen de vos titres et travaux par la section correspondante du Conseil National des Universités (CNU) ;
- mais souvent vous devrez patienter quelques années et vous serez d'abord nommé maître de conférences des universités, praticien hospitalier.

Au total, il vous faudra entre quinze et vingt ans pour accéder au titre de PUPH, après avoir passé le barrage de deux concours (PACES et ECN), d'une quarantaine d'unités de valeur, avoir validé trois formations complémentaires et avoir soutenu deux thèses, en étant passé devant au moins huit jurys... Bravo ! vous êtes enfin nommé. Sachez que, compte tenu de votre statut et de vos obligations, votre activité sera partagée en tiers :

- un tiers d'activité de soins ;
- un tiers d'activité d'enseignement ;
- un tiers d'activité de recherche ;
- un tiers d'activité de gestion : chefferie de service, chefferie de pôle, responsabilités à la commission médicale d'établissement ou à la faculté
- un bon tiers d'activités extérieures : congrès, expertises, actions de prévention, participation à des jurys, etc.

Cinq tiers ! Vous voyez que l'équation est difficile à résoudre... Quelques surhommes (ou surfemmes) y parviennent, mais le plus souvent on est obligé de composer avec toutes ces obligations : à un moment de la carrière on sera surtout clinicien et un peu enseignant, à un autre on se lancera dans une recherche tout en essayant de ne pas perdre de vue quelques patients, de ne pas trop négliger les étudiants. À l'université, on se contentera de cours magistraux nettement moins chronophages que des méthodes d'enseignement plus modernes. À l'hôpital, on déléguera son rôle de formateur aux chefs de clinique, s'ils en ont le temps... Plus la carrière avance, plus on a tendance à privilégier un rôle d'administrateur à l'hôpital ou à l'université, à présenter dans les congrès ou devant la presse des travaux que d'autres - vos collaborateurs - ont réalisés. Quant aux publications dont le nombre et l'apparente qualité jouent un rôle essentiel dans le déroulement d'une carrière, leur rédaction sera l'affaire des week-ends, des vacances ou de quelques nuits.

La Cour des comptes s'est récemment penchée sur les difficultés du monde hospitalo-universitaire (23). Dans son rapport il est question d'évaluer les différentes facettes de l'activité d'un professeur des universités, praticien hospitalier. Mais comment évaluer l'impossible, l'absurdité d'une activité répartie en cinq tiers ? Car, dans ce travail de funambule, la tentation et parfois la seule issue sont de tricher un peu. Faire semblant de soigner est sans doute le plus facile et le plus logique. Logique, puisque les activités courantes de soins ne procurent aucun prestige et n'ont aucune valeur pour votre avancement - ce sont des tâches de tâcherons. Une vague visite de quelques malades une fois par semaine, pourquoi pas une matinée de consultations (en secteur privé). L'essentiel du travail est laissé aux plus jeunes : internes et chefs de clinique, surtout à ces précieux collaborateurs, corvéables à merci, que sont les praticiens hospitaliers - ces médecins de l'équipe qui n'ont pas pu accéder à la voie royale universitaire parce qu'ils s'intéressaient trop aux malades et aux soins, aussi un peu à l'enseignement par compagnonnage au lit du malade, toutes activités qui ont souvent très mauvaise réputation auprès des éminents médecins-enseignants-chercheurs du CNU qui seuls peuvent décider d'une carrière universitaire et de son avancement.

J'ai ainsi vu des choses amusantes, comme un grand professeur de réputation mondiale, présenter devant les caméras d'une chaîne de télévision la dernière merveille de son service, un appareil de radiothérapie révolutionnaire, en expliquant doctement tout ce que cette machine allait apporter à « ses » patients. J'étais assez ami avec certains collaborateurs du grand ponte pour qu'ils me confient que le dernier patient qu'on l'avait vu traiter, c'était en 1962...

Il est aussi possible de tricher avec l'activité de recherche, d'abord dans une formation qui devra davantage revêtir une étiquette scientifique que correspondre à un travail original et approfondi. L'important est d'effleurer un peu de science pour valider certaines étapes du cursus. Publier par la suite des travaux dont l'essentiel a été réalisé par des collaborateurs. Une autre option est l'échange de bons procédés : tu mets mon nom sur ta publication à laquelle j'ai très peu participé et je te renvoie l'ascenseur, ce qui nous permettra d'allonger la liste de nos travaux. Une façon plus conforme à la vocation de maints hospitalo-universitaires est de participer à des essais multicentriques. Mais l'occasion ne s'en présente pas tous les jours et, pour avoir un impact, il est mieux que votre nom figure parmi les cinq premiers auteurs de la publication. J'ai aussi connu des hospitalo-universitaires qui, en toute honnêteté, se consacraient uniquement à des activités de recherche, à mon avis la seule façon d'effectuer des travaux valables, en dehors de la pure recherche clinique.

L'activité à coloration scientifique est le principal, pour ne pas dire le seul critère de nomination des médecins comme professeurs ou maîtres de conférences. C'est aussi ce critère qui régira leur avancement. L'activité de publication est évaluée par le système SIGAPS qui attribue des points en fonction du nombre de publications, du prestige des revues qui les ont accueillies et de la place du candidat dans la liste des auteurs. En parallèle, le système SIGREC attribue des points en fonction du nombre de malades inclus dans des essais cliniques. Il faut toutefois noter que pour les nominations, les activités de recherche en sciences fondamentales sont nettement plus valorisées que celles ayant trait à la recherche clinique (11).

L'enseignement représente la variable d'ajustement d'une activité trop riche. Le cours magistral : un quart d'heure pour le mettre à jour tous les deux ou trois ans. On le récitera devant un auditoire clairsemé. Si le cours en ligne représente une option intéressante, sur le Net il vous met en concurrence avec les ténors internationaux de la discipline. Quant à la préparation d'un dossier pour l'apprentissage par résolution de problèmes, elle demande des heures de travail et la collaboration d'enseignants d'autres disciplines comme l'anatomie, la physiologie, la biologie, l'imagerie, etc. Un important travail qui ne s'arrêtera pas à la préparation, car il faudra assurer le suivi des groupes d'étudiants et surtout être très attentif au moment de la restitution et de la discussion du dossier. J'ai vu quelques professeurs chevronnés se consacrer avec passion à ces activités pédagogiques, mais ils n'en attendaient aucune rétribution en termes d'avancement et de reconnaissance par les pairs.

Des enseignants pas toujours bien choisis, débordés et trop rares

Ce *pas toujours bien choisis* peut sembler agressif. Je m'en explique : en médecine, la plus grande part de l'enseignement, que ce soit à la faculté ou à l'hôpital, concerne la clinique. Une clinique considérée dans son acception la plus large, allant de la sémiologie à la pathologie, au recueil des données complémentaires, au diagnostic puis au traitement médical ou chirurgical. Un enseignement théorique doublé d'une formation auprès de malades. Or, il se trouve que depuis plus d'une vingtaine d'années les professeurs de médecine ne sont recrutés, ni sur leur excellence dans le diagnostic et les soins ni sur leurs aptitudes à enseigner la médecine. N'est-ce pas un peu gênant ? Voyons cela plus en détail à propos de deux chefs de clinique candidats au titre de professeur de médecine, par exemple dans la spécialité de *médecine interne et immunologie clinique*.

Le candidat A est un passionné de la clinique, de la relation avec les patients, il n'a pas son pareil pour examiner les malades de A à Z, ne laissant passer aucun signe susceptible de mener au diagnostic. Un diagnostic très sûr pour son âge, on dirait qu'il a déjà été confronté aux situations les plus rares. Ses collègues (dont son concurrent le candidat B) viennent volontiers lui demander un avis. Dans ses traitements il se montre à la fois efficace et raisonnable. Il passe ses loisirs à étudier des cas cliniques, à collectionner des informations sur les maladies orphelines. Mais ce qu'il aime avant tout est de se trouver auprès d'un malade, avec deux ou trois étudiants pour leur apprendre cette médecine qu'il élève au niveau d'une science et d'un art. Avec au passage l'espoir de leur transmettre sa vocation...

Pas besoin d'en écrire davantage. D'un point de vue universitaire, en 2022, ce portrait est celui d'un « pauvre type de la médecine ». Quelle sera la traduction en points SIGAPS des cas exceptionnels qu'il a eu le mérite de diagnostiquer et de publier dans quelques bonnes revues régionales ou nationales : ridicule ! Quels titres lui vaudront les bons diagnostics proposés à des collègues qui « pataugeaient » : aucun ! Et ses travaux autour du lit d'un malade, avec des jeunes auxquels il aura appris la médecine : peanuts ! La sous-section du CNU n'acceptera même pas de considérer cette candidature. S'il n'est pas trop écœuré par le milieu hospitalo-universitaire, il deviendra un praticien hospitalier de base. Fidèle à ses vieilles manies, il consacrera beaucoup de temps à la formation des externes et des internes qui le considéreront comme un maître à plus juste titre que les « grands professeurs » qu'ils n'auront qu'entraperçus.

Le candidat B, plus malin ou mieux conseillé, a défini sa stratégie dès l'année du bac. N'apprendre que ce qui lui permettra d'être bien placé aux concours et reçu aux examens. Consacrer le minimum d'attention aux malades, car selon ses objectifs, c'est du temps perdu. Survoler le master scientifique, glaner le maximum de titres et de travaux, s'associer avec des amis pour échanger les noms sur les publications. Choisir, pour sujets de ses mémoires et de sa thèse de médecine, des thèmes à la mode et déjà largement explorés, avec une bibliographie qu'il suffit de recopier. Mais, puisqu'il faut bien piquer l'attention du CNU, dénicher un sujet original pour sa thèse de sciences, tout en s'organisant une année de mobilité fort agréable en Colombie, non loin du Pacifique, avant de passer, bien sûr, quelques semaines dans un laboratoire aux États-Unis. Avec cette thèse, le candidat B veut frapper un grand coup :

Contribution à l'étude de l'origine de la batrachotoxine chez la grenouille kokoï.

Sujet qui a le mérite de vous démarquer, de ne pouvoir vous opposer que très peu de contradicteurs, d'être l'occasion d'une publication internationale et déjà d'une brillante réputation d'expert, lui valant même le surnom anticipé de « Professeur Kokoï ». Cette aventure lui fera des souvenirs, même si pour recueillir la fameuse toxine, il lui faudra attirer dans sa cabane des dizaines de cafards soupçonnés de secréter les précurseurs du poison. Bestioles qui feront fuir plusieurs belles Colombiennes (Dieu sait qu'elles peuvent l'être), mais que ne sacrifierait-on à la science ? Peu importe l'intérêt de ce travail pour les futurs patients et les élèves du Professeur B - car on peut être sûr qu'il obtiendra ce titre. Les membres du CNU auront reconnu en lui un des leurs, un aventurier de la science...

L'esprit de la réforme de 1958, créant les CHU, n'était pas de produire ce genre de situation. Il s'agissait de rapprocher l'expertise clinique, l'enseignement et la recherche médicale. Il n'a jamais été précisé que les cliniciens devaient être aussi des chercheurs en physique ou en biologie :

Ordonnance n° 58-1373 du 30 décembre 1958. Art. 5 : Les membres du personnel médical et scientifique des centres créés à l'article 1er exercent conjointement les fonctions universitaire et hospitalière. L'accès à leur double fonction est assuré par un recrutement commun... Ils consacrent à leurs fonctions hospitalières, à l'enseignement et à la recherche la totalité de leur activité professionnelle, sous réserve des dérogations qui pourront être prévues par leur statut.

Le professeur Robert Debré[68] avait trop la pratique d'une pédiatrie humaniste pour commettre ce genre d'erreur. Il s'agissait plutôt de créer les conditions favorables à des synergies entre une recherche clinique et une recherche plus fondamentale. Bien sûr les professeurs de biologie, de

---

[68] Avant d'entamer des études de médecine, Robert Debré avait étudié la philosophie à la Sorbonne.

chimie et de physique étaient titulaires de doctorats d'université dans la discipline correspondant à ce qu'ils enseignaient aux futurs médecins. Mais il était impossible d'exiger que les cliniciens soutiennent une thèse d'université en médecine clinique, parce qu'elle n'a jamais existé. D'ailleurs, jusqu'aux années quatre-vingt-dix, les cliniciens, médecins ou chirurgiens nommés professeurs de médecine n'étaient le plus souvent titulaires que d'une thèse d'état de docteur en médecine. Dans les années qui ont suivi s'est installée une véritable violence faite aux cliniciens, avec trois angles d'attaque :

1 - le discrédit de la médecine clinique en tant que science ;
2 - le discrédit du doctorat d'État en médecine ;
3 - l'exigence, de la part du Conseil Supérieur des Universités, de ne nommer comme professeurs de médecine que des « chercheurs » dotés d'un doctorat d'université.

Pourquoi la médecine clinique ne serait-elle pas une science ? Elle est certes le fruit d'une longue tradition empirique, mais, dès le dix-neuvième siècle, l'approche anatomoclinique de la médecine s'appliquait à rechercher scientifiquement les causes des tableaux qu'elle étudiait (47). Dans la seconde partie du vingtième siècle, ce fut la période des essais multicentriques, de l'évaluation statistique des signes cliniques et des examens complémentaires. La recherche clinique avait acquis ses lettres de noblesse. Mais les innombrables thèses qu'elle a alimentées en France sont des thèses d'état pour l'obtention du titre de docteur en médecine. Pourquoi auraient-elles moins de valeur pour la recherche que des thèses d'université, qui nécessitent parfois moins d'années d'études ? Pourquoi une thèse de médecine vaudrait-elle moins qu'une thèse de sociologie, de criminologie ou d'ethnologie ?

Pourquoi ce discrédit des thèses de médecine lorsqu'il s'agit de nommer comme professeurs des candidats qui, justement, sont appelés à enseigner la médecine ? Est-ce parce que les membres des sections non médicales du CNU sont pourvus d'une thèse d'université et qu'ils ont jugé que maintenant tous les professeurs devaient posséder le même type de doctorat ? Une thèse de médecine vaut-elle toujours moins qu'une thèse de sciences ? J'ai participé aux deux types de jurys et j'ai trouvé de l'original et du moins original, de l'utile et du moins utile à la science dans les deux sortes d'exercice. S'il faut reconnaître que certaines thèses de médecine sont devenues des formalités obtenues à la va-vite, ne serait-ce pas une raison de réagir, de se montrer plus exigeants, plutôt que de laisser ce doctorat perdre toute valeur ?

Il ne s'agit pas ici de défendre, de manière quelque peu dérisoire, l'honneur de la médecine face aux prétentions des autres disciplines scientifiques, mais de ne plus imposer à tous mes successeurs une véritable course à l'échalote aux dépens de leur formation à l'expertise clinique et à l'enseignement. L'idée serait d'ouvrir plusieurs portes. Une porte recevant les candidats dotés d'un excellent bagage scientifique, couronné par une thèse de sciences. Une seconde porte donnerait l'accès au professorat à des médecins remarqués pour leur excellence clinique et leur investissement dans la pédagogie. Si ces derniers en trouvaient le temps, sans que cela porte préjudice à leurs premiers devoirs, je leur recommanderais vivement de préparer aussi une thèse de sciences, sur un thème qui enrichira leur vie de professeur et de médecin. À ce propos, pourquoi ne pas créer un doctorat d'université en recherche clinique ? Certaines universités y ont songé, mais cela reste confidentiel.

Les conséquences pour nos étudiants

Le mode de recrutement actuel où le critère majeur, pour ne pas dire exclusif, est l'acquisition d'un vernis scientifique, a produit un certain nombre d'enseignants peu motivés et parfois peu compétents pour être des formateurs « au lit du malade ». Les étudiants s'en plaignent dans les forums, qu'ils soient externes ou internes. Cela touche encore plus les internes en médecine générale. Chez ces étudiants qui n'ont pas toujours eux-mêmes une très forte vocation, cette absence de soutien, d'enthousiasme dans l'apprentissage hospitalier porte une part de responsabilité dans les abandons en cours d'études et les souffrances psychologiques révélées par une enquête de l'Ordre des Médecins, comme nous verrons dans les lignes qui suivent.

Dans les services de CHU, les étudiants sont de plus en plus nombreux alors que les malades se raréfient et deviennent fugaces au rythme de la disparition des lits de court séjour et du développement des soins ambulatoires. Quant aux enseignants, leur nombre n'a pas beaucoup varié depuis vingt ans. D'après la Cour des Comptes (23), durant les dix dernières années renseignées - de 2005 à 2015 - l'effectif des étudiants de médecine, pharmacie et odontologie avait augmenté de 27%, alors que celui des enseignants titulaires (professeurs et maîtres de conférences) ne s'était accru que de 1,63% ; celui des chefs de clinique, de 4,16%. Le déficit le plus gênant touche une catégorie d'introduction récente, les enseignants de médecine omnipraticienne. Le malaise qui touche l'enseignement de la médecine présente donc des aspects à la fois qualitatifs et quantitatifs.

Des étudiants qui ne sont pas sélectionnés sur leur aptitude à s'occuper de malades et qui dans leur découverte de l'hôpital sont trop livrés à eux-mêmes, des internes qui se plaignent d'être mal épaulés par leurs aînés, cela peut causer certains troubles. Nous ne disposons pas de données précises sur le taux d'abandon des études après un succès au concours initial. Selon certaines estimations venant des syndicats d'étudiants, il serait de l'ordre de 20%. Cela nous semble énorme, car, une fois passé le concours initial, un minimum de travail et de sérieux devrait permettre, de façon plus ou moins brillante, d'arriver au terme de ces études. La fréquence des abandons ne vient pas de difficultés intellectuelles, mais surtout d'un mal-être devant une profession dont la réalité se révèle au fil des stages pratiques. Une enquête du Conseil National de l'Ordre des Médecins (19) a mis en évidence chez ces étudiants un taux important de souffrances psychologiques. Quatorze pour cent déclarent avoir eu des idées suicidaires. Ce fut comme une découverte, un sujet largement relayé par les médias. De nombreux témoignages sont venus s'ajouter sur les sites Internet. Pour certains étudiants, l'immersion dans le milieu hospitalier, la découverte de la maladie, de la souffrance, avec un sentiment de solitude, est à l'origine d'états anxiodépressifs difficilement supportables.

La longueur excessive des études peut-elle pallier leur inadaptation ?

Depuis les années cinquante, lorsque le Docteur P. était notre médecin de famille dans une commune semi-rurale de la région parisienne, la médecine a connu des progrès considérables. L'apparition de nouveaux examens, de traitements, mais aussi de maladies comme les infections à VIH, a entraîné un afflux de connaissances que le médecin a dû assimiler. Mais n'y a-t-il pas eu, surtout, un *déplacement* des connaissances et un *nouveau partage* entre spécialistes et médecins de famille ? Avec, hélas, un cloisonnement de plus en plus profond de ces activités, à tel point que l'on a cru bon de mettre en place une spécialité de médecine omnipraticienne. En somme de former des spécialistes de la généralité...

En 1956 le Docteur P., médecin généraliste, réalisait nombre d'accouchements. Lorsque je me suis cassé le poignet, c'est lui qui a pris le cliché radiographique, qui l'a développé et interprété dans son cabinet. C'est bien sûr lui qui a fait mon plâtre. Nouvelle radiographie, après une auscultation attentive, lorsqu'il a diagnostiqué une primo-infection tuberculeuse chez une de mes sœurs. Lorsque les médicaments disponibles ne convenaient pas, le Docteur P. rédigeait une prescription magistrale que le pharmacien exécutait sous la forme d'une pommade ou de cachets faits « sur mesure ». Le Docteur P. jouait aussi le rôle d'un pédiatre et d'un gynécologue, car les cabinets de ces spécialistes se trouvaient à plus de trente kilomètres et peu de monde possédait une voiture. À cette époque, les médecins de famille devaient diagnostiquer nombre de maladies qui semblent avoir disparu, mais que nos jeunes confrères risquent de revoir sans y être trop préparés, après le refus de certains parents de laisser vacciner leurs enfants. Des maladies fort graves et invalidantes comme la poliomyélite, la diphtérie, le tétanos... Il y avait aussi les interventions de « petite chirurgie », une chirurgie plus ou moins petite selon l'urgence et les compétences acquises à l'hôpital. Pour ses études, le Docteur P. était passé par une année préparatoire à la faculté des sciences, puis cinq ans d'études médicales suivies d'un « stage interné » d'un an - donc un total de sept ans. La plupart des tâches que je viens de décrire, le médecin généraliste nouvellement formé serait bien incapable de les accomplir, après au moins neuf ans d'études.

Bien sûr, de nos jours les médicaments foisonnent et se renouvellent sans arrêt. Mais l'information à leur sujet vient peu de l'enseignement à la faculté. L'essentiel est apporté plus tard, à mesure des mises sur le marché, par les grandes firmes pharmaceutiques, sous la forme de réunions médicales ou de visites au cabinet. Une formation post-universitaire dont l'objectivité peut poser question.

Il est bien curieux d'entendre les représentants des futurs médecins, généralistes ou chirurgiens, réclamer des études encore plus longues parce qu'après neuf à quatorze ans de formation, ils ne se sentent pas prêts à affronter la vie professionnelle. Derrière cette demande se cache sûrement l'angoisse de jeunes gens qui doivent franchir le pas vers un exercice qui demeure difficile. Plutôt que d'allonger encore ces études, ne pourrait-on pas les rendre plus efficaces, en améliorer la pertinence et la qualité ; renforcer l'encadrement et le caractère formateur des stages à l'hôpital et chez le médecin de ville ? En somme mieux préparer ces jeunes à leur futur exercice, leur donner davantage confiance en eux.

Ces étudiants qui désirent s'attarder dans les études ne sont-ils pas victimes d'une pédagogie fautive qui consiste surtout à entasser des connaissances, alors qu'au long de sa vie un médecin ne doit pas cesser d'apprendre et de se former ? Mais ces étudiants, leur a-t-on vraiment appris à bien apprendre ? Question d'autant plus brûlante que cette génération disposera de l'aide d'intelligences artificielles qui joueront à la fois un rôle de collaborateur et de précepteur à domicile. Des fonctionnalités complexes qui permettront de repérer les lacunes et les besoins de chacun. Qui apporteront une aide sur mesure, une expertise en temps réel dans les cabinets médicaux. Ces systèmes sont pratiquement au point (60) et nos facultés seraient bien inspirées de les mettre au plus vite à la disposition des étudiants.

Une révolution pédagogique subie ou inventée ?

Les apprentissages par résolution de problèmes et par discussion de cas cliniques semblent des méthodes incontournables pour mieux enseigner la médecine : l'étudiant doit jouer un rôle actif dans sa formation ; il apprend aussi à travailler en groupe et à mettre en commun des compétences ; il se trouve confronté à des situations, des problèmes qui se rapprochent de ce qu'il rencontrera dans son futur exercice. Le fait de relier des connaissances fondamentales (anatomie, histologie, physiologie, biochimie...) et des signes cliniques leur donne davantage de sens, facilite leur mémorisation et leur rappel à bon escient (81).

Mais, telles qu'elles sont pratiquées dans un cadre universitaire classique, ces méthodes présentent des limites et des inconvénients qui expliquent sans doute qu'elles ne se soient pas totalement imposées (89). La préparation de ces dossiers demande beaucoup de temps aux professeurs. Ils doivent aussi accompagner l'enquête conduite par les étudiants. Surtout être disponibles à la phase finale pour rectifier les erreurs, approfondir certaines connaissances, évaluer la participation et la compréhension de chacun. Pour que cette pédagogie puisse remplacer les méthodes classiques comme le cours magistral, il faudrait que les étudiants aient à enquêter sur de nombreux cas, emblématiques des différentes maladies qu'ils doivent connaître. Ces dossiers doivent être renouvelés ou mis à jour chaque année. Donc énormément de travail pour l'enseignant, avec le risque de laisser des lacunes dans la liste des objectifs pédagogiques. Par ailleurs, certains jeunes se montrent plus efficaces lorsqu'ils travaillent en solitaire. Même s'il est souhaitable de leur apprendre à collaborer, il se peut que le collectif ne leur convienne pas. Il se peut aussi que dans un même groupe, les vitesses de travail et d'acquisition soient trop différentes, que les lents n'arrivent pas à suivre et que les rapides s'ennuient...

Une autre limite vient des processus de mémorisation. S'ils sont favorisés par les liens établis entre des données de nature différente (douleur épigastrique et anatomopathologie d'un cancer du pancréas), cet enseignement entraîne de telles contraintes qu'il est difficile de revenir plusieurs fois sur les mêmes sujets durant les cinq années que peut durer la formation[69]. Par exemple si les premiers problèmes ont porté sur la neurologie, il est possible que les étudiants aient oublié une grande partie de ce qu'ils ont appris, lorsque deux ans plus tard ils abordent les maladies cardiaques. Il est prouvé que pour consolider la mémoire à long terme, il est mieux de mobiliser plusieurs fois les données qu'elle contient (27). La formation classique avait au moins ce mérite. Par exemple, pour le cancer du rectum, j'ai acquis mes premières connaissances en étudiant l'anatomie du pelvis et du tube digestif. Puis vinrent la sémiologie et la signification possible d'une constipation, de sang sur les selles... Toutes notions sur lesquelles nous sommes revenus avec l'enseignement de la pathologie digestive. Connaissances que j'ai dû revoir et préciser en préparant l'internat. Au moins quatre occasions de « rafraîchir » ma mémoire qui ne se seraient pas présentées si j'avais étudié à fond et une fois pour toutes un dossier de cancer rectal. Toutefois, les stages hospitaliers restent l'occasion de se remémorer les données « au lit du malade », à condition de pouvoir approcher un vaste éventail de malades et de maladies, ce qui n'est pas toujours possible.

L'intervention de systèmes experts, surtout lorsqu'ils sont associés à des algorithmes d'intelligence artificielle de type « *deep learning* », permettrait d'éliminer la plupart des inconvénients de l'apprentissage par résolution de problèmes. Pour les enseignants il y aurait toujours un considérable travail de préparation, mais avec l'aide d'une machine intelligente capable de fournir et de mettre en forme les documents qui seraient présentés aux étudiants : images de lésions cutanées, d'endoscopies, sons correspondant aux anomalies de l'auscultation cardiaque, coupes de scanner, coupes histologiques commentées... Ce travail préparatoire étant réalisé, c'est la machine qui accompagnerait l'étudiant tout au long de sa quête. Celle-ci pourrait être réalisée en solitaire ou en petits groupes, à la faculté ou à la maison. La machine intelligente s'adresserait aux étudiants, en langage naturel. Elle comprendrait les questions et les réponses, même formulées avec des mots inattendus (ce que savent maintenant faire les rares bons moteurs de recherche). Elle leur présenterait les documents, les explications, les références écrites qu'ils demanderaient. Elle pourrait corriger leurs erreurs, remettre sur la bonne voie celui qui s'égarerait. Bien sûr la machine connaîtrait personnellement chacun des étudiants, peut-être

[69] Si elle pouvait s'étaler de la deuxième à la sixième année d'études, cela permettrait un large balayage des pathologies. Des cours plus formels (statistiques, médecine légale...) seraient associés.

grâce au procédé archaïque d'un identifiant avec mot de passe, mais plus sûrement par la reconnaissance faciale. Tout au long de l'étude du dossier, la machine évaluerait l'étudiant. Elle serait capable, au moment de la restitution finale en présence d'un professeur en chair et en os, de reconstituer l'ensemble de la démarche diagnostique avec ses points forts et ses faiblesses - ces dernières pouvant amener le professeur à préciser certaines notions qui ne lui sembleraient pas avoir été apprises ou comprises.

Cette nouvelle pédagogie changerait le travail des enseignants. Ils devraient consacrer chaque année beaucoup de temps à la préparation des dossiers. Une ressource évidente serait de s'associer au niveau de la francophonie, entre enseignants de même discipline pour constituer de vastes pools dans lesquels chacun pourrait puiser. Le plus gros du travail d'accompagnement et d'évaluation étant délégué à une intelligence artificielle, le professeur pourrait se recentrer sur des tâches plus nobles : présider à l'initiation du processus pour bien expliquer les règles du jeu, donner son expertise à la phase finale pour des mises au point « sur mesure ». Mais surtout le professeur pourrait mieux se consacrer à l'enseignement par compagnonnage, au lit du malade ou au bloc opératoire - ce que réclament le plus externes et internes.

L'intelligence artificielle adaptée à l'enseignement de la médecine permettrait de mieux balayer l'ensemble des pathologies. Chaque étudiant pourrait travailler à son rythme et choisir l'ordre dans lequel il veut aborder les principales maladies, mais au final il devrait avoir traité l'ensemble des dossiers - la machine saurait le rappeler à l'ordre en cas de besoin. Cela permettrait surtout de coordonner l'enseignement théorique et les stages hospitaliers : un travail sur les problèmes de pédiatrie préparant un stage à l'hôpital des enfants.

À côté des gros dossiers d'apprentissage par résolution de problèmes qui demanderaient en moyenne une semaine de travail aux étudiants, les machines intelligentes pourraient proposer des cas cliniques ne nécessitant que quelques minutes d'attention, choisis pour remobiliser régulièrement les connaissances déjà acquises. Cela pourrait devenir comme un jeu à pratiquer seul chez soi, ou en groupe à l'hôpital.

L'intelligence artificielle commence à intervenir dans la vie de chacun, le mouvement sera sans doute plus puissant, plus révolutionnaire que la vague de l'Internet. La France et ses facultés de médecine se trouvent déjà devant un dilemme : subir, adopter des pratiques imposées par les firmes de la Silicon Valley et les pépinières chinoises, ou bien devenir des acteurs du mouvement, pour le plus grand bien de notre économie et de nos étudiants. C'est le sens du rapport de Cédric Villani (93) qui a repéré la santé comme un domaine où il n'est peut-être pas trop tard pour développer en France des applications originales de l'intelligence artificielle. Mais le temps presse. Le problème n'est pas de savoir si nos universités vont être envahies et bouleversées par l'intelligence artificielle, car c'est aussi inévitable que l'immixtion de l'électricité à la fin du dix-neuvième siècle. Le problème est de savoir si nous développerons des systèmes reflétant notre vision démocratique et humaniste de la médecine, ou si une fois de plus nous devrons nous aligner sur des pratiques mises au point par d'autres. Le gouvernement ferait bien de s'y atteler dès maintenant, en passant commande aux jeunes entreprises françaises les plus capables de développer ce genre de systèmes, en collaboration avec des universitaires.

Le dernier mot reviendra à la sœur Marie-Agnès

Vieil adage entendu d'une religieuse qui régnait sur sa troupe de malades, d'infirmières et... sur un pauvre interne débutant qu'elle souhaitait mieux former à la pratique des intraveineuses. Adage souvent oublié, mais toujours fondateur : « une bonne infirmière doit d'abord être une aide-soignante convenable ; un bon médecin doit d'abord être un infirmier sans trop de lacunes ; un bon spécialiste doit d'abord être capable d'exercer la mère de toutes les médecines : celle que l'on qualifie de générale... »

Voici un paradigme qui, associé à une certaine dose d'intelligence naturelle et artificielle, pourrait refonder l'enseignement de notre médecine.

- ***Première année propre à la médecine*** :

- entrée immédiate dans l'univers médical par une formation approfondie à tous les aspects du secourisme ;
- enseignement d'une sémiologie reliée aux premiers secours et aux urgences avec d'emblée une initiation à la résolution de problèmes, enseignement appuyé sur l'intelligence artificielle ;
- en parallèle, cours classiques de pharmacologie, de biochimie, de biologie cellulaire et de génétique.
- le matin, à la suite de la formation au secourisme : travail en binôme avec une aide-soignante les trois premiers mois, puis avec une infirmière les trois mois suivants.

• ***Modalités de sélection des étudiants admis à poursuivre des études médicales :***

- examen à l'issue de la formation au secourisme ;
- validation des stages infirmiers ;
- notes aux problèmes de sémiologie (contrôle continu) ;
- examen final pour les sciences fondamentales.

• ***Les cinq années suivantes :***

- apprentissage par résolution de problèmes. Quinze modules couvrant les grands groupes de pathologies, y compris la psychiatrie ; les dossiers sont choisis et organisés de façon à enseigner de façon intégrée l'anatomie, l'anatomo-pathologie, la physiologie, la bactériologie, la sémiologie, la pathologie et la thérapeutique ;
- contrôle continu et un oral chaque année sous la forme de brèves résolutions de cas cliniques ;
- enseignement parallèle de la psychologie médicale, de la médecine légale et des biostatistiques ;
- stages le matin, les deux premières années en tant que stagiaire de sémiologie, puis en tant qu'externe les années suivantes. Premier stage en médecine générale.
- à la fin de ce cycle, le succès aux contrôles continus permet d'obtenir le diplôme commun de premier niveau de médecine générale ;

• ***À l'issue de ces six années d'enseignement commun***

- Soit le choix de la médecine générale, avec une formation clinique complémentaire de deux ans, comprenant des stages d'interne à l'hôpital et auprès d'un médecin généraliste. Poursuite d'une formation théorique par des séminaires et par la résolution de cas. Préparation et soutenance d'une thèse de doctorat en médecine. Durée totale des études : 8 ans ;
- Soit le choix d'une spécialité : sélection propre à chaque faculté. Internat de 3 à 4 ans selon la spécialité. Formation théorique sous la forme de séminaires et par la résolution de cas cliniques. Préparation d'une thèse de doctorat en médecine. Durée totale : 9 à 10 ans ;

Ajoutons que les spécialistes devraient pouvoir obtenir une qualification en médecine générale moyennant une formation complémentaire ou parallèle d'un an. Et que les médecins généralistes pourraient à tout moment intégrer une formation complémentaire de spécialiste.

Avec cette façon plus efficace d'enseigner la médecine, la durée des études serait réduite d'au moins un an. Nous sortirions quelque peu des normes européennes qui prescrivent : 3 ans de licence + 3 ans de master

+ 3 ans de doctorat. Mais nos médecins ont-ils l'obligation de rentrer dans ce moule ? Pourquoi, en matière de santé, la France devrait-elle toujours s'aligner sur des pays qui souvent par le passé ont fait moins bien que nous ? Si, comme je le parie, ce nouveau cursus faisait ses preuves, ne serait-il pas vite copié par nos voisins ? Se poserait le problème des équivalences permettant des échanges d'étudiants entre pays européens. Je ne crois pas que ce serait un obstacle insurmontable, d'abord parce que ces échanges ne concernent qu'un petit nombre d'étudiants. Si c'était vraiment nécessaire, il serait toujours possible d'inventer une « année d'ajustement européen » où l'étudiant français pourrait choisir les apprentissages qu'il désirerait, à seule fin d'entrer dans le moule européen 3+3+3...

Pour conclure ce chapitre, il est clair que notre pays a depuis plus de trente ans sélectionné et formé des médecins au profil parfois mal adapté à l'exercice de leur profession. Étudiants, ils furent sélectionnés sur leur seule aptitude à mémoriser des données ponctuelles relatives aux « sciences fondamentales », sans tenir aucun compte des qualités humaines indispensables au métier de soignant. Il n'est pas certain que les réformes récentes, qui ont surtout considéré l'aspect quantitatif, y changent grand-chose. Une immersion précoce dans le milieu des soins infirmiers permettrait de révéler et d'amplifier l'aptitude à s'occuper de personnes malades. Le développement de l'intelligence artificielle au service de la médecine devrait aussi permettre de bouleverser son enseignement. Elle apporterait plus de souplesse et de facilité à une pédagogie basée sur la résolution de dossiers et de cas cliniques.

Depuis plus de vingt ans, la formation et la sélection des professeurs et des maîtres de conférences a été elle-même victime d'une perversion. Elle est devenue une course d'obstacles déraisonnable, qui ne tient pas assez compte des qualités de clinicien ni de celles de pédagogue. L'élément décisif est le cursus scientifique. Certains hospitalo-universitaires jouent de leur intelligence et de leur puissance de travail pour se montrer à la hauteur dans la grande variété des tâches qui leur sont imposées. Mais cette activité de funambule n'est pas à la portée de bien d'autres. Cela peut donner des infirmes de l'exercice hospitalo-universitaire : médecins dont les compétences cliniques ne sont pas au meilleur niveau, enseignants sans charisme, scientifiques sans imagination, chefs d'équipe misanthropes...

LIBÉRER LA RECHERCHE

Une recherche médicale trop dépendante des sociétés privées

La contribution d'un pays aux progrès de la médecine est un aspect essentiel de son état de santé. Dans le passé, le rôle de la France a été majeur, mais il tend à s'amoindrir, d'abord du fait de l'émergence dans le monde scientifique de pays comme la Chine, l'Inde ou la Corée du Sud, ce qui mécaniquement diminue la part de la recherche française dans le concert mondial. Mais il y plus grave, notre recherche médicale semble avoir perdu un peu de son dynamisme. Fait d'autant plus paradoxal que depuis la fin des années quatre-vingt-dix, les aides publiques se sont accrues, en particulier pour la recherche clinique dans les grands centres hospitaliers. Mais encore une fois, la méthode française a consisté à multiplier les structures et les moyens de financement, à multiplier encore davantage les organismes de contrôle. Bref, une bureaucratisation de la recherche qui, si elle apporte quelques résultats, pourrait se montrer plus efficace en regard des sommes investies : 135 millions d'euros de fonds publics, en 2017, pour la recherche clinique dans les hôpitaux et les centres de lutte contre le cancer (23).

De multiples structures publiques participent à la recherche médicale

- L'institut national de la santé et de la recherche médicale (INSERM) est le principal acteur de la recherche médicale publique en France. Il dispose d'un budget de 9 milliards d'euros dont 48,8% pour les salaires du personnel permanent et 10,6% pour les temporaires. Il soutient 350 laboratoires, avec un personnel titulaire composé de 2142 chercheurs et 2962 ingénieurs et techniciens. L'INSERM est impliqué dans 35% des publications scientifiques françaises dans le domaine de la médecine et de la biologie.
- L'Institut des sciences biologiques du CNRS (INSB) établit des coopérations avec des hôpitaux et d'autres organismes de recherche liés à la santé, pour un total de 244 structures de recherche mobilisant 4810 salariés du CNRS, avec un budget de 55 millions d'euros hors masse salariale.
- L'Institut national du cancer (Inca), dont le budget est de l'ordre de 100 millions d'euros. Ce GIP est chargé de coordonner les actions de lutte contre le cancer. Il lance chaque année une douzaine d'appels à projets dont il assure le suivi et le financement ; à cela s'ajoutent d'autres

soutiens en association avec la Ligue Contre le Cancer et l'ARC. Il produit et héberge les référentiels et bonnes pratiques en cancérologie[70].

- L'Institut Pasteur représente un réseau de 28 instituts dans le monde. L'Institut Pasteur de Paris est une fondation reconnue d'utilité publique qui salarie 2206 collaborateurs et accueille 300 doctorants. Ses ressources annuelles sont de l'ordre de 289 millions d'euros. Au total, les membres de l'Institut Pasteur ont obtenu 10 prix Nobel.
- L'Institut Curie qui est à la fois un centre de lutte contre le cancer et un centre de recherche avec un budget de 364 millions d'euros. Il héberge 12 unités de recherche et 273 doctorants.
- Le réseau Unicancer qui regroupe les 18 centres régionaux de lutte contre le cancer établis sur 20 sites. Ces centres hébergent 216 sites d'investigation clinique ayant inclus 4987 patients dans des essais thérapeutiques en 2016.
- L'activité de *l'Institut de recherche pour le développent* (IRD) doté d'un budget de 239 millions d'euros, comporte un volet santé et société avec 10 unités mixtes de recherche (IRD et chercheurs locaux). Ce réseau est implanté dans l'Outremer français, mais surtout dans les pays du Sud. Il s'intéresse prioritairement aux maladies transmissibles, aux maladies « de civilisation », à la nutrition, à la santé sexuelle et à l'évaluation des politiques de Santé. Au total, l'IRD produit plus de 1000 publications scientifiques par an.
- D'autres institutions publiques développent des recherches qui touchent à la santé, ainsi que des collaborations avec certains CHU. Par exemple l'INRA pour la nutrition et l'écotoxicologie, l'INRIA, dédié aux sciences du numérique, dont les chercheurs participent au développement d'applications dans le secteur de la santé. Le Commissariat à l'Énergie Atomique est partenaire de l'Alliance Nationale pour les Sciences de la Vie et de la Santé (AVIESAN).

La recherche à l'hôpital public

Les hôpitaux universitaires hébergent depuis plusieurs décennies des unités mixtes de recherche, associant des médecins de CHU et des chercheurs de l'INSERM, du CNRS ou d'autres institutions. Les structures concernées par la recherche médicale hospitalière se sont multipliées ces vingt dernières années. Les financements se sont

[70] Les mises à jour de ces guides semblent s'être essoufflées ces dernières années. C'est bien dommage et cela traduit les limites de notre bureaucratisation de la médecine.

éparpillés, obligeant les équipes à entrer dans une course aux appels à projets. Ces structures sont :

- les *délégations à la recherche clinique et à l'innovation* (DRCI), qui ont pour but d'organiser la recherche clinique et de lui donner les moyens de se développer : sélection des projets, aide pour le financement, démarches réglementaires, appui méthodologique et statistique, contrôle de la qualité des essais ;
- *les centres d'investigation clinique* (CIC) dans les CHU. Au nombre de 36, ils sont placés sous la tutelle de la DGOS (Direction générale de l'offre de soins) et de l'INSERM. Ces unités offrent une aide plus complète aux cliniciens chercheurs, en particulier des postes d'attachés de recherche clinique, mais leur articulation avec les DRCI n'est pas claire ;
- *pour la recherche clinique en cancérologie*, parrainée par l'Institut National du Cancer :
    - les centres d'essais cliniques de phase précoce ;
    - les équipes mobiles de recherche ;
    - les sites de recherche intégrée sur le cancer ;
- *Les centres de ressources biologiques* (CRB) sont chargés de la conservation et de la mise à la disposition pour la recherche, de matériels biologiques d'origine humaine ou microbienne.
- se sont ajoutés 28 *centres de recherche clinique* à l'initiative de la DGOS. Ils se situent dans sept CHU, dans neuf centres de lutte contre le cancer, dans six centres hospitaliers et deux établissements privés (23).

Les financements publics sont assurés par :

- la Direction Générale de l'Offre de Soins du ministère de la Santé (DGOS) et les Agences Régionales de Santé, sur des crédits MERRI qui représentent une partie de l'enveloppe MIGAC des missions d'intérêt général des hôpitaux, dont la recherche clinique ;
- la DGOS a financé la création des DRCI. Elle finance aussi les centres de ressources biologiques. Elle gère directement huit programmes avec des appels à projets. Pour 2017 (23), cela représentait une dépense de 69,9 millions d'euros pour les DCRI, de 40,79 millions d'euros pour les CIC et la recherche en cancérologie, 24,10 millions d'euros pour les CRB ;
- l'INSERM qui participe au financement des centres d'investigation clinique. Les contrats d'interface entre l'INSERM et les centres hospitaliers permettent la mise en commun de chercheurs ;
- certains CHU ont mis en place leur propre financement de la recherche, sur appel à projets ;

- l'Institut National du Cancer subventionne directement certains projets.

Ce système apparaît donc exagérément compliqué. Il a tout de même permis de développer la recherche clinique dans les CHU, au moins durant les premières années qui ont suivi sa mise en place. Mais, comme nous le verrons, cette réussite est très inégalement répartie. Le registre des essais cliniques de l'Agence Européenne du Médicament faisait état, pour l'année 2019, de 1062 essais auxquels participaient des médecins français.

Les financements caritatifs

La recherche médicale française bénéficie de financements indépendants de l'État et de l'industrie, qui représentent une enveloppe conséquente avec, depuis le début des années 2000, l'émergence de nombreuses fondations. Les fonds sont le plus souvent alloués par le moyen d'appels à projets. Nous citerons :

- *la Fondation de France* qui abrite plus de 850 fondations. Son observatoire de la philanthropie a publié en 2019 un inventaire des 2537 fondations actives en France qui représentaient en 2017 une dépense totale de près de 2,5 milliards d'euros. En 2017, 47% ce ces dépenses sont allés au soutien de la recherche médicale. La Fondation de France finance aussi la mobilité internationale de jeunes chercheurs médecins ou pharmaciens ;
- la *Fondation Recherche Médicale* qui abrite 19 fondations et qui a, en 2018, consacré 45,9 millions d'euros au soutien de la recherche médicale ;
- la fondation *ARC* alloue chaque année environ 26 millions d'euros à la recherche médicale contre le cancer ;
- la *Ligue Contre le Cancer* est une association qui, en 2018, a contribué à financer la recherche médicale à hauteur de 36,58 millions d'euros.
- l'association AFM-Téléthon a récolté 74 millions d'euros de promesses de dons en 2021. Elle soutient la recherche médicale et l'aide aux patients atteints de certaines maladies comme les myopathies.

Usines à gaz

La coordination, la promotion et le contrôle de la recherche biomédicale française sont assurés par un maquis d'institutions, au niveau national et régional, qui ont chacune leur budget et leurs frais de fonctionnement (fiches 4 et 5).

Fiche 4. Organismes concernés par la recherche biomédicale au niveau national

- **DGOS** : la Direction générale de l'offre de soins du ministère de la Santé, qui finance une partie de la recherche hospitalière ;
- **ANR** : l'Agence nationale de la recherche est un établissement public placé sous la tutelle du ministère de l'Enseignement supérieur, de la Recherche et de l'Innovation. Elle met en œuvre le financement de la recherche sur projets, pour les opérateurs publics en coopération entre eux ou avec des entreprises ;
- **ANS** : Agence nationale de santé, devenue **Santé Publique France**. Elle est chargée de missions qui peuvent impliquer de la recherche médicale, comme l'observation épidémiologique, la réduction des risques pour la santé, le développement de la prévention...
- **HCERES** : le Haut Conseil de l'évaluation de la recherche et de l'enseignement supérieur ;
- **ANSM** : l'Agence nationale de sécurité du médicament et des produits de santé joue un rôle clé puisqu'elle détient le pouvoir d'autoriser les essais cliniques.
- **CNCR** : le Comité National de Coordination de la Recherche a comme objectif le pilotage de la recherche hospitalière...
- **AVIESAN** : Alliance nationale pour les sciences de la vie et de la santé. Elle associe le CEA, les CHRU, le CNRS, le CPU (conférence des présidents d'université), l'INRA, l'INRIA, l'INSERM, l'Institut Pasteur, l'IRD.
- **l'INCA** : L'Institut national du cancer est chargé de coordonner les actions de lutte contre le cancer.
- **ARIIS** : Alliance pour la recherche et l'innovation des industries de santé : sa mission est de décloisonner la recherche privée et d'amplifier les synergies entre médicament, technologie médicale, diagnostic, biotechnologies. Trait d'union entre la recherche publique biomédicale et l'industrie.
- **CNaPEC** : conseil national pour la performance des essais cliniques dont le but est de renforcer la compétitivité et l'attractivité de la France dans le domaine des essais cliniques industriels.
- **F-CRIN** : plateforme nationale d'infrastructures de recherche clinique, gérée par l'INSERM, elle a pour but d'apporter une expertise scientifique et opérationnelle et d'aider à la mise en place d'essais cliniques et de participer à la formation en recherche clinique.
- **BIOBANQUES** qui a pour mission de coordonner le réseau national des centres de ressources biologiques

Fiche 5. Organismes concernés par la recherche biomédicale au niveau régional

- **ARS** : les Agences régionales de santé sont chargées de financer la recherche à l'hôpital par des fonds issus de l'enveloppe MERRI ;
- **GIRCI** : les sept groupements inter-régionaux de recherche clinique et d'innovation orientent les porteurs de projets et appuient les actions de recherche appliquée en santé portées par les établissements de santé ou les structures de médecine de ville...
- **CRBSP** : une instance de réflexion stratégique sur la recherche hospitalière et de coordination de ses acteurs. Il associe des représentants du CHU, de l'Université, du centre de lutte contre le cancer, du CNRS et de l'INSERM ;
- **COMUE** : Regroupements territoriaux des acteurs de l'enseignement supérieur et de la recherche avec pour objectif de favoriser une coordination renforcée des politiques de formation et de recherche ;
- **IDEX ou I-SITE** : initiative d'excellence ou initiative science, innovation, territoires, économie ; Le but est de créer des établissements pluridisciplinaires d'enseignement supérieur et de recherche, de niveau mondial...
- **SATT** : sociétés d'accélération du transfert de technologies pour valoriser les activités de recherche des établissements d'enseignement supérieur et de recherche d'une région.

Directions, conseils et haut-conseils, agences, alliances, comités et plateformes, instituts, instances, sociétés et regroupements, au moins dix-huit institutions publiques pour organiser, réglementer, autoriser, coordonner, contrôler et... « faciliter » la recherche biomédicale française ! Comment serait-il possible qu'avec un tel maquis la recherche clinique française maintienne sa position dans le concert mondial ? Les crédits massivement injectés dans ces entités ne pourraient-ils pas être mieux utilisés, avec un transfert d'une partie des moyens alloués aux multiples administrations vers la vraie recherche ? Un état de fait que déplorent la Cour des comptes (23) et l'Académie de Médecine (59) qui ciblent les handicaps de notre pays.

Si nous considérons les premières étapes de l'essai d'une nouvelle molécule chez l'homme, le rôle des sites de recherche clinique français a considérablement diminué depuis vingt ans, au profit de pays comme l'Espagne, la Belgique, l'Italie et la Hollande[71]. En France, les délais d'autorisation d'un essai peuvent atteindre deux ans, contre quatre mois en Belgique. Du fait de la complexité et de la durée des procédures, les grandes firmes du médicament délaissent les sites français

[71] Données du site *clinicaltrials.gov*

d'investigation. Il en est, hélas, de même pour certaines entreprises françaises porteuses d'innovation (59). Selon une enquête réalisée par *France Biotech*, l'association des start-up françaises en biotechnologie, 68 % des essais thérapeutiques promus par des entreprises françaises sont réalisés à l'étranger[72].

Les essais cliniques et les publications

L'inflation mal contrôlée de la littérature médicale

Le Haut Conseil de l'Évaluation de la Recherche et de l'Enseignement Supérieur (HCÉRES) a publié en 2019 un bilan très détaillé de la recherche scientifique française et internationale (46). Toutes disciplines scientifiques confondues, le nombre mondial de publications a doublé entre 2010 et 2016, approchant des 1,9 million par an. Les publications relatives à la recherche médicale occupent encore la tête, avec près de 429.000 articles ou abstracts. Dans ce domaine, la France s'est montrée moins dynamique que la plupart de ses concurrents. Elle occupe le septième rang, derrière les États-Unis, la Chine, le Royaume-Uni, le Japon, l'Allemagne et l'Italie. Si l'on ne considère que les publications à fort impact, nous avons encore perdu une place, nous sommes maintenant huitièmes, dépassés par les Pays-Bas (23).

L'inflation de la littérature médicale présente des aspects contre-productifs. Un médecin, même très spécialisé, a tant d'articles à lire chaque mois qu'il se contente souvent d'un regard rapide sur des résumés qui n'apportent pas de données suffisantes pour juger de la qualité d'un travail (46). Comme nous l'expliquons dans la fiche n° 6, ces résultats ne présentent souvent que des *gains relatifs* qui donnent une impression de plus grande efficacité. La question centrale est : pourquoi une telle production ? Les plus de 400.000 articles et abstracts publiés chaque année correspondent-ils à de réels progrès, ou au moins font-ils part de découvertes majeures sur telle ou telle maladie ? La réponse ne peut être que négative, même si l'on ne retient que les revues les plus prestigieuses. Si déjà il y avait chaque année une dizaine de progrès majeurs, du même niveau que la découverte des antibiotiques, ce serait extraordinaire.

Nous évoquerons dans un prochain paragraphe les années 2020 et 2021, qui ont représenté une rupture, avec l'accélération de la recherche

---

[72] BFM Business : Les essais cliniques désertent la France. *bfmbusiness.bfmtv.com*

pour combattre le COVID. La base de données *PubMed* fait état, jusqu'au 20 février 2022, de 225.661 articles consacrés au COVID, publiés dans la presse médicale internationale. En dépit d'efforts financiers et humains considérables, les résultats concrets semblent modestes, au moins du point du vue de la thérapeutique. Une dizaine de vaccins qui n'empêchent pas de contracter la maladie ni de la transmettre, mais qui diminuent l'incidence des formes sévères - ce qui représente quand même un progrès. Moins d'une dizaine de nouveaux médicaments ont démontré une certaine efficacité antivirale chez les personnes infectées. Deux seulement sont recommandés par les autorités françaises.

Pourquoi une telle inflation des articles médicaux ? Est-ce pour mieux informer le lecteur ou pour gonfler la liste des travaux de l'auteur ? Autre question embarrassante : ce qui est publié, même dans les plus grandes revues internationales, est-il d'une fiabilité à toute épreuve ? En 2015, Richard Horton, le rédacteur en chef de la revue *The Lancet,* l'un des journaux médicaux les plus prestigieux, a lancé un cri d'alarme alors qu'il sortait d'un symposium supposé confidentiel sur la fiabilité de la recherche biomédicale (49). Selon lui, la moitié de ce qui est publié ne serait pas fiable, du fait de la petite taille des échantillons étudiés, du caractère minime des différences observées, de méthodes d'étude et d'analyse discutables, du nombre de conflits d'intérêts chez les auteurs et de l'influence des effets de mode, même dans ce type de littérature. Dans quelques cas ce sont de véritables fraudes.

Le cas de Surgisphere

Inflation et précipitation peuvent créer des problèmes lorsque les autorités de santé perdent leur sens critique et leur sang-froid. En 2020, des articles[73] ont été publiés dans deux des plus prestigieuses revues de recherche médicale : le *New England Journal of Medicine* (1er mai 2020) et le *Lancet* (22 mai 2020). Il s'agissait d'une analyse de type *big data,* concernant 96.000 malades du COVID, traités dans 671 hôpitaux répartis dans divers pays. Ces articles ont conclu que l'hydroxychloroquine était la cause d'un nombre important de complications cardiaques et qu'elle n'avait aucune efficacité dans le traitement du COVID. Quelques jours plus tard, les experts de l'Organisation Mondiale de la Santé, suivis par ceux de plusieurs pays,

[73] Ces publications ont été « rétractées » un mois plus tard.

dont la France, ont décidé qu'il fallait immédiatement suspendre les essais cliniques incluant de l'hydroxychloroquine.

Il ne fallait pourtant pas être grand clerc pour soupçonner le caractère douteux de ces deux études. Comment, en peu de semaines, rendre accessibles à un traitement statistique des données aussi nombreuses et surtout codées de façon excessivement disparate ? Le *Big Data* peut faire des miracles, mais il y a des limites... Comment y aurait-il eu dans les quelques hôpitaux australiens participant à l'étude, davantage de morts par COVID que dans ce pays tout entier ? Pour ma part, lorsque j'ai lu l'article du *Lancet,* deux constatations m'ont interloqué : la répartition bien curieuse de certains facteurs de risque, mais surtout le fait que *Surgisphere* ait pu obtenir sans difficulté la communication de données médicales venant d'hôpitaux français. Seules sont anonymisées celles du PMSI, bien insuffisantes pour une telle étude, et auxquelles on ne peut accéder qu'au prix de multiples autorisations. Il aurait suffi à nos experts de téléphoner à la CNIL et aux directions des hôpitaux concernés pour apprendre que rien n'avait été transmis. Donc pour conclure que cette étude était complètement « bidon »...

Les critiques se sont multipliées jusqu'à ce que la vérité d'une vaste fraude éclate. Nos experts ont-ils eu la naïveté de considérer que la parution dans de prestigieuses revues était une garantie suffisante, les dispensant de regarder les deux articles avec l'attention requise ? Se sont-ils contentés de lire « en diagonale » les résumés ? Ce qui semble gênant de la part d'experts à l'origine de décisions lourdes de conséquences...

Même si elle n'avait pas été frauduleuse, cette étude n'aurait apporté aucune information quant à l'intérêt de l'hydroxychloroquine au début de la maladie, puisqu'elle prétendait ne s'intéresser qu'aux stades avancés. Son seul apport aurait été de confirmer la toxicité de cette molécule chez des malades à l'état clinique dégradé, ce qui semble possible. Surtout, il est difficile d'expliquer comment il a pu être accordé autant de crédit à une étude qui ne répondait pas au *gold standard*, avec tirage au sort entre un groupe placebo et un groupe traité. Cela se présentait comme une analyse rétrospective de données informatiques « en vrac », sans vérification possible - ce qui est contraire à toutes les bonnes pratiques en matière de recherche médicale.

Cette triste affaire a jeté dans l'opinion publique un grand doute sur le sérieux des revues scientifiques et sur la crédibilité des experts. Elle a donné du grain à moudre aux négationnistes, complotistes et autres promoteurs de *fake news,* qui proliféraient de concert avec le virus. Ce mauvais coup pour notre recherche biomédicale, ne doit-il pas être l'occasion de remettre à plat le maquis d'organismes censés réguler notre système de santé ?

Est-il nécessaire de publier à tour de bras ?

Richard Horton explique la dérive qu'il dénonce, par toute sorte de pressions, sur les revues pour maintenir leur impact, sur les scientifiques auxquels on demande de *beaucoup* publier plutôt que de *bien* publier. C'est le cas de la France où la nomination, l'avancement des professeurs de médecine et les crédits alloués à leur structure sont conditionnés par la masse des publications (points SIGAPS), sans que soit vérifié ce qu'elles apportent vraiment à la médecine. Il faudrait revoir ces usages. Un chercheur qui ferait seulement trois grandes découvertes dans sa vie professionnelle, donnant lieu à trois publications d'une solidité à toute épreuve, devrait être mieux noté que celui qui en sort vingt par an, qui n'apportent aucun progrès. Actuellement, ce n'est pas le cas ; un chercheur avare de sa plume n'aurait aucune chance de pouvoir continuer à chercher. Son laboratoire serait privé de crédits et... d'électricité. Sauf peut-être s'il appartenait à l'Institut de Recherche pour le Développement (IRD) dont le PDG, Jean-Paul Moatti propose de ne plus utiliser de critères seulement quantitatifs[74].

Les publications scientifiques ne représentent que la partie visible de l'activité de recherche médicale puisque les grandes revues ne retiennent que les travaux qu'elles jugent les plus intéressants. Les essais aux résultats « négatifs », par exemple ceux qui ne montrent aucun avantage thérapeutique pour un nouveau médicament, sont rarement publiés. La non-publication de ces essais fantômes peut introduire d'énormes biais statistiques dans l'élaboration de la science médicale (fiche n° 6).

Avec l'évolution des standards internationaux, la recherche médicale est maintenant très codifiée. Sauf s'il veut se mettre à la chirurgie ambulatoire ou à la téléconsultation, un médecin n'a plus le droit[75] d'essayer « dans son coin » une nouvelle technique ou un nouveau médicament. Tout essai doit être approuvé par un comité de protection des personnes, puis par l'Agence Française de Sécurité sanitaire des Produits de Santé et par la CNIL pour la base de donnée informatisée nécessaire à l'essai.

---

[74] Jean-Pierre Moatti : Du bon usage (mesuré) de la bibliométrie. ird.fr

[75] Avec la télémédecine ou la chirurgie ambulatoire, nous avons vu que ce grand principe universel pouvait être largement piétiné.

Fiche n° 6. Quelques illusions statistiques :

Dans un essai clinique contrôlé (de phase 3), réalisé chez des malades présentant une *maladie du gros orteil pâle*, deux traitements ont été comparés par tirage au sort :

- le groupe « traité » a dû prendre tous les matins une gélule bleue remplie d'amidon ;
- le groupe « placebo » a dû prendre chaque matin une gélule rouge remplie d'amidon.

Après un an de traitement, le taux de réponse observé dans le groupe traité apparaît supérieur à celui du groupe placebo :

Groupe	nombre de patients	orteil : inchangé	redevenu rose	taux de réponse
traité	100	76	24	24 %
placebo	100	88	12	12 %

Dans cet essai, les gélules bleues apparaissent significativement plus efficaces que les rouges, avec un taux de réponse qui passe de 12% à 24% (p = 0,027). Avec le traitement nous observons donc deux fois plus de réponses, soit un gain de 100% (gain relatif). Mais si l'on considère le nombre de patients traités, le gain réel n'est que de 12% (gain absolu), donnée qui apparaît nettement moins spectaculaire et ne figurera pas dans le résumé de la publication (ce qui est le plus lu).

En réalité, qu'il soit conditionné dans des gélules rouges ou des gélules bleues, l'amidon n'a aucune efficacité sur cette « maladie » assez capricieuse. Spontanément, au bout d'un an, 18% des orteils pâles ont repris leur belle couleur rose. Mais les fluctuations statistiques font que, dans de petits échantillons, on peut observer des groupes où une amélioration spontanée se produit dans 12 % des cas et d'autres dans 24%... Il faudrait de très grands effectifs pour observer des pourcentages proches de 18%. Dans l'essai présenté plus haut, la différence « significative » (p< 0,05) veut dire qu'il reste un peu moins de 5% de chances pour que l'écart observé soit lié au hasard. Il n'y a donc pas de certitude absolue. Dans le cas de notre essai, le biais peut s'expliquer facilement : la gélule bleue est à la mode, une vingtaine d'équipes ont réalisé des études semblables. Dix-neuf essais n'ont pas montré de différence probante ; ils tomberont dans les oubliettes, car jamais publiés (ghost trials). En revanche, notre vingtième étude où le hasard a permis d'observer 24% d'améliorations sera publiée et permettra à nos gélules bleues de devenir un standard thérapeutique pour la maladie de l'orteil pâle, du fait de leur « efficacité remarquable » (100% de gain relatif).

Les étapes d'une recherche clinique

Cette recherche se décline de différentes façons. Il y a d'abord les études descriptives ou observationnelles, lorsque par exemple une nouvelle maladie comme l'infection par le virus de l'immunodéficience humaine (VIH) est apparue à la fin des années soixante-dix. Quant aux essais cliniques, ils visent à apprécier l'efficacité et la tolérance de nouvelles thérapeutiques, de procédures ou de dispositifs médicaux. Ils se déclinent en quatre phases :

- la phase 1 est la première étape de l'administration d'une nouvelle substance chez l'homme, après des études sur des cultures cellulaires et chez l'animal. Elle vise surtout à déterminer le devenir du médicament et à réaliser une première approche des doses qui peuvent être administrées ;
- la phase 2 est une première évaluation de l'efficacité d'un médicament, en terme de réponse au traitement. Elle évalue aussi les effets indésirables ;
- la phase 3, le « *gold standard* » de la recherche clinique, permet de comparer le nouveau médicament avec soit un placebo (ou parfois l'abstention thérapeutique), soit le traitement jusque-là recommandé. Ces essais sont réalisés par tirage au sort des patients qui seront ainsi répartis entre par exemple un bras « nouveau traitement » et un bras « placebo ».

Ces essais sont effectués sur des patients volontaires et informés. Ils doivent avoir signé un consentement écrit. Lorsqu'à l'issue de ces études un nouveau médicament parait apporter un gain thérapeutique, il reçoit une autorisation de mise sur le marché. Mais l'évaluation ne s'arrête pas là. Il existe des études de phase 4 qui permettent d'évaluer avec davantage de recul, l'efficacité et surtout les effets indésirables à plus long terme du médicament, sur les patients qui le reçoivent en pratique médicale courante. Ces études peuvent mettre en évidence des phénomènes difficilement repérables dans les essais de phase 3. Par exemple des complications tardives, des différences d'efficacité ou de tolérance en fonction du sexe ou de l'origine ethnique des malades.

En 2018, dans notre pays, 2107 études étaient en cours, soit 696 études observationnelles et 1411 essais cliniques. Le tableau IX compare la répartition des différents types d'essais, en France et dans quatre autres grands pays européens. Nous avons aussi fait figurer le Canada qui par la dimension de sa recherche clinique se rapproche de la France, mais qui en diffère par ses liens avec la recherche nord-américaine. Le profil de ces pays apparaît assez semblable, sauf pour les essais de phase 1 qui ont été significativement plus nombreux en Grande-Bretagne. Pour l'industrie pharmaceutique, ce pays était considéré comme la porte d'entrée dans le marché européen. Ils y ont investi 16% de leur budget de recherche et développement. Les cartes sont rebattues avec le Brexit.

Tableau IX Répartition des différents types d'essais cliniques et des pays promoteurs pour la période 2013-2018

pays	étude observationnelle	essai phase : 1	2	3	4
France	3447	712 16%	1602 35%	1812 40%	396 9%
Allemagne	1704	963 21%	1534 34%	1753 39%	291 6%
Grande Bretagne	1657	1389 29%	1557 32%	1527 32%	349 7%
Italie	1311	368 11%	1204 36%	1441 43%	361 11%
Espagne	1019	664 17%	1300 33%	1636 41%	357 9%
Canada	1197	812 17%	1652 34%	1860 39%	487 10%

sources : *clinicaltrialsregister.eu* et *clinicaltrials.gov.*

La figure 5 nous montre l'évolution dans le temps du nombre d'essais cliniques, selon leur financement. Pour les essais financés par l'industrie pharmaceutique, de nombreuses voix se sont élevées, en 2017, pour dénoncer le déclin de ce type de recherche en France. En fait, l'évolution apparaît assez semblable dans les cinq plus grands pays européens. La phase d'accélération entre 2000 et 2006 tenait sans doute à l'arrivée de nouvelles thérapeutiques ciblées comme le trastuzumab (herceptine). Il semble y avoir eu un essoufflement général à partir de 2012.

Figure 5 : Les essais cliniques selon leur financement

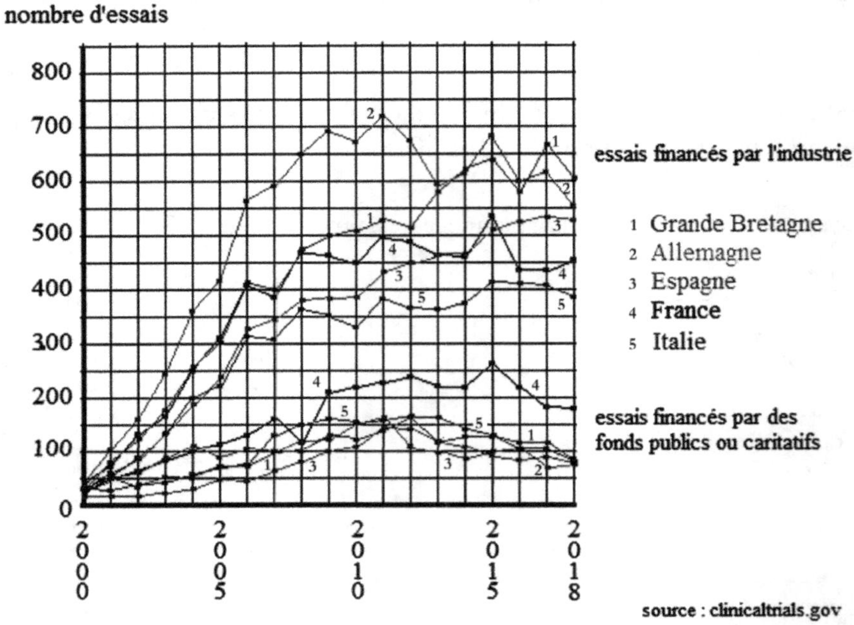

Le rôle prépondérant des laboratoires privés dans la recherche médicale est quelque chose de naturel dans la mesure où il ne semble ni possible ni souhaitable de leur substituer une recherche entièrement étatisée. D'abord parce que les états n'en auraient pas les moyens, mais surtout parce que la recherche privée apparaît plus dynamique, avec de meilleures capacités d'adaptation. Même une économie partiellement dirigée comme celle de la Chine, mise sur le développement et la concentration de son industrie privée du médicament pour combler son retard sur les autres grandes nations[76]. Un partenariat s'est établi entre les grands laboratoires pharmaceutiques et les hôpitaux pour la réalisation des essais cliniques. C'est le laboratoire qui fournit le nouveau produit à tester, qui assure la gestion et le financement de l'essai. Il va surtout contrôler la publication en cas de résultats positifs, ou souvent la non-publication en cas d'échec, pouvant introduire le biais que nous avons signalé dans la fiche n° 6.

---

[76] Philippe Jacqué. La Chine veut s'affirmer dans l'industrie pharmaceutique mondiale. *Le Monde* du 18 novembre 2018.

Si l'objectif affiché des laboratoires privés est de mettre au point de nouvelles molécules bénéfiques pour la santé des populations, ils ne peuvent négliger la dimension économique de leur activité. Des progrès ont été réalisés pour limiter l'influence de cette industrie sur les médecins qui réalisent les essais à l'hôpital, puis sur ceux qui prescrivent le nouveau médicament. On voit de moins en moins de congrès exotiques où les médecins (et parfois leurs familles) étaient invités pour des communications scientifiques, mais où les bons repas, les spectacles et les excursions faisaient partie du programme. La relation des investigateurs avec les laboratoires est mieux encadrée, mais cela n'empêche pas certaines influences de s'exercer sur les médecins, en particulier sur ceux que les laboratoires considèrent comme des leaders d'opinion dans leur spécialité. Nombre de sociétés savantes sont aussi ciblées pour leur rôle dans la rédaction des bonnes pratiques de prescription. Elles le sont encore pour la révision à la baisse des normes, comme cela s'est passé pour la tension artérielle ou pour le taux sanguin du cholestérol. Révision qui n'est pas innocente puisqu'elle a eu pour conséquence de doubler le nombre de personnes « potentiellement malades », donc de doubler les prescriptions médicamenteuses (91).

Cela montre la nécessité d'une recherche publique vigoureuse à côté de celle contrôlée par les firmes privées. Malheureusement, cette contribution reste faible dans la plupart des grands pays, comme le montre le tableau X. Deux pays se distinguent significativement par l'importance de leur recherche financée par des fonds publics ou caritatifs : les États-Unis et la France. Aux États-Unis, la recherche clinique bénéficie des crédits du National Institute of Health et de fonds fédéraux, auxquels il faut ajouter des financements par de nombreuses fondations caritatives. En France, on peut y voir les effets d'une politique volontariste de soutien à la recherche médicale dans les hôpitaux et les centres de lutte contre le cancer, initiée voici une quinzaine d'années. Des fondations et des associations apportent aussi leur contribution. La figure 5 montre que la France s'est détachée nettement des autres grands pays européens, dans la seconde moitié des années deux mille, période où les délégations à la recherche clinique et les centres d'investigation clinique sont devenus opérationnels.

Cette promotion de la recherche clinique a surtout profité aux établissements qui ont su organiser des structures intégrées, des « guichets uniques » apportant à leurs médecins une aide à toutes les étapes de la réalisation d'un essai. Les CHU d'Angers et d'Amiens semblent particulièrement performants pour démêler l'écheveau des aides et des procédures administratives.

Tableau X. Mode de financement des essais de phase 1, 2, 3 et 4 entre 2014 et 2018

pays	essais financés par des fonds publics ou caritatifs	essais financés par l'industrie privée
France	1060	2333
Allemagne	437	3074
Grande-Bretagne	568	3111
Italie	575	1989
Espagne	453	2575
Canada	945	2639
Corée du Sud	113	1949
États-Unis	8692	11666

source : clinicaltrials.com

L'efficacité de ces nouveaux moyens alloués en France à la recherche est apparue très inégale selon les établissements (23). En 2018, la recherche clinique indépendante de l'industrie du médicament était en grande majorité conduite dans les hôpitaux publics (83%). À partir de la base de données *clinicaltrials.gov*, nous avons comparé la contribution des principaux CHU pendant la période 2000-2005 (385 essais) puis entre 2013 et 2018 (2946 essais), c'est à dire avant et après la montée en puissance des structures hospitalières de recherche clinique. C'est le CHU d'Amiens qui a connu la plus forte progression (+ 200%), suivi par le CHU de Bordeaux (+ 88%), les Hospices Civils de Lyon (+ 76%), le CHU d'Angers (+ 70%). L'AP-HP de Paris, dont l'activité de recherche clinique indépendante n'a augmenté que de 40%, garde un rôle prépondérant, assurant à elle seule 21% des essais (de la phase 1 à la phase 4). Il faut noter que durant la dernière période, la contribution de certains hôpitaux publics non universitaires est devenue non négligeable, avec une participation à un peu plus de 6 % des essais. Les établissements privés ont participé à hauteur de 4%.

La recherche clinique au temps du COVID

Avec l'épidémie de COVID, la nécessité de développer au plus vite des vaccins et des traitements a donné un nouvel élan à la recherche biomédicale. Plusieurs pays, en premier lieu les États-Unis, ont investi des fonds considérables dans cette recherche. Souvent aussi ils se sont efforcés d'en accélérer les procédures. Ce ne fut pas tout à fait le cas en France. Après la fusée Ariane et l'avion Airbus, nous avons voulu lancer un grand essai européen : *Discovery*, testant plusieurs thérapeutiques déjà disponibles, chez des malades hospitalisés dont nombre présentaient des troubles respiratoires liés à un « orage immunitaire ». Cet essai, au début très médiatisé avec l'appui du gouvernement, a rencontré des difficultés pour recruter des malades en dehors de notre pays. Il a aussi pâti d'une tendance française à compliquer les choses. Il a fini par se marier avec *Solidarity*, le grand essai organisé par l'OMS. Dans la presse, notre *Discovery* a été l'objet de critiques et même de railleries, mais il a eu quelques mérites. *Discovery* et *Solidarity* ont démontré l'inefficacité des médicaments qu'ils ont testés avec une bonne rigueur méthodologique : un interféron, le lopinavir, l'hydroxychloroquine et le remdesivir. Pour cette dernière molécule, la porte n'a pas été complètement fermée, d'autres essais apparaissant souhaitables dans les formes précoces de la maladie. La même recommandation pouvait-elle s'appliquer à l'hydroxychloroquine ? Avait-elle une certaine efficacité au début de la maladie, éventuellement associée à un antibiotique, l'azithromycine ?

Le site *clinicaltrials.gov* recense 1003 études de phase 2 ou 3 testant l'activité d'un traitement anti-COVID. Ces essais sont très majoritairement américains (327), mais assez loin derrière, la France (51 essais) et l'Espagne (49 essais) sont les mieux placées (figure 6). Les essais questionnant l'efficacité de l'hydroxychloroquine sont au nombre de 170, dont 72 sont des études randomisées, avec un effectif d'au moins 150 patients. L'hydroxychloroquine a été testée seule ou associée à l'azithromycine (30 essais). Dans 9 essais, l'hydroxychloroquine est testée en tant que traitement préventif de cas contact ou de soignants s'occupant de malades COVID. Parmi les 72 études que nous considérons les plus fiables du fait de leurs effectifs, 40 sont terminées, 23 ont été publiées. Jusqu'à présent, aucune n'a démontré une efficacité significative de l'hydroxychloroquine, que ce soit en préventif ou en curatif, administrée seule ou associée à l'azithromycine. Notons qu'il en est de même pour les 21 essais testant l'ivermectine. De ce millier d'essais, un petit nombre de traitements ont émergé. À côté de médications non spécifiques appliquées aux formes sévères (anticoagulants et corticoïdes), quelques substances ont montré une certaine efficacité, parmi lesquelles le *Ronaprev* et le *Sotrovimab* (anticorps monoclonaux), le *Monupiravir* et surtout le *Paxlovid.* Notons qu'aucun de ces traitements n'a été mis au point en France.

Figure 6

Traitements contre le COVID : essais de phase II et III

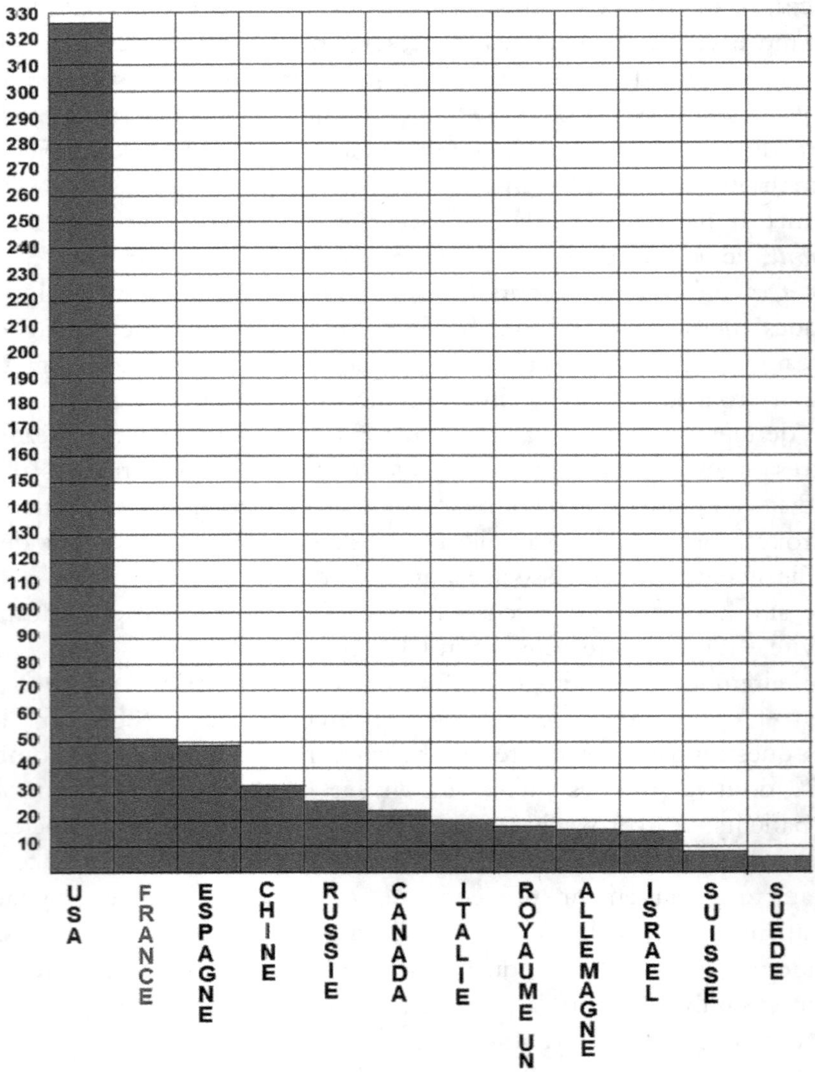

source : clinicaltrials.gov

Le cas du clofoctol

L'Institut Pasteur de Lille dispose d'un outil remarquable pour tester « in vitro », sur des cultures cellulaires, l'activité anti-COVID de toute sorte de molécules, y compris des médicaments déjà présents sur le marché. C'est ainsi qu'au début de l'année 2020, peu de temps après l'arrivée de l'épidémie dans notre pays, a été révélée l'efficacité d'un vieux médicament, le clofoctol. Cet antibiotique avait été prescrit pendant plusieurs dizaines d'années, comme traitement de certaines infections des voies respiratoires supérieures chez l'enfant. Administré sous la forme de suppositoires, il était bien toléré, mais d'une efficacité antibactérienne modeste. Le service médical rendu s'avérant insuffisant, ce médicament avait été retiré du marché en 2005.

Les tests des chercheurs de l'Institut Pasteur ont montré que le clofoctol agissait sur plusieurs cibles du coronavirus et qu'il était capable de bloquer sa réplication. Bien sûr, une substance active sur des cultures cellulaires ne sera pas forcément efficace chez l'homme. Il était impératif de réaliser au moins un essai clinique, comparant un groupe de patients ainsi traités (un suppositoire matin et soir pendant 5 jours, au tout début de l'infection), avec un groupe témoin prenant un placebo. Les chercheurs estimaient qu'il fallait inclure entre 350 et 750 volontaires pour pouvoir tirer une conclusion valable.

Les responsables de cette recherche ont alerté nos ministres et demandé une aide financière, avec un processus d'autorisation accélérée pour débuter l'étude au plus vite. L'enjeu était de taille puisqu'en ce début d'année 2020, nous ne disposions d'aucun médicament efficace. La région des Hauts de France a versé en urgence une subvention, à laquelle se sont ajoutés des fonds privés. Mais du côté de nos responsables sanitaires, rien n'a bougé. Pour mettre un terme à cette inertie, l'Institut Pasteur de Lille a décidé de faire appel à l'opinion publique, à la fin du mois de septembre 2020 (7 mois après la "découverte") - premier article dans *La Voix du Nord* du 25 septembre 2020.

L'instruction du dossier, obligatoire en France pour démarrer un essai clinique, s'est montrée incohérente et d'une longueur extrême dans le contexte d'une infection galopante qui faisait des milliers de morts chaque mois. Il y eut d'abord le refus d'inscrire l'essai dans les « priorités nationales de recherche », ce qui lui a fait perdre 2 mois, puis le CAPNET, instance de concertation pour l'accélération de la recherche anti COVID, a exigé qu'il soit au préalable procédé à des tests de tolérance, pour un médicament qui avait été autorisé en France et prescrit sans problèmes pendant plus de 20 ans ! Il semble qu'apprenant cette décision, le Ministre de la Santé se soit fâché... Mais il a encore fallu 3 mois de procédures. Lorsque l'essai de phase 3 a enfin pu débuter chez l'homme, en juillet 2021, soit un an et cinq mois après la découverte d'une activité in vitro, le train était depuis longtemps passé ! La troisième vague de l'épidémie avait reflué, de nombreux Français de plus de 50 ans étaient vaccinés (critère d'exclusion), il ne restait plus grand monde répondant aux critères d'inclusion... À l'automne 2021, une tentative d'extension de l'essai à la Martinique s'est vite révélée impossible du fait des troubles sociaux qui ont secoué cette île où l'épidémie sévissait encore, avec peu de gens vaccinés... En décembre 2021, l'essai était définitivement abandonné. Nous ne saurons sans doute jamais si le clofoctol représente une thérapeutique majeure contre le coronavirus. Si, disponible plus tôt, il aurait pu sauver des centaines de vies... Le seul résultat tangible de cette affaire est le gâchis de plusieurs millions d'euros de fonds publics et de dons privés.

Cette histoire lamentable illustre bien les lourdeurs, les freins qui, même dans un contexte d'urgence, handicapent notre recherche clinique. Sans passer à une politique laxiste, il devrait être possible d'accélérer le processus administratif d'autorisation, comme ont su le faire bien d'autres pays autour de nous. Plutôt que de créer, devant chaque nouveau problème, un comité ou une instance « bidule », ne devrait-on pas demander à nos ministres, à nos experts et aux fonctionnaires, de prendre leurs responsabilités et de bien faire leur travail... Notons enfin qu'après la publication frauduleuse parue dans le *Lancet*, n'a fallu à tout ce monde que quelques jours pour interdire la poursuite des essais impliquant l'hydroxychloroquine.

Les difficultés des chercheurs et la course épuisante aux crédits

Dans son mémoire pour l'obtention du diplôme interuniversitaire de recherche clinique, Armel Chamam (12) détaille les difficultés rencontrées par les médecins de l'Assistance Publique des Hôpitaux de Paris pour réaliser des essais cliniques. Difficultés de tous ordres, mais dominées par les contraintes administratives avec en particulier les délais d'autorisation les plus longs des grands pays investigateurs : délai médian de 67 jours (mais cela peut durer 2 ans) contre 15 jours aux États-Unis. *France Biotech* fait le même constat, parlant de dysfonctionnements administratifs[77].

Les difficultés rencontrées par la recherche clinique en France ne sont souvent que le reflet d'une maladie plus générale de la recherche publique dans notre pays. Après onze à douze années d'études post baccalauréat, les chercheurs touchent le plus souvent un salaire médiocre, pas plus élevé que celui d'un cadre moyen. Surtout, leurs laboratoires ne disposent pas de crédits de fonctionnement suffisants pour assurer leur

[77] BFM Business : Les essais cliniques désertent la France. bfmbusiness.bfmtv.com

survie au quotidien. Le « patron » d'une équipe de recherche doit consacrer entre un tiers et la moitié de son temps à la course aux financements. Des heures et des heures pour répondre aux différents appels à projets alors que pour chacun, les chances d'obtenir une réponse favorable sont inférieures à 10%. Les financements ainsi obtenus ne s'étalent que sur de brèves périodes et ne peuvent pas être reportés d'une année sur l'autre. Les équipes sont souvent de taille réduite, trois à dix chercheurs, et leur membre le plus chevronné n'a presque plus de temps à consacrer à la recherche. Il faut aussi compter avec les lourdeurs administratives, la demande incessante de rapports... De ce fait, dans leurs témoignages les chercheurs déplorent, mais aussi comprennent que les étudiants les plus brillants décident d'abandonner la recherche publique française pour occuper des postes moins précaires dans l'industrie ou dans des laboratoires étrangers...

Au total, comme l'ensemble de la recherche publique, la recherche biomédicale française souffre d'une inflation des tâches administratives qui n'empêche pas une grande précarité de ses moyens, assujettis aux réponses très aléatoires à de multiples appels à projets ou à des crédits liés à la participation aux essais cliniques. Cette gestion à la fois lourde et instable n'est pas favorable à la réalisation de programmes de recherche vraiment ambitieux qui, dans le domaine du biomédical, peuvent demander cinq à dix ans d'efforts continus avant d'obtenir de vrais résultats. Bien sûr, dans le passé, on a vu des laboratoires et des chercheurs s'assoupir peu à peu. La position de chercheur ne peut pas être considérée comme une sinécure, mais en même temps elle a besoin de stabilité et de nettement moins de contraintes administratives, pour que ces scientifiques aient enfin le temps et les moyens de chercher et, peut-être, de trouver...

Quelle politique pour la recherche biomédicale en France ?

Une recherche clinique indépendante doit encore se développer

Il n'est pas dans notre propos de revenir sur les controverses et parfois les scandales qui ont surgi après l'autorisation de mise sur le marché de certains médicaments. Ce phénomène touche bien d'autres pays. Une certaine triche de la part des laboratoires, les conflits d'intérêts chez les médecins experts sont des dérives mondiales, dont la presse, les blogs et chats me semblent avoir exagéré la fréquence. Néanmoins, pour des raisons souvent avouables, il est nécessaire de vérifier sur de grands nombres de malades et à plus long terme la tolérance et l'efficacité de bien des médicaments mis sur le marché. Pour des traitements dont la prescription se prolonge, les effets néfastes peuvent n'apparaître qu'au bout de plusieurs années, bien au-delà du temps d'observation des études cliniques contenues dans le dossier d'autorisation soumis aux autorités de santé. L'efficacité réelle d'une molécule peut avoir été surestimée du fait du hasard, d'une sélection des patients volontaires ou, hélas, de manipulations statistiques. Se pose encore la question de l'apport réel d'une nouvelle thérapeutique, en général bien plus coûteuse que les traitements déjà disponibles. Toutes ces raisons militent en faveur d'essais de phase 4, menés par des cliniciens chercheurs tout à fait indépendants de l'industrie pharmaceutique. Une autre retombée positive de cette démarche serait l'émergence d'experts sans conflits d'intérêts, qui auraient toute légitimité pour siéger dans les instances décisionnelles lorsqu'il s'agit d'autoriser la prescription d'un nouveau médicament.

Nous avons vu que, pour les études cliniques indépendantes de l'industrie pharmaceutique, la France occupe derrière les États-Unis, une place de leader, en dépit de la complexité des modes de financement. Mais l'évaluation des médicaments déjà autorisés occupe-t-elle une place suffisante dans notre recherche publique ? Nous avons une nouvelle fois interrogé la base de données *clinicaltrials.gov*, sur la fréquence des essais de phase 4 évaluant l'efficacité et la tolérance de médicaments déjà mis sur le marché. Entre 2013 et 2018, 240 études de ce type ont été réalisées en France. Mais un peu moins de la moitié (112) correspondait à cet objectif d'évaluation de médicaments disponibles. Surtout, seule une douzaine interrogeaient la tolérance et l'efficacité de molécules parmi les plus courantes, comme les antalgiques, les corticoïdes ou les antibiotiques. Aucune étude de ce type n'a concerné les antihypertenseurs ou les anticholestérol, traitements dont l'usage pose sans doute le plus de problèmes. Nous sommes donc loin du compte, si nous désirons examiner de façon plus objective ces aspects fondamentaux de notre médecine. Aspects non dépourvus de conséquences économiques.

Simplifier les financements et les contrôles de la recherche clinique

Les artisans de la recherche médicale souffrent de maux qui se nomment précarité, lourdeur des contrôles, hypertrophie et inefficacité administrative. Il n'est pas normal qu'un chercheur à la pointe d'une discipline doive gaspiller la plupart de son temps et de sa créativité dans une course aux crédits. Il faudrait introduire un peu plus de confiance dans le monde de la recherche, avec des financements plus pérennes, assurant un minimum vital aux laboratoires et à leurs équipes. Confiance ne veut pas dire absence d'évaluation, mais ce ne saurait être une demande incessante, pour ne pas dire frénétique de justifications. Le temps est une dimension inaliénable de la recherche scientifique, surtout en médecine. Trop de chercheurs n'ont que l'immédiat, le court terme comme perspective, ce qui aboutit à des publications aussi nombreuses que peu contributives et représente un frein aux véritables progrès.

Dans notre pays, beaucoup a été fait pour développer la recherche clinique à l'hôpital et dans les centres de lutte contre le cancer, mais cela a été mal fait. Il serait souhaitable de suivre l'exemple des CHU qui ont su tirer leur épingle du jeu : créer dans chaque établissement de soins qui a vocation à effectuer de la recherche, un *guichet unique* pouvant apporter aux cliniciens chercheurs tout ce qui leur est nécessaire, de la conception d'un essai jusqu'à sa publication. Pourquoi ne pas appeler cela des *départements de recherche clinique* regroupant toutes les ressources locales, avec un personnel attitré : médecins, statisticiens, attachés de recherche clinique. Dans une région, ces départements seraient les émanations d'un *laboratoire universitaire de recherche clinique*. Ce dernier serait un centre ressource, il dispenserait un enseignement aussi noble que celui des sciences fondamentales. Il assurerait des formations diplômantes : DIU, licence, master et surtout doctorat. Les écoles doctorales en recherche clinique seraient le lieu d'accueil privilégié des futurs enseignants-cliniciens des CHU.

Au niveau régional et national, il faudrait remplacer le maquis d'entités évoqué plus haut, par un interlocuteur unique assurant aussi bien les tâches d'autorisation que de financement et de contrôle de la recherche clinique. Une palette de comités régionaux de protection des personnes devrait être gérée par cette institution. Ainsi, les délais d'autorisation des essais pourraient devenir plus raisonnables, n'excédant pas trente jours, sauf cas exceptionnels.

Un hommage bien mérité

Il me semble impossible de refermer ce dossier de la recherche sans évoquer quelques médecins français qui, à côté de nos prix Nobel, dans un quasi-anonymat, ont été à l'origine de progrès dont bénéficient maintenant des malades du monde entier. Le plus remarquable est que ces pionniers n'ont pas été cooptés pour devenir des professeurs de médecine. Les avancées médicales qu'ils ont produites n'ont eu d'abord comme légitimité que leur évidence clinique et l'approbation des malades. Leurs travaux ont dû attendre des années avant d'être plus largement reconnus par la communauté scientifique internationale. Cependant, dans les deux cas, le gain qu'ils apportent a été ultérieurement confirmé par de multiples essais randomisés selon les règles de l'art... Des essais majoritairement conduits hors de France.

Jusqu'au milieu des années quatre-vingt, présenter un cancer du sein « opérable » était synonyme d'une ablation complète du sein, du muscle grand pectoral et d'un évidemment des ganglions du creux axillaire. Dans quelques centres mondiaux s'associait un curage de la chaîne mammaire interne, derrière le sternum et les premières côtes. Cette mutilation élargie laissait d'importantes séquelles, le plus souvent un « gros bras », sans parler des douleurs chroniques, des conséquences psychologiques et sexuelles. Des Français, longtemps les seuls, ont été à la pointe d'une recherche visant à éviter de telles mutilations aux femmes qui présentaient des tumeurs peu volumineuses, c'est-à-dire la grande majorité. À Paris, à l'Institut Curie ou à l'hôpital Henri Mondor de Créteil, certains proposèrent des radiothérapies exclusives. Mais pour avoir de bonnes chances de contrôler la tumeur, il fallait lui administrer des doses importantes, avec des résultats esthétiques discutables et surtout des séquelles encore plus grandes lorsqu'en cas d'échec, il fallait amputer secondairement le sein. L'apport essentiel fut de combiner la radiothérapie avec une chirurgie beaucoup plus limitée, la tumorectomie, associée à un curage axillaire dont par la suite la nécessité ou l'importance furent commandées par l'examen d'un « ganglion sentinelle ». Cette chirurgie peu mutilante, suivie d'une irradiation à dose plus raisonnable, donna des résultats esthétiques et fonctionnels incomparablement meilleurs, pour un même taux de guérison. J'en ai été le témoin direct : le principal promoteur de cette méthode fut le docteur Gilles Delouche, radiothérapeute au Centre René Huguenin de Saint-Cloud.

Un autre progrès, véritable révolution qui s'étendit au monde entier, fut la cœliochirurgie, une technique permettant par exemple d'opérer des lésions pelviennes ou abdominales sans « ouvrir le ventre », avec juste deux ou trois petites incisions de la paroi abdominale pour le passage des instruments, de la sonde vidéo et pour l'évacuation de ce qui a été enlevé. Les fameux robots chirurgicaux produits par les Américains ne sont qu'une évolution de cette technique. Les deux principaux parents de la cœliochirurgie furent les français Raoul Palmer, puis Philippe Mouret. Ils ont développé ces techniques dans des cliniques privées...

LE MALENTENDU INFORMATIQUE

Ce que peut apporter l'informatique à la médecine demeure l'objet d'une suite de malentendus. Nous avons évoqué le phénomène qui a touché nombre d'enseignants, cette tentation de formater les jeunes cerveaux à la façon d'un ordinateur, alors que maintenant l'intelligence artificielle cherche à faire l'inverse. Le malentendu ne s'est pas arrêté là. S'interdisant de s'inspirer des programmes très tôt opérationnels pour les banques ou les compagnies aériennes, afin de développer un dossier médical compréhensible et accessible à tous les soignants, l'on nous a imposé le PMSI. Une suite de codes abscons où maladies, traitements, complications étaient mis sur un même plan. Où chaque fois qu'un patient revenait à l'hôpital, il était considéré comme une personne différente. Nous devons cependant reconnaître que la fusée PMSI a fini par mettre sur orbite cette « merveille » qu'est la T2A...

La fascination pour le numérique est une sorte d'éblouissement. Un aveuglement qui se répand avec la télémédecine. Au lieu de voir cet outil comme un moyen de rendre plus autonomes nos malades, la télémédecine pourrait contribuer à les éloigner encore davantage des soignants. Les téléconsultations sont vantées à grand bruit comme une façon moderne de s'attaquer aux déserts médicaux, comme si cela pouvait créer et multiplier des clones de médecins... Mais dans notre pays, peu de monde et surtout peu d'entreprises s'impliquent dans le développement d'une intelligence artificielle au service de la médecine. Un outil qui pourrait bouleverser son enseignement et sa pratique.

Le dossier médical partagé : tous les ingrédients d'un thriller

Il faudrait un livre entier pour décrire les errances d'un dossier médical informatisé utile et accessible à tous les soignants, pour le plus grand bien des malades. Ce serait comme un thriller avec des mauvais garçons égoïstes jusqu'à l'absurde, un lot d'irresponsables, quelques dames séduisantes logées pour un an dans un hôtel de l'avenue de Ségur, mais qui commettraient quelques bourdes, un justicier à longue mèche dont les balles perdues lui procureraient toujours plus d'ennemis, au nombre desquels un ours pyrénéen dont il aurait vendu la peau devant la presse. Beaucoup d'argent et une quantité de morts difficile à chiffrer...

Le foisonnement anarchique des dossiers médicaux informatisés

Ce thriller débute par une longue attente, celle de médecins lucides qui voient dans une informatique ouverte, partagée mais sécurisée, le moyen de mettre en commun les informations nécessaires à la prise en charge d'un malade. En évitant que soient rentrés douze fois les mêmes codes et les mêmes comptes-rendus, dans une douzaine de systèmes incapables de communiquer : ceux du médecin traitant, des deux ou trois spécialistes consultés, du radiologue, du laboratoire, de la clinique, du département A de l'hôpital, du pôle B du même établissement, du centre de soins de suite, du PMSI, de l'assurance maladie... Depuis vingt ans, ce dossier partagé aurait sauvé bien des vies en permettant un accès rapide à des renseignements essentiels, surtout en situation d'urgence. Il aurait évité des doublons d'examens, des superpositions de médicaments incompatibles...

Les obstacles psychologiques et institutionnels, majeurs au début du projet, semblaient en constant recul. Les médecins « jaloux de leurs dossiers », ceux qui craignaient que l'on vienne les pirater pour en faire la matière de publications mirifiques avec à la clé un prix Nobel, ces confrères partaient sagement l'un après l'autre à la retraite. Mais le projet se heurtait encore à une catégorie plus redoutable : les obsessionnels. D'abord les maniaques de la sécurité qui, au nom du secret médical, voulaient poser un cadenas devant chaque ligne. Surtout les obsédés du détail qui prétendaient mettre une profusion de choses dans ce dossier, et bien sûr les placer dans « leur » ordre, le seul envisageable...

Nous étions de plus en plus nombreux à attendre, à espérer ce fameux dossier universel. Les années passaient, les outils informatiques gagnaient en puissance, les logiciels en convivialité, il fallait bien trouver des solutions, même locales. Les médecins libéraux, les cliniques et les hôpitaux se sont équipés. Les réseaux de soins en ont eu un besoin pressant. Au total cela a représenté des milliers de bases de données le plus souvent incompatibles, inaptes à un partage des informations essentielles, entre tous les intervenants d'un parcours de soins, surtout lorsque le malade avait la mauvaise idée de changer de région.

La vision bureaucratique portée par le PMSI

Alors que médecins et institutions commençaient à imaginer un embryon de dossier médical informatisé, une première initiative nationale a vu le jour en 1982 avec le *programme de médicalisation des systèmes d'information* (PMSI). Dès la lecture de l'étiquette, on devine qu'il s'agissait d'une initiative de technocrate. Dans cette philosophie, ce n'était pas le système d'information qui devait découler de la pratique médicale, mais la médecine tout entière qui devait se plier au système d'information... Cette initiative a mobilisé beaucoup d'énergie, amené à la création des départements d'information médicale dans les hôpitaux, tenus par une nouvelle sorte de médecins davantage administratifs que soignants : les « DIM ». Une initiative qui pour les cliniciens, leurs secrétaires et le personnel infirmier a créé une contrainte nouvelle, coder une masse de données selon la classification de l'Organisation Mondiale de la Santé (la CIM). Les soignants étant déjà fort occupés, ces activités de codage amputèrent un peu plus le temps qu'ils pouvaient consacrer aux malades.

L'âme de ce PMSI naissant était peu médicale, elle se satisfaisait de la juxtaposition de codes pour les maladies, les complications, les symptômes, les circonstances et les actes médicaux, tous mis sur un même plan. À chaque nouveau séjour, le malade était considéré comme une personne différente... Ces codes étaient regroupés dans un rapport de sortie standardisé (RSS). Le chaînage des séjours d'un même patient n'a été possible que vingt ans plus tard, en 2003. Le PMSI se voulait avant tout un outil de gestion des hôpitaux. Il a permis d'alimenter une nouvelle figure virtuelle : le groupe homogène de malades (GHM). Il est ainsi devenu un critère de financement lorsque le budget global des hôpitaux a été remplacé par une tarification à l'activité : la T2A. En renseignant le PMSI et les GHM, nos soignants sont devenus les auxiliaires du service de comptabilité.

Présenter le PMSI comme un instrument au service des médecins relève d'un optimisme de bureaucrate. Je me suis longuement promené dans la littérature et dans les forums consacrés à ce sujet. Le PMSI ne satisfait que les « DIM » qui sont payés pour cela, les médecins de santé publique et quelques épidémiologistes en mal de données plus fiables. En revanche, l'opinion des cliniciens qui s'occupent encore de malades est plus nuancée... Le PMSI ne permet pas une description suffisante d'un parcours de soins. Il ne permet pas d'en apprécier les résultats et encore moins la qualité. Tout au plus peut-il donner une idée grossière de l'activité d'un service ou d'un pôle hospitalier. Cela explique le manque de fiabilité des données PMSI qui ont souvent été rentrées « à la va-vite » par des soignants peu convaincus de son intérêt. Cela entache les études épidémiologiques réalisées à partir de cette immense base de données.

L'énergie, le temps et l'argent dépensés pour déployer le PMSI puis la T2A, ont retardé la mise en place d'un véritable dossier médical partagé. Signalons que les codes PMSI auraient pu être intégrés dès le départ, en arrière-plan dans ce dossier, que c'était à la portée d'un développeur moyen.

Des dépenses considérables pour peu de résultats

L'année 2004 fut celle de tous les espoirs avec la loi du 13 août (article 3 section 5). Elle devait enfin « tuer l'ours ». Le ministre à longue mèche promettait sa peau dans les médias. Le dossier médical personnel (DMP) allait être déployé en trois ans, les économies attendues seraient considérables...

La suite fut décevante, chaotique et fort coûteuse. Instabilité managériale, mauvais choix, flou dans les objectifs et le contenu... expérimentations mal conduites, contribuant à dégrader l'image du projet auprès des soignants. Des périodes d'enthousiasme et d'annonces hasardeuses ont alterné avec des moments de dépression et de léthargie. Parfois l'on pouvait craindre que le projet fût abandonné. Ces errances ont été analysées dans deux documents officiels : le rapport d'une mission interministérielle (77) en novembre 2007 et le rapport de la Cour des comptes remis en juillet 2012 à la commission des finances de l'Assemblée nationale (76). À l'époque, l'argent dépensé était déjà d'au moins 210 millions d'euros, auxquels il fallait ajouter des coûts annexes comme l'achat de logiciels ou leur mise en compatibilité. Pour nombre d'analystes, le coût total de cette opération approchait du demi-milliard. Une dépense considérable, en partie entachée de gâchis, mais pour un enjeu majeur dans la modernisation de notre système de soins.

Il a fallu attendre l'année 2016 pour qu'un peu de raison et d'ordre permettent à ce projet de prendre un nouveau départ. Avec le décret du 4 juillet en application de la loi du 26 janvier, le dossier médical personnel (DMP) devint un dossier médical partagé (DMP). Le sigle ne changeait pas, mais l'évolution était notable. Le patient devenait l'acteur principal. Il pouvait déclencher l'ouverture de son dossier, le consulter, l'implémenter avec des documents médicaux. Un nombre raisonnable de verrous garantissait la préservation du secret médical.

La gestion en a été confiée à la Caisse Nationale d'Assurance Maladie. Un organisme qui s'est montré bon pilote, vu l'état dans lequel il a trouvé ce chantier. Le DMP ne se substituait pas au dossier médical propre à chaque soignant, à chaque établissement, car ce dernier demeurait obligatoire. Le DMP et les différents dossiers numériques des établissements de santé, des médecins libéraux, des laboratoires et des pharmacies devaient à terme pouvoir communiquer, permettre d'échanger les informations utiles. Un très gros effort a été réalisé pour assurer cette compatibilité. 150 logiciels de gestion du dossier médical sont actuellement compatibles avec le DMP et 69% des médecins libéraux[78] en possèdent un. En 2020, les deux tiers des CHU alimentaient automatiquement le DMP à partir de leur propre dossier médical.

Après bien des difficultés, ce dossier médical partagé semblait pouvoir s'imposer. Les sondages réalisés par la société BVA montraient qu'une majorité de Français y étaient favorables : 74% en 2010, 85% en 2013, 83% en 2018. En juin 2019, six millions de dossiers avaient déjà été créés, l'objectif étant qu'ils soient quarante millions en 2022. Mais cet objectif n'a pas été atteint. Il persiste bien des doutes quant à l'avenir d'un DMP qui s'est montré peu convivial et qui apparaissait souvent bien vide lorsque l'on parvenait à l'ouvrir. Les Français, nous l'avons vu, n'y sont pas défavorables, mais sont-ils assez motivés ?

- Les médecins libéraux ne s'y sont pas beaucoup impliqués ; en 2019, ils n'avaient créé que 18 % des nouveaux DMP et ajouté seulement 14% des documents. La principale raison invoquée était le manque de temps dans un contexte de pénurie médicale. L'ergonomie du dossier et la fiabilité des connexions étaient l'objet de nombreuses critiques. Accéder au dossier et y ajouter un compte-rendu prenait plusieurs minutes. La rédaction du volet « synthèse médicale », le plus utile pour d'un coup d'œil voir l'essentiel, était encore plus chronophage. Se posait aussi le problème de la connexion lors des visites à domicile. Une autre difficulté est venue des procédures autorisant un professionnel à interagir avec le DMP. Il fallait la carte des professionnels de santé (CPS) et les secrétaires médicales n'en avaient pas. Parmi les réticences des médecins libéraux, des considérations économiques n'étaient pas absentes, comme le coût des équipements et des logiciels nécessaires et la non-rémunération des tâches liées à l'ouverture et à la tenue d'un DMP
- La plupart des établissements hospitaliers étaient déjà équipés de leur propre dossier informatisé. Implémenter deux dossiers distincts, ne possédant pas la même organisation, semblait incohérent. La grande difficulté a été de les rendre compatibles, de permettre des échanges automatiques dans les deux sens. En dépit de ces difficultés, les établissements de santé apportent maintenant plus de la moitié des données qui figurent dans les DMP.
- Des menaces d'une autre nature pèsent sur l'avenir du DMP. La masse des documents qu'il est amené à recueillir et qui peut rendre long et fastidieux l'accès à une donnée précise parmi tant d'autres.

[78] La Tribune du 16 novembre 2018.

L'installation d'un moteur de recherche[79] est prévue, mais, selon certains spécialistes, il s'agit avant tout d'un problème de structure du dossier et de hiérarchisation des données. Faudrait-il revoir complètement l'architecture de cette immense base de données ? Le format sous lequel les informations y sont entrées ?

En décembre 2021, le nombre de DMP actifs ne dépassait pas les 10 millions. Pourtant il s'agit d'un impératif de santé publique. Malades et médecins ont plus que jamais besoin d'un tel instrument pour améliorer la qualité des soins, pour éviter bien des erreurs, bien des prescriptions dangereuses. Au début de l'année 2022, le ministère de la Santé et la Caisse Nationale d'Assurance Maladie ont tenté une nouvelle relance, en intégrant le DMP dans un espace plus convivial offert à chaque assuré : « *Mon espace Santé* ». Mais le défi reste de mieux motiver patients et soignants. Sans doute aussi de rendre ce dossier plus clair, et encore plus facile à renseigner.

Les promesses de l'intelligence artificielle

Arthur, un collaborateur de rêve

L'histoire que je vais vous raconter ne tient plus tout à fait de la science-fiction, puisque les technologies qu'elle met en jeu existent déjà dans la Silicon Valley, dans certaines entreprises chinoises ou japonaises et peut-être, espérons-le, dans quelques laboratoires européens.

Je suis dans les locaux de consultation de mon hôpital. J'occupe quatre pièces communicantes, agréablement décorées. Le bureau central permet de recevoir les patients et les proches qui les accompagnent. À droite, une salle d'examen, car figurez-vous qu'en 2030, après tant d'erreurs et d'accidents, l'examen clinique est redevenu obligatoire et qu'il fait même partie des critères d'accréditation de tout médecin. À gauche, un local où je puis dialoguer en toute discrétion avec Arthur, mon plus précieux collaborateur, mon intelligence artificielle. Enfin une salle d'attente dépourvue de tout extincteur visible, de toute affiche montrant ce qui peut vous arriver si vous fumez, si vous ne marchez pas une heure par jour, si vous buvez le plus petit verre de vin rouge. Disparus ces éléments décoratifs des années deux mille. Les nouvelles normes prévoient des reproductions de tableaux des Impressionnistes ou

[79] Mon utilisation fréquente des moteurs de recherche m'a montré la distance qui séparait les américains, souvent conviviaux, efficaces, intelligents, et ceux d'institutions françaises comme l'INSEE, la DREES ou Gallica.

à la rigueur du *quattrocento* - les imprimantes 3D font maintenant un meilleur travail que le plus adroit des faussaires. À noter aussi un aquarium et des claustras qui, avec les plantes vertes, compartimentent l'espace pour éviter que patients et familles se regardent en chiens de faïence. Précaution à peu près inutile puisque Laure, ma secrétaire à l'ancienne mode, est parfaite pour gérer les rendez-vous et même pour prévoir les imprévus. Nos services économiques lui ont adjoint Jade, une cyber hôtesse d'accueil. Au début je n'étais guère enthousiaste pour accueillir ce robot dans notre équipe, mais j'aime son côté exotique, un modèle japonais de jeune femme souriante, à la voix enjôleuse, une merveille de technologie d'abord conçue pour d'autres usages.

Je vais chercher moi-même le patient dans la salle d'attente. Notons qu'il est hors de question de le faire d'abord entrer dans une cabine de déshabillage, de lui imposer de se présenter nu devant un médecin qu'il verra pour la première fois. Ces méthodes, encore largement pratiquées dans nos structures de soins publiques et privées, sont un héritage de l'âge d'or de l'Inquisition, où on les imposait à des femmes suspectées de sorcellerie. Le malade est venu seul et il s'installe en face de moi, sur un siège confortable. Je ne me cache pas derrière l'écran de mon ordinateur (il n'y a plus d'écrans matériels). Mon premier travail va être de m'intéresser à ce patient, de l'écouter, de lui expliquer ce que je peux lui expliquer à ce stade, de le rassurer sans toutefois lui mentir. Il n'a pas de documents, pas de lettre à me remettre, j'ai déjà consulté son dossier médical partagé (DMP) ainsi que les messages plus personnels que m'ont adressés le chirurgien et le médecin traitant. Ce temps de l'acte médical est essentiel. Ces trente dernières années, il a été démontré scientifiquement que l'attitude du soignant peut représenter en elle-même un médicament, avec un taux d'efficacité qui dans certains cas peut aller jusqu'à 30%. Cela ne jouera pas sur l'efficacité de la radiothérapie que je vais sans doute proposer, mais cela fait partie du traitement des effets secondaires de l'irradiation. Invisible dans cette pièce, Arthur a tout écouté. Bien sûr il ne lui a fallu qu'une minute pour consulter l'ensemble du dossier médical et pour se « remettre en mémoire » les centaines de documents relatifs au cas présenté par ce malade. Ce coquin en a même profité pour observer nos mimiques, nos éléments de communication non verbale et pour apprécier l'effet de mes explications.

Nous passons dans la salle d'examen. Malgré tout ce que j'ai appris par la lecture du dossier, par l'écoute du malade, je dois absolument me faire une idée de son état général et de son état clinique. Chercher des signes que les machines les plus performantes sont encore incapables d'apprécier aussi bien que l'œil, l'oreille et la main d'un médecin, parfois son flair. Je devine que mon ami Arthur ressent ses limites de machine comme une frustration, mais il est conscient que de ce côté, nous autres médecins sommes encore supérieurs. D'autant qu'à ma demande, il a en quelques minutes réalisées une revue complète de la littérature mondiale des cinquante dernières années, et que le jeu de ses millions d'algorithmes est arrivé à cette conclusion : le plus apte à pratiquer un examen clinique est encore l'être humain...

L'examen est terminé, retour dans le bureau de consultation. Ma secrétaire entre pour régler certains détails administratifs avec le patient. Elle me fournit un prétexte pour aller dialoguer avec Arthur dans le bureau voisin, car j'ai besoin de son avis. Le cas que je viens de voir est assez rare. J'en ai déjà traité un voici vingt ans, mais à ce moment je ne disposais pas de l'aide d'un Arthur. J'avais dû passer des heures et des heures sur Internet pour une revue fort incomplète de ce qui avait été publié à ce sujet. En réunion de concertation pluridisciplinaire, tout le monde « séchait » autant que moi. J'avais même dû veiller tard (décalage horaire) et me montrer patient pour joindre un éminent confrère américain, le référent mondial pour ce type de tumeur. Ce travail forcément incomplet, approximatif, qui m'avait occupé des jours et des nuits, Arthur l'a effectué en quelques minutes. Il a lu toutes les publications validées traitant de ce sujet, les études prospectives ou rétrospectives. Il a pris connaissance des avis, des protocoles en usage dans de tels cas, avec leurs avantages et leurs inconvénients.

Je connais Arthur, il ne va pas me livrer sa pensée de but en blanc, car il a besoin de moi, d'une contribution que seul un médecin en chair et en os peut apporter. Il va me poser une série de questions, par exemple : comment ai-je « trouvé » ce malade ? Que donne l'inspection de l'abdomen ? Son auscultation ? Et le toucher rectal ? Comment est la paroi abdominale ? Et la cicatrice ? Enfin, dernières questions : Quelle est ton opinion à ce stade et que veux-tu savoir ?

Nous sommes habitués à ces échanges, cela n'a pas pris plus de trois minutes. C'est alors seulement qu'Arthur va me donner son avis sur le traitement qui lui semble le plus approprié. Conseil qu'il va justifier en quelques phrases précises, quitte à reprendre ce dialogue un peu plus tard après la fin des consultations. Les avis d'Arthur ne sont jamais monolithiques, il propose des options de rechange pour le cas où le patient refuserait le traitement proposé.

Je reviens m'installer derrière le bureau de consultation et, ce faisant, je m'estime convaincu par les arguments et les choix d'Arthur. Mais seulement deux personnes vont en définitive prendre la décision : le malade et moi. En cas de doute, en cas de refus, nous nous donnerons le temps de réfléchir.

Un dernier détail : bien sûr je n'ai à taper ni à dicter le moindre compte-rendu ni le moindre courrier. Arthur s'en est déjà chargé après avoir écouté les derniers mots que j'ai échangés avec le malade. La lettre destinée au chirurgien ne commencera pas par « Madame et cher Confrère », mais par « ma chère Josette ». Arthur sait que Josette n'est pas un robot et que nous avons fait nos études ensemble. D'ailleurs, j'ajouterai quelques mots manuscrits au bas de ce courrier. Ultime détail : Josette est une originale, elle continue à conduire sa voiture et reste très attachée à l'édition papier des courriers électroniques.

Un développement prodigieux

Dans la petite histoire que je vous ai racontée, notre médecin utilise, je devrais plutôt dire travaille en binôme avec une des formes les plus évoluées des outils informatiques mis au service du médecin. Arthur ressemble fort au système développé par *RXThinking*, une start-up chinoise (60). Les capacités d'Arthur se rapprochent de ce qui définit une *intelligence artificielle forte*, qui reproduit en les décuplant les capacités d'apprentissage des humains, leur raisonnement. Elle est capable de construire des hypothèses à partir de ce qu'elle a appris toute seule et de proposer ce qui lui « semble » la meilleure conduite en fonction de ce qu'elle a perçu du cas particulier représenté par le malade. Bien sûr elle est capable d'échanger avec les humains dans leur langue naturelle. Cette intelligence artificielle peut-elle posséder quelque chose qui ressemblerait à une conscience, peut-elle ressentir ? Certains spécialistes pensent qu'atteindre un tel niveau de mimétisme est hors de notre portée. Notons toutefois qu'Arthur est conscient de la supériorité de certains médecins pour ce qui concerne la relation avec les malades et l'examen clinique.

Exemple de malentendu informatique : alors que trop d'enseignants de médecine continuent à traiter leurs étudiants comme des ordinateurs de première génération. Alors qu'ils veulent remplir une fois pour toutes leur disque cérébral avec une somme de connaissances élémentaires que chacun dans sa spécialité juge indispensables. Alors que ces acquisitions sont contrôlées par le système déterministe des questionnaires à choix multiples (vrai ou faux, présent ou absent), un peu plus loin ou hélas beaucoup plus loin... d'autres chercheurs développent l'intelligence artificielle. Des systèmes informatiques reproduisant toujours mieux le fonctionnement du cerveau humain. Ils introduisent dans ces machines une *logique floue* avec la possibilité d'intermédiaires entre le vrai et le faux, avec une palette de nuances entre le certain et l'impossible, basée sur une approche probabiliste des phénomènes. Les fameux algorithmes gardent pour le médecin une image de rigueur, les mêmes entrées donnant toujours les mêmes sorties, à tel point que dans les référentiels médicaux, *les arbres décisionnels* sont devenus des *algorithmes décisionnels*. Certains algorithmes de l'intelligence artificielle sont maintenant *adaptatifs* : les résultats qu'ils produisent ne dépendent plus seulement des entrées, mais aussi de leur environnement, de leurs expériences passées, de leurs interactions. C'est sans doute pour cela que chez les développeurs d'intelligence artificielle les *algorithmes décisionnels* sont devenus des *arbres décisionnels*...

À côté du « top niveau » de l'intelligence artificielle possédée par Arthur, d'autres types de performances peuvent être utiles au médecin. Par exemple les *systèmes experts* qui n'acquièrent pas leurs connaissances en allant les chercher eux-mêmes dans toutes les données numériques disponibles (sélectionnées en fonction de leur fiabilité), mais qui se nourrissent des savoirs et des choix dictés par des experts humains. De tels systèmes sont déjà utilisés pour guider une démarche diagnostique ou thérapeutique. Des intelligences artificielles plus sophistiquées (mais dites *faibles*) peuvent aider le médecin dans la réalisation de diagnostics. C'est particulièrement vrai pour l'imagerie médicale, mais d'autres logiciels peuvent aider le dermatologue ou l'ophtalmologiste. Les amputés et les paraplégiques vont de plus en plus bénéficier de prothèses intelligentes obéissant aux ordres du cerveau. La reconnaissance automatique des cellules tumorales sera bientôt installée dans les laboratoires d'anatomopathologie. Une jeune société française, *Owkin*[80], y travaille en collaboration avec l'Institut Curie.

Une étude très intéressante, initiée par une équipe sud-coréenne (51), a comparé les performances de 5 radiologues spécialisés dans l'imagerie thoracique, 5 radiologues généralistes et 5 médecins non radiologues, avec celles d'une intelligence artificielle, pour la détection d'images pathologiques sur des radiographies pulmonaires. Le test a été étalonné à l'aide de 1015 clichés vérifiés comme normaux (486) ou pathologiques (529). Les résultats sont sans appel : la machine se montre significativement plus performante que les médecins. L'intelligence artificielle développée par cette équipe est basée sur le *deep learning* : la

[80] On peut regretter que les autorités françaises n'aient pas saisi tous les enjeux de l'intelligence artificielle appliquée à la Santé. Le rapport Villani dort-il dans un tiroir ? Le siège social d'Owkin a récemment été transféré à New York.

machine a appris à distinguer le normal du pathologique par la lecture d'une centaine de milliers de radiographies thoraciques certifiées comme normales ou anormales.

Le *deep learning* met en jeu le traitement d'un nombre considérable d'informations. Pour y faire face les algorithmes sont le plus souvent organisés en « réseaux de neurones[81] » répartis en plusieurs niveaux, ce qui permet de traiter simultanément des masses d'informations et de les intégrer étage après étage. Ces techniques sont aussi utilisées dans les logiciels de reconnaissance faciale.

Plus modestement, des techniques d'intelligence artificielle pourraient aider les équipes de soins à extraire et à traiter les données présentes dans les dossiers médicaux informatisés dont sont dotés la plupart des établissements. Ce traitement permettrait en particulier d'obtenir des indicateurs de qualité beaucoup plus pertinents que ceux qui sont actuellement envisagés, et surtout sans avoir à rentrer pour la énième fois des données qui figurent déjà en clair dans le DMP et dans le dossier propre à l'établissement. L'intelligence artificielle se chargerait de les exploiter et de délivrer aux soignants des indicateurs essentiels comme le taux de guérison, les types de complications et leur fréquence, les courbes de survie... ce qui correspond à une très forte attente des médecins. Peut-être aussi l'exploitation de la masse des données contenues dans les DMP permettrait-elle à ces machines de découvrir des critères de qualité auxquels les humains n'ont pas songé - c'est là un de leurs principaux intérêts.

Garbage in, garbage out ! Un proverbe toujours d'actualité

On ne peut parler des prouesses des intelligences artificielles sans s'interroger sur leurs dangers. Le premier est connu depuis la naissance de l'informatique : le meilleur programme du monde va donner des résultats fantaisistes si on le nourrit avec des données fantaisistes (version aseptisée du : *garbage in, garbage out*). C'était déjà vrai pour les logiciels de statistiques médicales que nous utilisions dès les années quatre-vingt pour réaliser des études cliniques. Il faut toujours être très rigoureux dans la saisie des variables qui seront traitées pour l'étude, donc dans la tenue des dossiers médicaux.

---

[81] Encore un malentendu : certains ordinateurs ont été présentés comme imitant le fonctionnement de nos neurones. Mais pour cela il faudrait connaître le fonctionnement intime des neurones et de ce point de vue nous sommes encore loin du compte...

Avec les progrès de l'intelligence artificielle, une gigantesque base de données comme celle qui regroupe le PMSI évoqué plus haut, pourrait apporter des informations intéressantes sur la santé des Français (88). Malheureusement beaucoup de questions se posent quant à la fiabilité de ce qui a été codé et à sa pertinence médicale. C'est le problème plus général des techniques du *big data* qui essayent de tirer profit des milliards d'informations stockées sur les bases de données d'un pays ou du monde entier, en incluant même les réseaux sociaux. Le *big data* ne sélectionne pas les informations en fonction de leur qualité. Le pari est que leur masse peut, moyennant quelques ajustements statistiques, apporter secondairement une certaine fiabilité. En exploitant les masses de données issues des réseaux sociaux, chats et blogs, le *big data* était censé prédire des phénomènes sociologiques obéissants à des facteurs multiples et complexes. Par exemple les élections. Ce fut un fiasco, aussi bien pour l'élection de Donald Trump de pour celle d'Emmanuel Macron. Le proverbe « garbage in, garbage out » garde toute sa pertinence. Si l'étude de *Surgisphere*, publiée dans le *Lancet*, n'avait pas été frauduleuse, sa portée scientifique aurait quand même été très limitée du fait qu'elle était censée faire appel au *big data*.

Avec des intelligences artificielles basées sur le *deep learning*, la fiabilité et la présentation des données servant à l'apprentissage de la machine revêtent une importance cruciale. Cette préoccupation représente 60 à 80% du temps que les développeurs consacrent à ce type de programmes[82]. À tel point qu'en Californie, des sociétés se sont spécialisées dans le tri et la validation des données. Compte tenu de la masse à traiter, ces sociétés utilisent de plus en plus des applications basées sur... l'intelligence artificielle. Un exemple amusant des erreurs pouvant être générées est celui de logiciels capables de reconnaître des animaux sur une image. Il est possible d'éduquer une machine à détecter la présence d'un chat sur une photo. Pour cela il faut lui fournir des milliers d'images de chats, de tout poil, de toute race, de toute taille, dans les positions les plus variées, chacune étant certifiée comme montrant un chat. Mais la machine doit aussi voir un grand nombre d'images d'animaux certifiés comme « non-chats ». Au bout d'un certain temps d'éducation, cette intelligence artificielle est devenue une vraie traqueuse de chats. Mais le résultat sera tout autre si, lors de sa phase d'éducation on lui a présenté, comme d'authentiques matous, des serpents, des oiseaux et des ornithorynques (60).

---

82 cognilytica.com : Data Engineering, Preparation, and Labeling for AI. 2019 march 6.

La disponibilité de données fiables qui sont le carburant de l'intelligence artificielle est un enjeu stratégique pour la France et pour l'Europe comme le rappelle Cédric Villani (93). Le dossier médical partagé, s'il atteignait ses objectifs, pourrait représenter une mine d'informations au service des chercheurs. Un des obstacles avancés est que les données qu'il contient sont en majorité exprimées en texte libre, placées sans ordre rigoureux dans un dossier à la structure floue. Ce qui était un obstacle dans les années quatre-vingt, va l'être de moins en moins avec l'intelligence artificielle et ses procédures de *fouille de texte* qui permettent d'aller chercher les informations pertinentes où qu'elles se trouvent, de fusionner les synonymes et de les coder selon le contexte. Ce processus pourra de mieux en mieux transformer des mots, des phrases, des descriptions au départ floues en données statistiquement exploitables, ils pourront aussi les organiser. C'est ce que commencent à faire assez bien les moteurs de recherche développés par *Google*.

Une autre forme d'intelligence artificielle est basée sur le raisonnement déductif, faisant appel à des processus logiques et à des probabilités. Ces machines peuvent livrer des conclusions sans avoir passé au crible des millions d'informations. Parfois les résultats sont surprenants, car certaines corrélations peuvent être le fruit du hasard, même si la probabilité de ce genre d'erreur reste faible. Par exemple des statisticiens américains ont trouvé une corrélation forte entre la sortie d'un film avec Nicolas Cage et le nombre de noyades dans les piscines privées...

L'usage médical des intelligences artificielles comporte d'autant plus de danger que les conclusions de certaines machines ne peuvent être vérifiées. Dans notre petite fiction, Arthur veut bien fournir les explications et les références justifiant ses choix. Cela représente une sécurité pour le médecin qui demeurera, avec le malade, le juge en dernière instance de la conduite à tenir. Dans l'étude coréenne citée plus haut, les affirmations de la machine ont pu être vérifiées parce que l'on connaissait le devenir des malades radiographiés. Mais il est des cas où le « raisonnement » déductif de l'intelligence artificielle est si complexe, où les données sont si nombreuses que vérifier ses conclusions devient impossible. Cela pose un vrai problème d'éthique et de contrôle, dont de nombreuses institutions et sociétés savantes se préoccupent. Il sera nécessaire de mettre en place des garde-fous avant d'intégrer ces machines dans la pratique médicale. Cela pose aussi des problèmes de responsabilité. En cas d'erreur ou de mauvais fonctionnement de la machine intelligente, qui sera responsable ? Le rapport de Cédric Villani

« *Donner un sens à l'intelligence artificielle* » apporte à ce débat une contribution majeure.

Intelligence artificielle et médecin : concurrents ou collaborateurs ?

L'intelligence artificielle est déjà parmi nous. Sans y penser, nous y avons recours, par exemple lorsque nous utilisons un moteur de recherche digne de ce nom, capable de comprendre ce que nous lui demandons avec nos mots. Nous la subissons aussi lorsque nos écrans numériques nous suggèrent tel ou tel achat auquel nous n'avons pas encore songé, mais qui correspondrait bien à notre « profil », plus rarement à nos besoins... L'intelligence artificielle s'installe dans nos hôpitaux, ce n'est qu'un début. La plupart des spécialistes prédisent qu'elle va entraîner dans nos vies plus de changements qu'en a apporté l'Internet. La France va-t-elle dans ce domaine aussi rester à la traîne, alors qu'elle est riche en chercheurs, qu'elle voit naître des start-ups qui sont des pépites dans le champ de l'intelligence artificielle, singulièrement pour les applications médicales ?

Lorsqu'il se plonge dans la littérature consacrée à l'intelligence artificielle, l'homme honnête en arrive toujours à la même question : « dois-je être plutôt terrifié ou plutôt enthousiaste ? » Car nous avons évoqué quelques-uns de ses dangers, d'autant qu'elle est développée par des sociétés privées bien opaques, des pays où le contrôle démocratique est déficient. Les états sauront-ils mettre en place une régulation qui ne devienne pas un étouffoir pour ces innovations souvent porteuses de progrès ?

Une des grandes craintes avec l'intelligence artificielle est son impact sur l'emploi, même sur celui des médecins. Déjà certains radiologues s'interrogent devant des machines plus performantes qu'eux pour l'interprétation des images. Ils y réfléchissent, cela peut être l'opportunité de redéfinir leur mode d'exercice (40). Alors que leurs prédécesseurs, jusqu'aux années soixante-dix, étaient parfois des médecins généralistes spécialisés sur le tard, les générations suivantes se sont de plus en plus éloignées des malades. Ce sont des manipulateurs de radiologie qui accueillent les patients puis les mettent en place sur les appareils et qui commandent la prise des images. Le radiologue reste le plus souvent à distance, dans la salle d'interprétation, les images sont la seule chose qu'il voie des malades. C'est dommage, car, même si la « demande d'examen » est bien renseignée, le contact direct avec ses patients pourrait aider le radiologue à établir de meilleurs diagnostics. Ce précieux contact a été maintenu dans les activités d'échographie et de radiologie interventionnelle, il semble très apprécié. Le recentrage clinique des radiologues est une des pistes envisagées par les sociétés savantes pour établir un nouveau partage des tâches entre le médecin et l'intelligence artificielle (40, 60). En précisant qu'au final, c'est le médecin qui gardera la maîtrise et la responsabilité de l'acte médical, la machine devant rester dans son rôle d'assistante. Cela pose aussi le problème de l'interprétation délocalisée de l'imagerie médicale : définitivement coupée du malade, elle se prive de l'aide et du garde-fou de la clinique. Nous avons déjà évoqué plusieurs situations où l'absence d'approche clinique a été à l'origine d'erreurs graves.

Cette problématique est la même pour tous les médecins : redéfinir leur rôle lorsqu'ils seront amenés à travailler en binôme avec une machine intelligente et plus savante qu'eux. Pour survivre professionnellement, chacun devra cultiver son domaine d'excellence. Un des domaines où le médecin humain gardera sa supériorité est celui de la relation avec les malades, de leur écoute, de leur examen clinique. C'est pourquoi nous devons nous insurger contre les malentendus, les perversions qui vont contre le sens de l'histoire en poussant à éloigner les médecins de leurs patients. Comme nous l'avons vu, cette mutation, ce retour aux sources doit aussi révolutionner l'enseignement de la médecine (60).

Ainsi, contrairement à bien des malentendus, aux fantasmes d'une télémédecine prête à inventer n'importe quelle compromission pour détacher les médecins de leurs malades, les derniers développements de l'intelligence artificielle, dans les laboratoires, dans les start-ups, pourraient contribuer à remettre de l'humanité dans une médecine qui s'en est trop éloignée.

LE RETENTISSEMENT SUR LA SANTÉ DES FRANÇAIS

En dehors des cris et des lamentations, il est difficile d'évaluer objectivement les conséquences de la dégradation de notre système de santé. Nous avons fait appel à deux ressources : d'une part les statistiques des compagnies qui assurent les médecins, d'autre part l'évolution de l'espérance de vie des Français, en la comparant avec ce qui a été observé dans d'autres pays.

Les sinistres liés à l'exercice de la médecine

Les compagnies qui assurent la responsabilité civile des médecins et des établissements de santé ont constaté une forte augmentation des plaintes et des réclamations jusqu'à l'arrivée de l'épidémie de COVID. La Sharm[83], un des principaux assureurs en France pour ce domaine, en a relevé une augmentation de 151 % ces vingt dernières années (période 1998-2019). Mais il est difficile de faire la part entre ce qui revient à une dégradation de notre système de soins et ce qui relève d'une évolution civilisationnelle. En 2020 et 2021 cette croissance s'est ralentie, mais de nouveaux motifs de se plaindre sont apparus, liés à la transmission, lors d'hospitalisations, d'un COVID parfois mortel. Sont aussi apparus, comme nous l'avons évoqué, des dommages liés à la pratique des téléconsultations. Dans les statistiques de La MACSF-le Sou Médical, après avoir régulièrement augmenté, le nombre de sinistres a connu un plafond à partir de 2016, puis une baisse franche entre 2019 et 2020, passant de 4564 cas déclarés à 3858. Une évolution assez semblable est retrouvée dans les rapports de la Commission de conciliation et d'indemnisation : 1719 demandes en 2003, 4612 en 2019 et seulement 3953 en 2020. Conscients de la difficulté de prodiguer des soins en temps de grande épidémie, nos compatriotes ont sans doute été moins enclins à se plaindre.

L'espérance de vie, reflet de l'état d'un système de santé ?

Un témoin plus objectif pourrait être l'espérance de vie à la naissance. En France, elle s'était spectaculairement accrue pendant plus d'un siècle pour atteindre 82,67 ans, les deux sexes confondus, en 2014. De

[83] www.sharm.fr

nombreux facteurs ont contribué à ce résultat : l'amélioration des conditions de vie et de travail, de l'hygiène, de l'alimentation, du niveau d'éducation... Cependant, la plupart des experts attribuent aux progrès de la médecine un rôle majeur, au moins dans la période la plus récente, de 1958 à 2014, avec une prise en charge plus efficace des pathologies maternelles et périnatales, des maladies infectieuses, des maladies cardiovasculaires et même des cancers. Durant cette période de 56 ans, les Françaises et les Français ont gagné 14 ans d'espérance de vie, soit une moyenne de 3 mois chaque année.

En 2020, dans notre pays, l'épidémie de COVID a entraîné un net recul de l'espérance de vie à la naissance, une chute de 6 mois chez les femmes et de 7,2 mois chez les hommes. Mais ce paramètre ne reflète pas encore toutes les conséquences de l'infection et des dysfonctionnements qu'elle a entraînés : « COVID long », états dépressifs, violences et phobies apparues lors des confinements, diagnostics et traitements différés, suivis interrompus de certaines maladies chroniques... conséquences qui affecteront sans doute davantage les milieux défavorisés, et leurs enfants. Une des thèses de ce livre est que le mauvais état de notre système de santé a aggravé les effets délétères de l'épidémie. Ce qui, comme nous l'avons vu dans l'introduction, fait de la France un des pays "riches" qui a compté le plus de morts par rapport à sa population.

Un décrochage plus discret de l'espérance de vie à la naissance avait déjà été observé en 2015. Chez les femmes comme chez les hommes, elle avait diminué de 3,6 mois. On a d'abord pensé qu'il pouvait s'agir d'un aléa statistique, ou peut-être de l'effet d'une épidémie de grippe, d'une canicule. Que l'espérance de vie allait reprendre sa progression comme si de rien n'était. Mais entre 2014 et 2018, la récupération a tardé. Les courbes que l'on trouve sur les documents de l'INSEE[84] ne donnent pas une bonne visibilité à ce phénomène, car leur abscisse (en général étalée sur 70 ans) est très dilatée par rapport à leur ordonnée (en général 22 ans), ce qui « aplatit » les variations observées. La figure 7 est un zoom sur la dernière période ; on y distingue mieux les accidents qui affectent la pente de ces courbes. Entre 2005 et 2013, le rythme de croissance annuel était de 3 mois en moyenne chez les hommes et 1,8 mois chez les femmes. Après cette première cassure de 2015, et jusqu'en 2019, une certaine croissance a repris, mais en retard et trois fois plus lente, avec un gain de 1,2 mois par an chez les hommes et de 0,5 mois chez les femmes.

[84] insee.fr/fr/statistiques/2416631

Si les experts s'accordent pour attribuer aux progrès de la médecine un rôle dans l'augmentation de l'espérance de vie, il semble légitime de chercher dans la détérioration de notre système de santé une cause possible de la rupture observée en 2015 et de l'atonie qui a suivi. Mais comment affirmer ce lien alors que notre médecine se porte mal depuis bien plus longtemps ? Nous avons vu que certains mécanismes d'adaptation ont retardé la chute de la démographie médicale, mais il convient de rechercher s'il n'y a pas d'autres explications.

Les comparaisons internationales ouvrent des pistes intéressantes. Nous nous apercevons qu'un recul de l'espérance de vie a été observé au même moment (2014-2015) dans nombre d'autres pays, mais que dans la plupart elle a été suivie d'une récupération plus vigoureuse. Nous avons regardé les statistiques de 46 pays retenus sur les critères suivants :
1- des données disponibles ; 2- une espérance de vie à la naissance pour les deux sexes supérieure à 74 ans en 2014, année de référence[85].

Jusqu'en 2014, dans ces quarante-six pays la progression a été assez régulière. Entre 2014 et 2015, vingt-trois ont connu une régression ou une stabilisation de l'espérance de vie, suivie d'une reprise franche pour seize d'entre eux. En Grèce, en Suède et en Allemagne, cette reprise a été un peu plus lente. Quatre pays ont vécu une panne plus sérieuse : les États-Unis où la régression s'est poursuivie ; l'Islande, la Grande-Bretagne et la France où la cassure a été plus franche et la reprise plus tardive et plus molle, puisqu'il a fallu trois ans pour rattraper le niveau de 2014. Comment l'expliquer ? Cela ne semble pas lié au réchauffement climatique et à ses canicules puisque l'Algérie, le Maroc, la Tunisie, la Turquie, le Brésil, Cuba, la Chine, Singapour et le Vietnam, qui auraient dû être davantage affectés, n'ont pas présenté cette rupture. En Grande-Bretagne comme en France, la grippe a été mise en cause, mais la Norvège, l'Irlande, le Luxembourg, la Roumanie et le Monténégro, pareillement affectés, n'ont pas connu d'infléchissement. En France et au Royaume-Uni, le nombre important de personnes âgées vulnérables ne représente pas non plus une explication, puisqu'un tel phénomène n'a pas été observé en Espagne, en Italie, au Luxembourg et en Suisse, où l'espérance de vie et la proportion de personnes âgées sont du même ordre.

---

[85] Nous avons exclu la Russie où l'espérance de vie à la naissance était de 70,74 ans, en 2014.

Figure 7 : Evolution de l'espérance de vie à la naissance

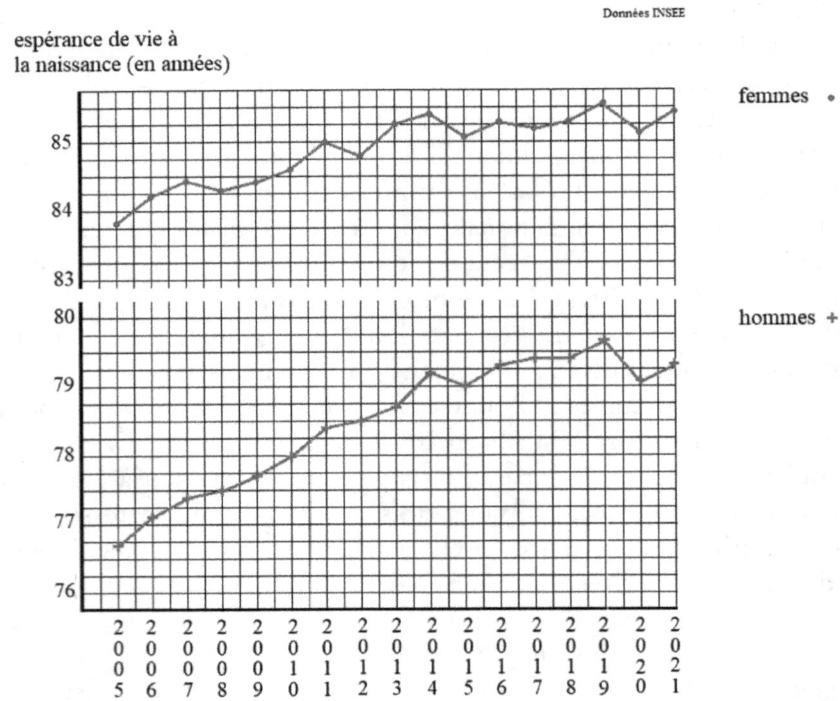

Le dénominateur commun de ces évolutions nous semble être la crise économique de 2008. Le décalage de six années entre le début de ce séisme et l'infléchissement de l'espérance de vie n'a rien de surprenant. Il a fallu du temps pour que chômage, faillites, expulsions et baisse du niveau de vie produisent leurs effets délétères sur la santé des populations. Cette crise et les années de redressement qui ont suivi ont entraîné un fort creusement des inégalités de revenus, dont on connaît le parallélisme avec les inégalités d'espérance de vie. On peut trouver dans la littérature de multiples arguments pour appuyer cette hypothèse. Le plus surprenant vient d'Islande où, pour sauver un système bancaire hypertrophié, le gouvernement a dû imposer une politique d'austérité très sévère. *Le Monde de l'économie du 28 mars 2016* rapporte les résultats d'une étude comparant le poids à la naissance des enfants islandais nés avant ou après 2008. Les « bébés de la crise » présentaient un déficit pondéral moyen de 66 grammes. Pour confirmer le rôle du facteur « crise économique » parmi d'autres traumatismes possibles, les auteurs ont effectué une seconde comparaison, le poids à la naissance d'enfants dont la mère était devenue veuve pendant la grossesse : leur déficit pondéral n'était que de 23 grammes.

Lorsque l'on compare les caractéristiques des pays figurant dans les deux colonnes du tableau XI, on trouve dans celle de gauche une proportion beaucoup plus importante d'états dont l'économie était fortement liée au système bancaire international qui a généré la crise des *subprimes*. En dehors des États-Unis et d'Israël, cette colonne ne présente que des pays de la zone européenne.

Tableau XI Liste des pays en fonction de l'évolution de l'espérance de vie entre 2014 et 2018

Pays qui ont connu un plateau ou une cassure	Pays où l'espérance de vie à la naissance n'a pas cessé d'augmenter
- *avec une récupération rapide* Autriche, Belgique, Croatie, Danemark, Espagne, Hongrie, Israël, Italie, Pologne, Portugal, Pays-Bas, République Tchèque, Serbie, Slovaquie, Slovénie, Suisse, - *avec une récupération plus lente* Allemagne, Grèce, Suède, - *avec une récupération partielle* France, Islande, Royaume-Uni, - *avec une poursuite de l'aggravation* États-Unis.	Algérie, Argentine, Australie, Brésil, Canada, Chili, Chine, Corée du Sud, Cuba, Finlande, Irlande, Japon Luxembourg, Maroc, Mexique, Monténégro, Norvège, Nouvelle-Zélande, Roumanie, Singapour, Tunisie, Turquie, Vietnam.

source principale : université de Sherbrooke - perspective.usherbrooke.ca/

Le cas des quatre pays qui, en 2018, n'avaient pas repris une franche croissance de l'espérance de vie nous intéresse au plus haut point. Nous avons déjà évoqué celui de l'Islande, un état qui, avec son système bancaire démesuré par rapport à sa population, a dû supporter plus fortement que les autres la crise de 2008. Les mesures drastiques d'austérité ont eu des conséquences plus durables que dans les autres états : épisode inédit de chômage, mise en vente massive des logements à

Reykjavík, vague de suicides (+38% entre 2009 et 2013[86]). Nous avons aussi évoqué les défaillances du système de solidarité américain. Les plus modestes se sont trouvés en première ligne. Mais la crise a aussi touché une partie de la classe moyenne. Le budget santé des familles s'en est trouvé durablement réduit malgré une reprise de la croissance qui, pour ces gens déjà endettés, n'a souvent offert que des emplois moins bien rémunérés. Les États-Unis présentent d'autres fragilités : une prévalence croissante des grandes obésités et des pathologies qui leur sont associées. Par ailleurs, entre 2000 et 2017, les décès par overdose d'opioïdes ont augmenté de 600%, alors que les suicides n'augmentaient « que » de 30%.

S'ils apparaissent différents en Grande-Bretagne et en France, les systèmes de santé y connaissent une crise d'égale sévérité. En Grande-Bretagne, les hôpitaux sont souvent devenus vétustes et mal équipés. La crise économique a entraîné des restrictions dans les dépenses de santé. Entre 2012 et 2017, les frais à la charge des patients ont plus que doublé. En France, à la même époque, la pénurie de médecins avait atteint un niveau critique. Dans les deux pays, les urgences hospitalières ont été débordées. Une prise en charge déficiente du fort contingent de personnes âgées a pu entraîner une augmentation sensible de leur mortalité.

Coquetteries françaises, excuses britanniques...

La prise de conscience d'une crise sanitaire affectant l'espérance de vie s'est montrée bien différente dans les deux pays. Le décrochage, à partir de 2015, n'a été l'objet que d'un petit nombre d'articles dans la presse française, avec toujours les mêmes explications : vieillissement de la population, épidémies de grippe, canicules... Des explications qui, comme nous l'avons vu, ne tiennent pas lorsque nous nous comparons à d'autres pays. Mais nulle part n'ont été évoquées, comme causes possibles, la crise économique et la dégradation de notre système de santé.

L'attitude de nos voisins britanniques est apparue fort différente. Les articles se sont multipliés pour tirer la sonnette d'alarme et analyser les causes d'une cassure qui était souvent dramatisée - certains journaux évoquant une perte d'espérance de vie de plus d'un an... Le vieillissement de la population et les épisodes de grippe ont aussi été évoqués, mais la presse anglaise ne s'est pas privée de mettre en cause les insuffisances du système de soins, en particulier la saturation des hôpitaux et leur manque

---

86 Données OCDE.

de personnel. Plusieurs analyses ont aussi considéré la situation des voisins européens. Dans une étude bien documentée[87], la crise de 2008 et la dégradation des systèmes de santé ont été retenues parmi les facteurs ayant affecté l'espérance de vie. Dernier point : lorsque les hôpitaux britanniques ont encore dû reporter un grand nombre d'interventions chirurgicales, le Premier ministre d'alors, Teresa May, a présenté des excuses publiques...

Au total, on peut considérer qu'aux États-Unis, en Grande-Bretagne et en France, la défaillance des systèmes de santé a eu un impact durable sur l'espérance de vie après la crise de 2008. Il faut aussi remarquer que ces trois pays figurent parmi ceux qui ont déploré le plus de morts liées au COVID. Une évidence s'impose : lorsque la médecine se montre défaillante, la santé des populations se trouve davantage affectée par les crises économiques et les grandes épidémies.

[87] Verna Raleigh. What is happening to life expectancy in the UK ? *The King'Fund*, 22 october 2019.

CONCLUSION

La crise qui frappe notre système de santé a-t-elle atteint son acmé ? Rien n'est moins sûr, car les politiques aboutissant à une raréfaction des soignants et à une embolie de l'hôpital vont encore produire leurs effets durant plusieurs années. Elles les produiront tant que les pouvoirs publics qui, en trois décennies ont installé cette crise, n'auront pas pris les mesures de fond qui s'imposent...

Le système possède maintenant une telle inertie que même les réformes les mieux adaptées, notamment celle des études médicales, ou la transformation de nos hôpitaux, ne produiraient leurs effets que dans plusieurs années. En attentant, la seule ressource serait d'user des différents palliatifs évoqués dans les chapitres de ce livre. Cela promet beaucoup de dépenses, encore bien des manquements, avec hélas leur triste cortège de souffrances.

Les réformes qui, après notre examen en profondeur, nous semblent nécessaires devraient être inspirées par deux grands principes :

1 - simplifier le maquis d'institutions, de strates décisionnelles, de procédures et de contrôles qui handicapent notre système de soins ;

2 - réhumaniser tous les aspects de notre médecine, la relation avec les malades, la sélection et la formation des soignants, l'organisation de leur activité...

Cette petite révolution que je souhaite calme, répondrait comme nous l'avons montré à une nécessité d'ordre scientifique, économique et pratique...

REFERENCES BIBLIOGRAPHIQUES

1. Arshi A, et al. Outpatient Total Knee Arthroplasty Is Associated with Higher Risk of Perioperative Complications. The Journal of Bone and Joint Surgery, 2017 ; 99(23) : 1978–86.

2. Assemblée Nationale. Rapport de la commission d'enquête sur l'égal accès aux soins des Français. N°1185, 19 juillet 2018.

3. Aubert J M. Stratégie de transformation du système de santé. Modes de financement et de régulation. Rapport final 29 janvier 2019.

4. Balint M. Le médecin, son malade et la maladie. Paris, Payot, 1960.

5. Béguin F. Chez les médecins urgentistes, la tentation du départ. *Le Monde* du 9 septembre 2019.

6. Bolognesi M, et al. Reducing obesity indicators through brief physical activity counselling (PACE) in Italian primary care settings. Annals of Behavioral Medicine, 2006 ; 31 : 179–85.

7. Breitschwerdt E B et al. Bartonella henselae Bloodstream Infection in a Boy with Acute-Onset Neuropsychiatric Syndrome. J. Central Nerv. Syst. Disease. 2019 ; 11 : 1-8.

8 . Brilhault G et Millien C. Projection d'activité hospitalière à l'horizon 2030. Dossier de la DREES n° 18, mai 2017.

9. Brun-Buisson C, et al. Risques et maîtrise des infections nosocomiales en réanimation : texte d'orientation SRLF/SFAR. Réanimation, 2005 ; 14 : 463-71.

10. Cals JWL, et al. Effect of point of care testing for C reactive protein and training in communication skills on antibiotic use in lower respiratory tract infections: Cluster randomised trial. BMJ, 2009 ; 338 : 1112-15.

11. Castel P. Freins et moteurs à la recherche clinique. Une comparaison de trois essais académiques multicentriques. Le Nouveau Cancérologue, 2008 ; 1(4) : 160-4.

12. Chamam A. Essais internationaux - Assistance Publique des Hôpitaux de Paris. Mémoire pour le DIU de recherche clinique. 22 mars 2019.

13. Chevillard G, et al. Déserts médicaux en France : état des lieux et perspectives de recherches », *L'Espace géographique*, 2018 ; 47(4) : 362-80.

14. Christian JG, et al. Clinic-based support to help overweight patients with type 2 diabetes increase physical activity and lose weight. Archives of Internal Medicine, 2008; 168 : 141–6.

15. Cleland JA, et al. An exploratory, pragmatic, cluster randomised trial of practice nurse training in the use of asthma action plans. Primary Care Respiratory Journal, 2007 ; 16 : 311–8.
16. Combier E. Les disparités de l'offre de soins sont-elles légitimes ? Convention ENSP/MIRE n° 17/99 ; 2001.
17. Combier E et al. Temps d'accès aux maternités bourguignonnes et indicateurs de santé périnatale. Journal de gestion et d'économie médicales, 2013 ; 31 : 348.
18. Conseil national de l'Ordre des Médecins. Atlas national de la démographie médicale 2007 ; 2013 ; 2018 ; 2020 ; 2021.
19. Conseil National de l'Ordre des Médecins. Santé des étudiants et jeunes médecins : des résultats inquiétants. 24 juin 2016.
20. Conseil National de l'Ordre des Médecins - Bilan de la permanence des soins 2018.
21. Conseil National de l'Ordre des Médecins. Observatoire de la sécurité des médecins en 2013.
22. Conseil National de l'Ordre des Médecins. Observatoire de la sécurité des médecins en 2019.
23. Cour des comptes. Le rôle des CHU dans l'enseignement supérieur et la recherche médicale. Communication à la commission des affaires sociales du Sénat. Décembre 2017.
24. Cour des comptes. La dette des hôpitaux : des améliorations fragiles, une vigilance à maintenir. Rapport public annuel 2018 : 279-306.
25. Cour des comptes. La politique de prévention des infections associées aux soins : une nouvelle étape à franchir. Rapport public annuel Février 2019 : 125-160.
26. Cour des comptes. Les Urgences hospitalières : des services toujours trop sollicités. Chapitre 6 du rapport annuel 2019.
27. Croisile B. Tout sur la mémoire. Odile Jacob, Paris, 2009.
28. Decety J et Fotopoulou A. Why empathy has a beneficial impact on others in medicine: unifying theories. Front. Behav. Neurosci. 14 janvier 2015.
29. Domy P, et al. Bilan et évaluation du fonctionnement des pôles dans les établissements de santé. Rapport remis à Madame la Ministre des Affaires sociales et de la Santé. Janvier 2014.
30. DREES 2005. Mihaï Dinu Gheorghiu et Frédéric Moatty. Les conditions du travail en équipe.
31. DREES Études et résultats - septembre 2017.
32. DREES Études et résultats. Déserts médicaux - n° 17, 2017.
33. DREES Études et résultats - mai 2018.

34. DREES. La situation économique et financière des hôpitaux publics. Édition 2018.
35. DREES Les établissements de santé - éditions 2010 ; 2019 ; 2020.
36. DREES. Médecins en secteur 2 : les dépassements d'honoraires diminuent quand la concurrence s'accroit. Études & Résultats ; n° 1137, janvier 2020.
37. DREES. Exercer en maison de santé pluriprofessionnelle a un effet positif sur les revenus des médecins généralistes. Etudes & Résultats ; n° 1193, mai 2021.
38. DREES. Renoncement aux soins. Études & Résultats ; n° 1200, 2021.
39. Dumais B. L'apprentissage par problèmes, le véhicule de la réforme pédagogique. In : Demarchais JE, et al. eds : Apprendre à devenir médecin... Presse de l'université de Sherbrooke, 1996 ; 83 : 117.
40. Fédération nationale des médecins radiologues. L'intelligence artificielle : rêve ou cauchemar du radiologue ? Séminaire. Juin 2018.
41. Fauchon C, et al. Brain activity sustaining the modulation of pain by empathetic comments. Nature.com Scientific Reports 2019 ; n° 8398.
42. Gouteyron A. Rapport n° 423 sur le projet de loi relatif aux études médicales. Sénat - séance du 21 juin 1979.
43. Haut conseil pour l'avenir de l'assurance maladie. L'hôpital de demain. Document annexé au rapport : « Innovation et système de santé ». 28 mai 2015.
44. Haute Autorité de Santé. Données épidémiologiques générales liées à la grossesse. Enquête nationale périnatale 2010.
45. Haute Autorité de Santé, Agence nationale d'appui à la performance des établissements de santé et médico-sociaux. Ensemble pour le développement de la chirurgie ambulatoire - Socle de connaissances. Avril 2012.
46. HCÉRES. Dynamics of scientific production in the world, in Europe and in France, 2000-2016. Paris, 2019.
47. Hoerni B. Histoire de l'examen clinique. Imothep/Maloine Paris, 1996.
48. Hojat M, et al. Physicians' empathy and clinical outcomes for diabetic patients. Academic Medicine 2011 ; 86 : 359–64.
49. Horton R. Offline : what is Medicine's 5 sigma ? Lancet, 2015 ; 385 : 2015.
50. Hugier M, et al. Pertinence économique de la chirurgie ambulatoire. Académie Nationale de Médecine. Mars 2015.

51. Hwang E J. Development and Validation of a Deep Learning–Based Automated Detection Algorithm for Major Thoracic Diseases on Chest Radiographs. JAMA Network Open. 2019 ; 2(3) : 1-13.
52. IGAS. L'hôpital. Rapport 2012. La Documentation Française.
53. IGAS. Management et efficience hospitalière : une évaluation des déterminants. Rapport Avril 2012. La Documentation Française.
54. IGAS : Fusions et regroupements hospitaliers, quel bilan pour les15 dernières années ? Rapport mai 2012. La Documentation Française.
55. INSERM : Les morts maternelles en France : mieux comprendre pour mieux prévenir. 5e rapport de l'Enquête nationale confidentielle sur les morts maternelles (ENCMM). Septembre 2017
56. INSEE. La mortalité infantile est stable depuis deux ans après des décennies de baisse. Focus n°117, 25 juin 2018.
57. INSEE - Tableaux de l'économie française 1981 ; 2013 ; 2018 ; 2019 ; 2020 ; 2021.
58. Inspection générale des finances, Inspection générale des affaires sociales. Perspectives du développement de la chirurgie ambulatoire en France. Rapport remis en juillet 2014.
59. Lebranchu Y. La place de la France dans les essais cliniques à promotion industrielle. Bull. Acad. Natl. Med, 2018 ; 202 : 837-57.
60. Lee K F. I.A. La plus grande mutation de l'histoire. Les Arènes, Paris 2019.
61. Letrilliart L, et al. : ECOGEN : étude des éléments de la consultation en médecine générale. Exercer, 2014 ; 25 ; 114 : 148-57.
62. Majholn B, et al. Is day surgery safe? A Danish multicentre study of morbidity after 57,709 day surgery procedures. Acta Anaesthesiol Scand 2012 Mar ; 56(3) : 323-31.
63. Médecins du Monde. Rapport 2018 de l'Observatoire de l'accès aux droits et aux soins.
64. Meissner W et Sibon I. Mise en place d'un enseignement intégré en neurologie en deuxième cycle dans le cadre de la réforme L.M.D. Santé des études médicales. Mémoire en vue du diplôme de pédagogie des sciences de la santé. Université Victor Segalen Décembre 2009.
65. Mlangeni D, et al. AMBU-KISS : quality control in ambulatory surgery. Am J Infect Control, 2005 ; 33(1) : 11-4.
66. Molinié E. L'hôpital public en France : bilan et perspectives. Rapport du Conseil économique et social. 2005.
67. Moreau A, et al. L'efficacité thérapeutique de « l'effet médecin » en soins primaires. Presse Médicale. 2006 ; 35(6) : 967-73.
68. Mossé et Takeuchi. Médecine Sciences 2003 ; 19(2) : 223.

69. Mumford E, et al. The effect of psychological intervention on recovery from surgery and heart attacks: an analysis of the literature. American Journal of Public Health, 1982 ; 72 : 141–51.

70. Nendaz M, et al. Le raisonnement clinique : données issues de la recherche et implications pour l'enseignement Clinical reasoning : from research findings to applications for teaching. Pédagogie Médicale, 2005 ; 6 : 235-54.

71. Observatoire national des violences en milieu de santé. Rapport 2019.

72. Or Z et Renaud T. Volume d'activité et qualité des soins dans les établissements de santé. Rapport IRDES n° 545, décembre 2008.

73. Or Z et Renaud T. Principes et Enjeux de la tarification à l'activité à l'hôpital. Document IRDES n° 23 ; mars 2009.

74. Pouvourville (de) G. Innovation et système de santé - l'hôpital de demain. HCAAM, 28 mai 2015.

75. Rakotoarivonina S. Impact du travail administratif sur la qualité d'exercice médical libéral ; étude observationnelle sur 674 consultations de médecins généralistes des Alpes-Maritimes. Médecine humaine et pathologie. 2015. dumas-01490528f.

76. Rapport de la Cour des comptes remis en juillet 2012 à la commission des finances de l'Assemblée Nationale.

77. Rapport sur le dossier médical personnalisé remis aux ministres en novembre 2007 - Mission interministérielle : Inspection générale des finances, Inspection générale des affaires sociales, Conseil général des technologies de l'information.

78. Raquel D, et al. Practitioner empathy and the duration of the common cold. Fam. Med. 2009 ; 41 : 494–501.

79. Rebours L. Éthique en établissement de santé : architecture et typologie hospitalière face à l'émergence des infections nosocomiales. Santé publique et épidémiologie. 2020. dumas-03475851.

80. Réseau INCISO. Programme de surveillance et de prévention des infections du site opératoire. Janvier 2008.

81. Romainville M et Donnay J. L'apprentissage par problèmes. Service de Pédagogie Universitaire, Université de Namur. N° 44, mars 1999.

82. Rullier E, et al. Intersphincteric resection with excision of internal anal sphincter for conservative treatment of very low rectal cancer. Dis Colon Rectum, 1999 ; 42 : 1168-75.

83. Safon M O. Les réformes hospitalières en France. Centre de documentation de l'Irdes, septembre 2017.

84. Santé Publique France. Surveillance des infections du site opératoire dans les établissements de santé - Réseau ISO-Raisin. Résultats 2017, mis en ligne en 2019 sur le site cpias-ile-de-france.fr
85. Santé Publique France. Enquête nationale de prévalence des infections nosocomiales et des traitements anti-infectieux en établissement de santé. France, mai-juin 2017. Santé publique France juin 2018.
86. Santé Publique France. Surveillance des infections du site opératoire dans les établissements de santé français. Septembre 2018.
87. Sarles H, et al. A study of the variations in the response regarding duodenal ulcer when treated with placebo by different investigators. Digestion, 1977 ; 16 : 289-92.
88 . Schartzinger L. Lancet Public Health, 2018 ; 3 : e124.
89 . Schmidt H.G. & Moust J.H.C. (2000). Factors affecting small group tutorial learning : a review of research. In : Problem-based learning.D.H. Evensen & C.E. eds. Lawrence Erlbaum Associates, Mahwah, NJ, 2000 ; 07430 : 37.
90. Shapiro J. The Paradox of Teaching Empathy in Medical Education in : *Empathy-From Bench to Bedside*, Cambridge : MIT Press ; 2012 : 275-90.
91.Thierry J P et Rambaud C. Trop soigner rend malade. Albin Michel, Paris, 2016.
92. Véran O. L'évolution des modes de financement des établissements de santé. Mission confiée par Madame la Ministre des Affaires Sociales et de la Santé - 2016.
93. Villani C. Donner un sens à l'intelligence artificielle. Mission parlementaire du 8 septembre 2017 au 8 mars 2018. La Documentation Française Paris 2019.

Structures éditoriales du groupe L'Harmattan

L'Harmattan Italie
Via degli Artisti, 15
10124 Torino
harmattan.italia@gmail.com

L'Harmattan Hongrie
Kossuth l. u. 14-16.
1053 Budapest
harmattan@harmattan.hu

L'Harmattan Sénégal
10 VDN en face Mermoz
BP 45034 Dakar-Fann
senharmattan@gmail.com

L'Harmattan Congo
219, avenue Nelson Mandela
BP 2874 Brazzaville
harmattan.congo@yahoo.fr

L'Harmattan Cameroun
TSINGA/FECAFOOT
BP 11486 Yaoundé
inkoukam@gmail.com

L'Harmattan Mali
ACI 2000 - Immeuble Mgr Jean Marie Cisse
Bureau 10
BP 145 Bamako-Mali
mali@harmattan.fr

L'Harmattan Burkina Faso
Achille Somé – tengnule@hotmail.fr

L'Harmattan Togo
Djidjole – Lomé
Maison Amela
face EPP BATOME
ddamela@aol.com

L'Harmattan Guinée
Almamya, rue KA 028 OKB Agency
BP 3470 Conakry
harmattanguinee@yahoo.fr

L'Harmattan Côte d'Ivoire
Résidence Karl – Cité des Arts
Abidjan-Cocody
03 BP 1588 Abidjan
espace_harmattan.ci@hotmail.fr

L'Harmattan RDC
185, avenue Nyangwe
Commune de Lingwala – Kinshasa
matangilamusadila@yahoo.fr

Nos librairies en France

Librairie internationale
16, rue des Écoles
75005 Paris
librairie.internationale@harmattan.fr
01 40 46 79 11
www.librairieharmattan.com

Librairie des savoirs
21, rue des Écoles
75005 Paris
librairie.sh@harmattan.fr
01 46 34 13 71
www.librairieharmattansh.com

Librairie Le Lucernaire
53, rue Notre-Dame-des-Champs
75006 Paris
librairie@lucernaire.fr
01 42 22 67 13

www.ingramcontent.com/pod-product-compliance
Lightning Source LLC
LaVergne TN
LVHW011011061026
849535LV00006B/1822
* 9 7 8 2 1 4 0 2 8 4 4 1 0 *